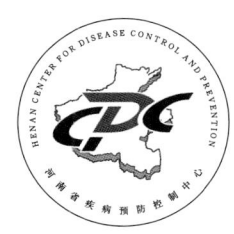

河南省疾病预防控制中心

年鉴

2024

《河南省疾病预防控制中心年鉴》编委会 编

郑州大学出版社

图书在版编目(CIP)数据

河南省疾病预防控制中心年鉴. 2024 /《河南省疾病预防控制中心年鉴》编委会编. -- 郑州：郑州大学出版社, 2025. 4. -- ISBN 978-7-5773-1031-2

Ⅰ. R197.2-54

中国国家版本馆 CIP 数据核字第 2025JZ2560 号

河南省疾病预防控制中心年鉴(2024)
HENAN SHENG JIBING YUFANG KONGZHI ZHONGXIN NIANJIAN（2024）

策划编辑	张　帆	封面设计	苏永生
责任编辑	张　帆	版式设计	苏永生
责任校对	张若冰	责任监制	朱亚君

出版发行	郑州大学出版社	地　　址	河南省郑州市高新技术开发区
经　销	全国新华书店		长椿路 11 号(450001)
发行电话	0371-66966070	网　　址	http://www.zzup.cn
印　刷	河南瑞之光印刷股份有限公司		
开　本	787 mm×1 092 mm　1/16	彩　页	4
印　张	17	字　数	362 千字
版　次	2025 年 4 月第 1 版	印　次	2025 年 4 月第 1 次印刷
书　号	ISBN 978-7-5773-1031-2	定　价	99.00 元

本书如有印装质量问题,请与本社联系调换。

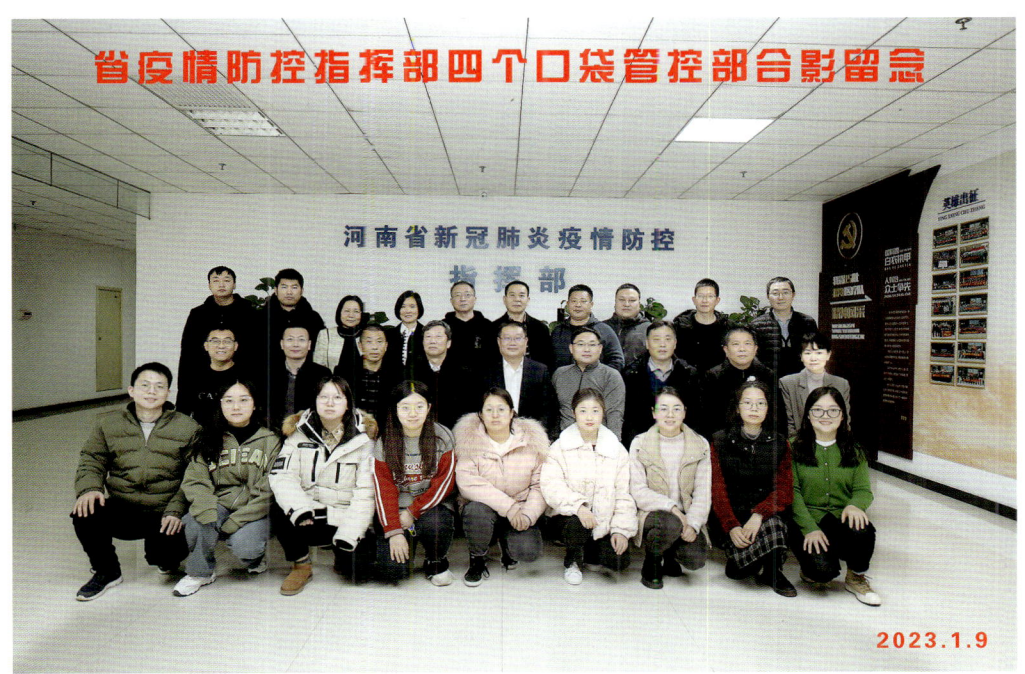

图1 中心选派的37名人员圆满完成省疫情防控指挥部阶段性工作任务

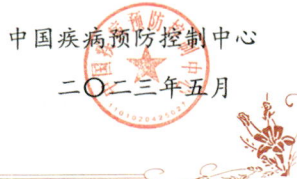

图2 "河南疾控"微信公众号荣获中国疾病预防控制中心颁发的"2022年全国疾控系统最具影响力微信"称号

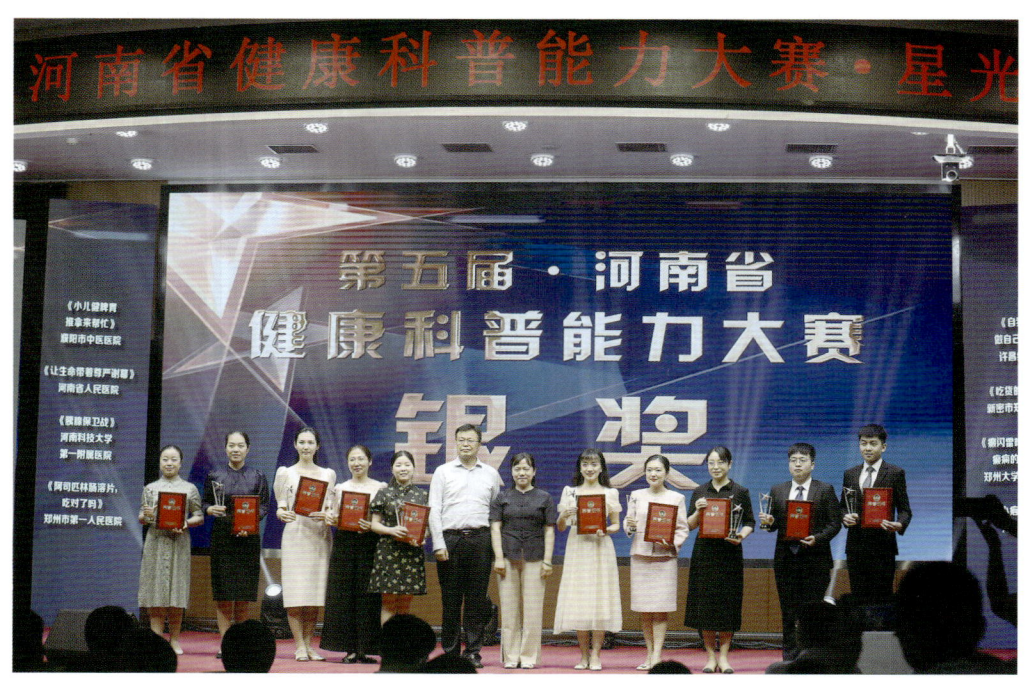

图3　第五届河南省健康科普能力大赛·星光盛典在中心举办

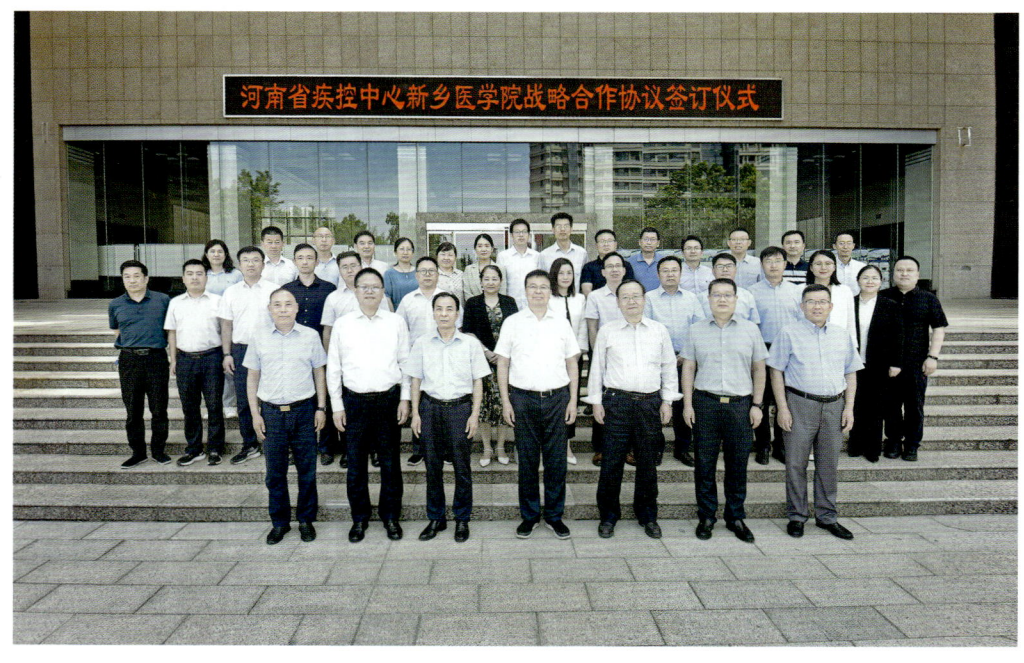

图4　中心与新乡医学院签订《河南省疾病预防控制中心与新乡医学院战略合作协议》

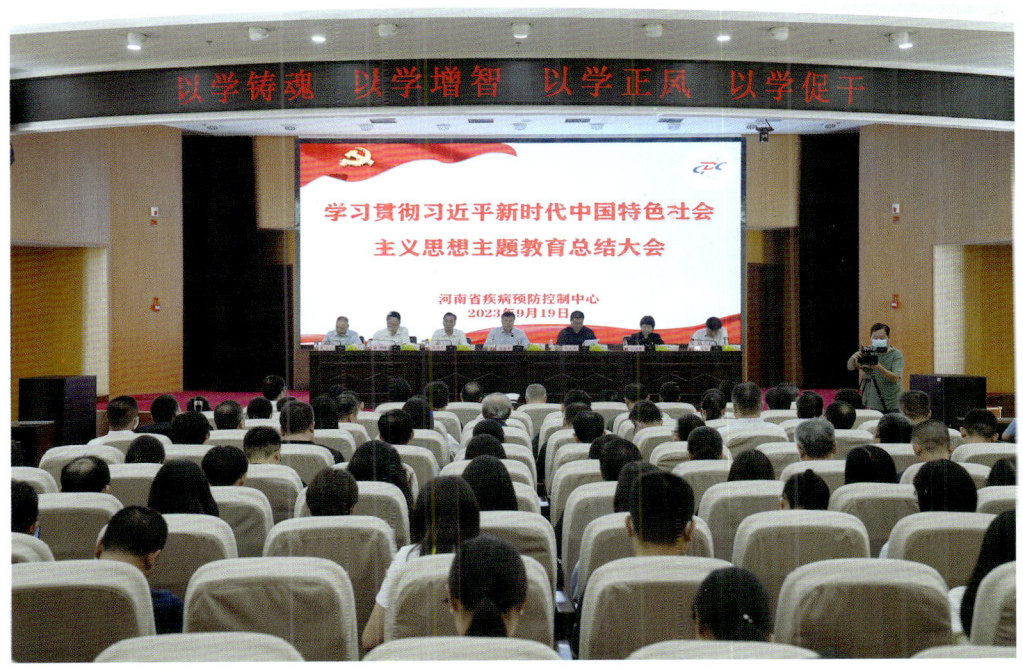

图5　中心召开学习贯彻习近平新时代中国特色社会主义思想主题教育总结大会

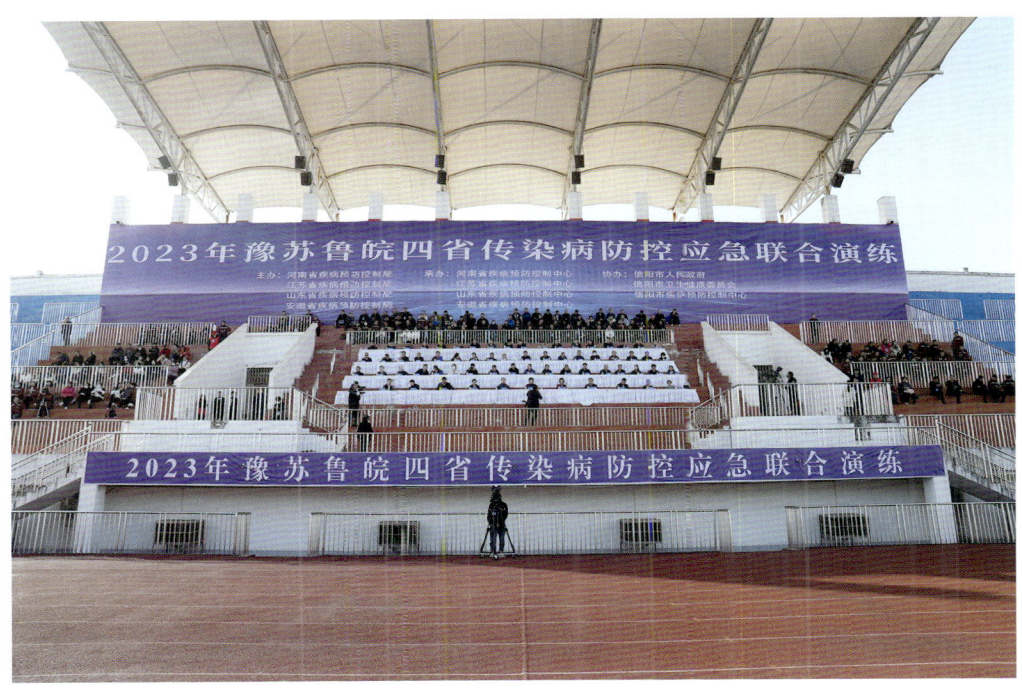

图6　由中心承办的"2023年豫苏鲁皖四省传染病防控应急联合演练"在信阳市成功举办

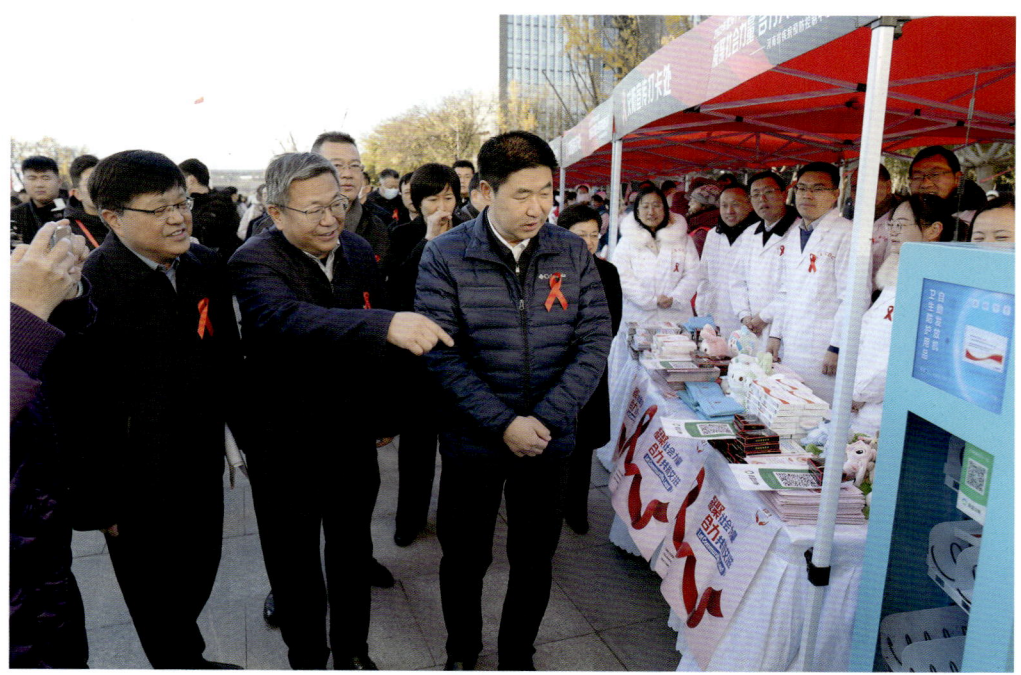

图7　副省长宋争辉参加第36个“世界艾滋病日”主题宣传活动

凝聚社会力量　合力共抗艾滋

——写在第36个“世界艾滋病日”到来之际

□郭万申

今年12月1日是第36个“世界艾滋病日”，宣传主题为“凝聚社会力量，合力共抗艾滋”，旨在强调动员社会各方力量，形成共同抗击艾滋病的强大合力，着力维护人民群众生命安全和健康权益。

多年来，全省卫生健康系统认真贯彻新时期卫生健康工作方针，始终坚持以人民健康为中心，积极采取“预防为主、防治结合”的艾滋病防治策略，动员各方力量，举全社会之力，推进艾滋病防治工作不断向纵深发展，政策措施日益完善，监测系统不断升级，干预手段日益丰富，治疗工作更加规范，管理水平持续提升，科学防艾观念愈发深入人心，逐渐在全社会形成了合力共抗艾滋的基本共识和强大合力，为人民群众身体健康和生命安全筑起一道坚固屏障。

高位推动　同向发力

艾滋病的医学全称是获得性免疫缺陷综合征（英文名缩写为AIDS），是由艾滋病病毒亦即人类免疫缺陷病毒（HIV）引起的一种疾病，是全世界面临的重大公共卫生问题和社会问题。多年来，党中央、国务院高度重视艾滋病防治工作。《健康中国行动（2019—2030年）》针对艾滋病等重大传染病，分别提出了政府、社会和个人应采取的措施，明确提出要动员社会各界参与艾滋病防治工作。按照国家统一部署，省委、省政府出台了一系列艾滋病防治策略和防控措施，省领导在每年“世界艾滋病日”到来前后，都会以各种形式参加艾滋病防治宣传活动，考察调研全省艾滋病疫病情况和工作现状，走访看望艾滋病患者和艾滋病病毒感染者，深入一线慰问医务人员和防艾工作者，有力推动了各项防艾政策和措施落地见效、开花结果。

在省委、省政府以上率下、高位推动下，省卫生健康委、省疾控局积极履行省艾防委办公室职责，调整完善艾滋病防治工作委员会，强化多部门协作配合。卫生、公安、司法、教育、民政、市场监管、共青团、妇联等政府部门和群团组织各司其职、同向发力，协调联动、齐抓共管，不断增强防治工作合力。积极动员社会组织参与艾滋病防治工作，持续强化艾滋病高危人群干预，深入推进HIV/AIDS随访管理和关怀救助，对全省艾滋病防治工作力量起到了有力补充，构建起“党政主导、部门协作、社会动员、全民参与”的工作格局，营造了“凝聚社会力量，合力共抗艾滋”的良好氛围，最大程度减少和控制了艾滋病的发生和传播。

预防为主　防治结合

艾滋病病毒通过性接触、血液、母婴三种途径传播，其中性接触是艾滋病最主要的传播途径。在艾滋病防治策略中，预防是首要策略，也是最为经济、最为有效的手段。想方设法提高人群对艾滋病的科学认知，真正将各项预防措施落到实处，是有效预防艾滋病的关键。多年来，全省上下深入开展艾滋病防治系列宣传活动，努力向全社会、全人群普及艾滋病防治知识，积极营造共同参与、反对歧视的社会氛围，收到了很好的效果。

丰富干预手段。围绕遏制艾滋病性传播目标，采取综合干预措施，从发放安全套和宣传资料的单一方式，逐步向利用“互联网+”开展宣传、扩大检测覆盖面、强化艾滋病暴露后预防、鼓励社会组织参与防治等多种干预方式转变，有效降低了高危人群艾滋病阳性检出率。

扩大宣传范围。加强高校学生艾滋病防治宣传，设立高校艾滋病防治基金项目，组织省内高校社团申报国家项目；充分发挥全省艾防志愿者的生力军作用，广泛开展艾滋病防治“百千万志愿者”宣传活动，精心组织防艾宣传进校园、进企业、进社区、进机关、进工地“五进”活动，有效提高了青年学生艾滋病防治知识知晓率。

减少性传播。自2005年起，在全国率先开展艾滋病单阳家庭随访管理工作，实行“人盯人”目标责任制，对发现的艾滋病单阳家庭的阴性配偶及时提供告知、定期进行检测；对艾滋病单阳家庭先感染一方提供早期抗病毒治疗，单阳家庭阴性配偶的HIV抗体检测率保持在95%以上，单阳家庭阴性配偶的阳转率呈现下降趋势，稳定在0.5%以下。

减少血液传播。全面推进临床用血安全，加强质量管理体系和生物安全体系建设，加大对全血及成分血、关键物料、关键设备、环境卫生的抽检频次，严格落实血液检测操作规程及艾滋病病毒核酸检测全覆盖等制度措施，自2015年以来，全省经输血和使用血制品传播病例连续保持九年实现零报告。

减少母婴传播。积极预防艾滋病母婴传播，对每年新报告的艾滋病感染孕产妇，通过采取科学有效的预防措施后，仅有个位数的艾滋病感染婴幼儿出现。

持续开展美沙酮药物维持治疗，强化社会综治管理。在全省设立多个美沙酮社区药物维持治疗门诊，为受治者提供咨询和治疗服务，大大减少了艾滋病在吸毒人群中的传播。注重发挥中医药在艾滋病治疗中的作用，深入研究中西医综合治疗方案，中医药治疗覆盖面不断扩大。

加强检测　应治尽治

早检测才能早发现，早发现才能早治疗。国内外大量研究显示，早治疗对保护患者的免疫系统、延长生存时间、提高生活质量帮助最大。《艾滋病防治条例》规定，我国实行艾滋病自愿咨询和自愿检测制度。艾滋病自愿咨询检测是指人们通过咨询，在充分知情和完全保密的情况下，自愿选择是否接受艾滋病病毒抗体检测、改变危险行为及获得相关服务的过程。

多年来，在开展常规监测的基础上，积极推行艾滋病自愿咨询检测和医务人员主动提供检测咨询的服务策略，强化监管场所新入所人员HIV抗体检测，在从业人员健康体检和婚前体检项目中增加HIV抗体检测指标，检测覆盖面不断扩大，逐渐建立起一套较为完善的艾滋病综合监测体系和艾滋病检测网络。

到2022年年底，通过不断调整优化，全省共有国家级和省级艾滋病监测哨点144个，在为高危人群提供便捷权威检测服务的同时，为掌握我省不同人群的艾滋病感染状况、流行趋势及影响因素提供了有力的数据支撑。目前，全省已建成艾滋病筛查实验室889个，艾滋病检测点2996个，CD4+T淋巴细胞（CD4）实验室93个，病毒载量实验室21个，完善的省、市、县、乡四级艾滋病检测实验室网络，为我省高质量开展艾滋病检测工作提供了有力保障。

严格落实国家“四免一关怀”政策，为感染者和病人提供及时有效的治疗和帮助。感染HIV后立即接受抗病毒治疗并保持良好依从性，可以使体内病毒得到抑制，感染者能够正常生活甚至生育，存活至预期寿命。自2012年以来，以扩大抗病毒治疗覆盖面、降低病死率作为重点，积极推行检测、诊断、治疗“一站式”服务模式，减少中间环节，优化服务流程，将符合治疗条件的感染者/患者全部纳入治疗范围，实现应治尽治，强化质量管理，加强培训指导，抗病毒治疗成功率不断提升。接受抗病毒治疗的人数逐年增加，抗病毒治疗覆盖率提高到93.2%，治疗有效率达到95.8%。同时，通过为艾滋病病毒感染者和病人提供心理支持、生活互助及健康咨询等服务，并为其配偶提供艾滋病检测服务，有效控制了二代传播。

“艰难困苦，玉汝于成。”在省委、省政府坚强领导下，通过社会各界不懈努力，全省艾滋病防治工作取得了十分显著的成效，艾滋病经输血传播的途径基本已被阻断，母婴传播和注射吸毒传播降至历史最低水平，艾滋病被控制在低流行水平。

凝聚合力　共抗艾滋

世界艾滋病日的标志是红丝带，象征着大众对艾滋病病毒感染者和艾滋病病人的关心。这也恰如今年“世界艾滋病日”确定的“凝聚社会力量，合力共抗艾滋”宣传主题，旨在强调艾滋病防治是一个复杂的长期性、社会性、系统性工程。尽管我省艾滋病防治工作取得了积极成效，但需要警惕的是，社会公众的艾滋病防护意识仍需提高，受艾滋病影响的人群日趋多样化，艾滋病呈现出向普通人群扩散的趋势，艾滋病感染者配偶、60岁以上老年男性、青少年特别是青少年学生的感染情况越来越受到社会关注，控制艾滋病经性传播依然任重道远。

“路虽远，行则将至；事虽难，做则必成。”全省艾滋病防治工作将始终坚持以习近平新时代中国特色社会主义思想为指导，深入贯彻落实省委、省政府决策部署，坚持人民至上、生命至上，坚持预防为主、防治结合，推动艾滋病防治工作不断取得新的更大成效。希望全社会牢固树立健康共同体意识，并肩携手、共抗艾滋，形成社会动员、全民参与的良好氛围与强大合力，不断向“零艾滋”目标迈进，为建设健康河南奠定坚实基础、提供有力保障。

（作者系省卫生健康委党组成员、副主任，省疾控局党组书记、局长，省疾控中心党委书记）

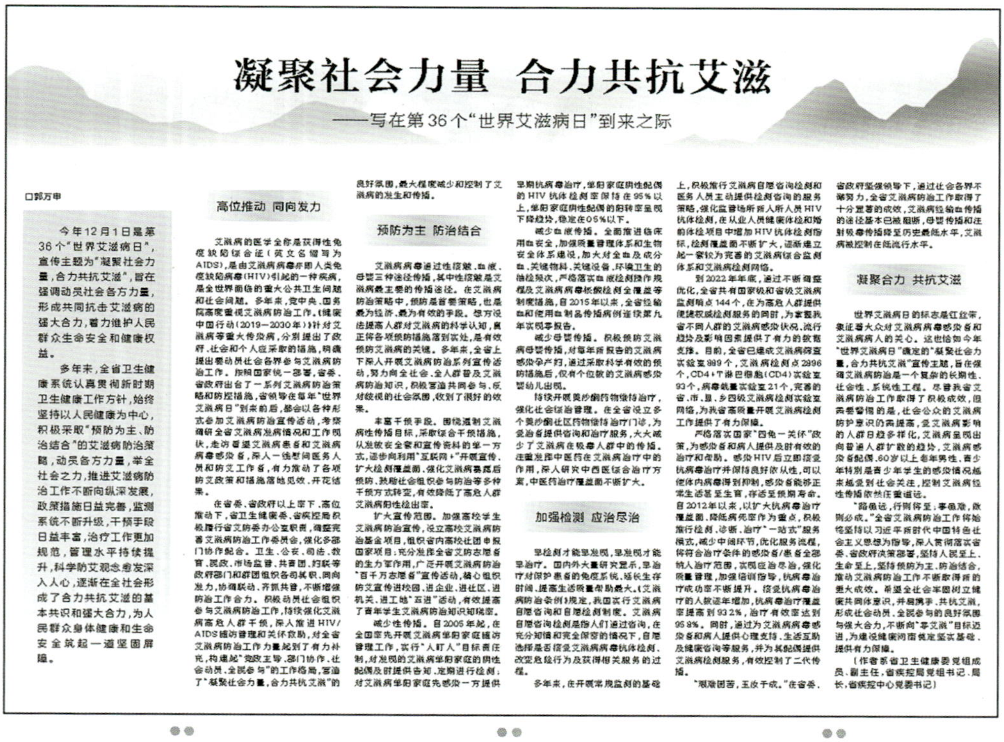

图8　省卫健委党组成员、副主任，省疾控局党组书记、局长，中心党委书记郭万申在河南日报发表署名文章《凝聚社会力量 合力共抗艾滋》

《河南省疾病预防控制中心年鉴》指导委员会

主　任　郭万申　刁琳琪
委　员　朱登军　刘翠华　韩志伟　赵东阳　夏卫东

《河南省疾病预防控制中心年鉴》编委会

委　员　苏　佳　刘喜明　杨改英　唐　伟　崔为国
　　　　陈　勇　解　魁　李　立　张秀丽　熊浩然
　　　　赵玉玲　张　瑾　王翠侠　李　辉　鄂大城
　　　　叶　莹　张红卫　张延炀　张榕杰　张国龙
　　　　何景阳　孙定勇　康　锴　刘占锋　刘吉起
　　　　李孟磊　许　璐　王彦霞　芮春军　吴景瑜
　　　　刘　钊　李安民　李爱军　李永红　刘国清
　　　　韩桂萍　邢德有　谢为民　刘会霞　关　新
　　　　刘天福　窦　霞　孙　明　时　凯　温毅明
　　　　张　丽　王济明　张　辉　李传玉　张春明
　　　　陈广峰　范东升　陈金涛　刘　波　田生盛
　　　　李宏超　朱建辉　齐云峰　郭家枫　翟淑丽

《河南省疾病预防控制中心年鉴》编辑部

主　审　刁琳琪

主　编　郭大城

副主编　苏　佳　孔帅蕾

编　委　（按姓氏笔画排列）

马　称　王　丹　王　璐　王艺康　王文慧
王建坡　王海峰　王海霞　王燕丽　尹诗瑶
冯光伟　冯夏辉　朱国辉　任　华　闫姝君
齐海汇　芦宏伟　李　立　李　洁　李凤丽
何梦雅　辛　民　宋晓启　张　叶　张二兵
张书芳　陈正利　郑弘毅　炊慧霞　袁　源
徐　冰　唐　聪　常　亮　滕妍利

  《河南省疾病预防控制中心年鉴(2024)》(以下简称《年鉴》)由河南省疾病预防控制中心主持编纂,各省辖市疾病预防控制中心、济源示范区疾病预防控制中心、郑州航空港经济综合实验区疾病预防控制中心、中国铁路郑州局集团有限公司疾病预防控制所参与编写。《年鉴》旨在全面、系统、翔实录载和汇集河南疾控系统基本面貌和综合信息状况。

  《年鉴》由中心各处所、直属科室提供,经过供稿部门负责人审阅。省辖市疾病预防控制机构基本情况由各省辖市疾病预防控制中心和结核病防治所提供。全书共分组织机构、工作进展、科学管理、对外交流与科研培训、省辖市疾病预防控制机构和附录六个篇目。收编内容截至2023年年底。

  《年鉴》所录资料和数据力求全面、真实、准确、客观,如有疏漏和差错,诚望广大读者批评指正。

《河南省疾病预防控制中心年鉴》编委会
2024 年 6 月

目 录

第一章　组织机构 …………………………………………………… 001
  第一节　基本情况 ………………………………………………… 002
  第二节　组织机构 ………………………………………………… 002
  第三节　人才引进 ………………………………………………… 004

第二章　工作进展 …………………………………………………… 005
  第一节　业务工作要点及工作总结 ……………………………… 006
  第二节　党务、工会、纪检监察与精神文明建设 ……………… 024
  第三节　传染病防治 ……………………………………………… 030
  第四节　疫情管理与突发公共卫生事件处置 …………………… 041
  第五节　免疫规划管理 …………………………………………… 045
  第六节　性病艾滋病防治 ………………………………………… 050
  第七节　慢性非传染性疾病防治 ………………………………… 056
  第八节　健康促进与教育 ………………………………………… 065
  第九节　寄生虫病防治 …………………………………………… 068
  第十节　地方病防治 ……………………………………………… 073
  第十一节　结核病防治 …………………………………………… 078
  第十二节　消毒与病媒生物防制 ………………………………… 083
  第十三节　公共卫生技术服务与管理 …………………………… 087
  第十四节　疫苗临床研究 ………………………………………… 098
  第十五节　预防接种门诊 ………………………………………… 099
  第十六节　信息化建设 …………………………………………… 101

第三章　科学管理 …………………………………………………… 107
  第一节　综合目标管理考核 ……………………………………… 108
  第二节　宣传工作 ………………………………………………… 108
  第三节　职称评审 ………………………………………………… 110

第四节　档案管理 …………………………………………………… 111
　第五节　预防医学会管理 …………………………………………… 112
　第六节　财务管理 …………………………………………………… 117
　第七节　内部审计 …………………………………………………… 120
　第八节　安全保卫、物资管理与后勤保障 ………………………… 121
　第九节　招标采购 …………………………………………………… 124
　第十节　生物安全管理与质量控制 ………………………………… 126
　第十一节　离退休职工管理 ………………………………………… 127

第四章　对外交流与科研培训 ………………………………………… 131
　第一节　对外交流 …………………………………………………… 132
　第二节　科研成果与科研项目 ……………………………………… 132

第五章　省辖市疾病预防控制机构 …………………………………… 153
　第一节　全省疾病预防控制机构人员基本情况 …………………… 154
　第二节　全省疾病预防控制机构2023年工作概况 ………………… 158

附录 ……………………………………………………………………… 227
　附录一　2023年度重大事项 ………………………………………… 228
　附录二　工作发文 …………………………………………………… 235
　附录三　大事记 ……………………………………………………… 263

第一章　组织机构

第一节　基本情况

2023年,河南省疾病预防控制中心(以下简称中心)设置14个职能部门(下设9个科/室):行政办公室、党委办公室、人事处、纪检监察室、工会、财务处、药械处、离退休人员工作处、预防医学会办公室、实验室管理办公室、招标管理办公室、科研外事科、宣传科、审计科;17个业务部门(下设31个室):公共卫生研究所、传染病预防控制所、寄生虫病预防控制所、免疫预防与规划所、卫生检测检验中心、性病艾滋病防治研究所、地方病预防控制所、结核病预防控制所、慢性非传染性疾病防治研究所、健康教育所、疫情信息管理中心、应急办公室、预防医学综合门诊部、生物资源室、疫苗临床研究中心、消毒与媒介生物控制研究所、分子生物学实验室。截至12月31日,中心在编在岗人员443人,其中男性187人,女性256人;专业技术人员403人,占职工总数的90.97%;管理岗位人员19人,占职工总数的4.29%;工勤技能岗位21人,占职工总数的4.74%。中心副厅级领导干部1人,正处级领导干部5人,中层正职干部(副处级)14人。专业技术人员中,高级专业技术职务169人,占专业技术人员总数的41.94%;中级专业技术职务103人,占专业技术人员总数的25.56%;初级专业技术职务131人,占专业技术人员总数的32.51%。2023年新增52人,减少18人。

(供稿:朱焕文)

第二节　组织机构

一、职能部门

中心职能部门包括:行政办公室(综合室、文秘科);党委办公室;人事处(培训教育科、劳资科);纪检监察室;工会;财务处(综合管理科、会计核算科);药械处(计划供应科、事务管理科、保卫科);离退休人员工作处;预防医学会办公室;实验室管理办公室;招标管理办公室;科研外事科;宣传科;审计科。

二、业务部门

中心业务部门包括:公共卫生研究所(营养与食品安全研究室、环境卫生研究室、学校与儿少卫生研究室);传染病预防控制所(流行病室、实验室、P3实验室);寄生虫病预防控制所(原虫病防治研究室、蠕虫病防治研究室、寄生虫病实验室);免疫预防与规划所(免疫规划与监测一室、免疫规划与监测二室、免疫规划实验室);卫生检测检验中心(理化实验室、微生物实验室、毒理室、综合业务室);性病艾滋病防治研究所(综合防治室、监测与管理室、参比实验室);地方病预防控制所(碘相关疾病防治研究室、克大氟病防治研究室、地方病实验室);结核病预防控制所(预防控制室、信息与管理室、参比实验室);慢性非传染性疾病防治研究所(慢病综合室、慢病监测室、慢病干预室);健康教育所(健康指导室、健康传播室、活动策划室);疫情信息管理中心;应急办公室;预防医学综合门诊部;生物资源室;疫苗临床研究中心;消毒与媒介生物控制研究所;分子生物学实验室。

(供稿:朱国辉)

三、副处级以上领导干部名单

副处级以上领导干部名单详见表1-1、表1-2。

表1-1 领导班子成员

姓名	性别	职务	职级	备注
郭万申	男	省疾病预防控制中心党委书记,省卫生健康委员会副主任、党组成员,省疾病预防控制局党组书记、局长	副厅级	
郝义彬	男	主任、党委副书记	副厅级	任职至2023年10月
朱登军	男	副主任、党委委员	正处级	
刘翠华	女	纪委书记、党委委员	正处级	
韩志伟	男	副主任、党委委员	正处级	
赵东阳	男	副主任、党委委员	正处级	
夏卫东	男	工会主席、党委委员	正处级	

表1-2 中层干部名单

姓名	性别	职务	职级
郭大城	男	行政办公室主任	副处级
刘喜明	男	党委办公室主任	副处级
朱焕文	男	人事处处长	副处级

续表1-2

姓名	性别	职务	职级
常　红	女	财务处处长	副处级
崔为国	男	药械处处长	副处级
陈　勇	男	离退休人员工作处处长	副处级
张书芳	男	公共卫生研究所所长	副处级
张红卫	男	寄生虫病预防控制所所长	副处级
张延炀	男	免疫预防与规划所所长	副处级
廖兴广	男	卫生检测检验中心主任	副处级
张国龙	男	性病艾滋病防治研究所所长	副处级
何景阳	男	地方病预防控制所所长	副处级
孙定勇	男	结核病预防控制所所长	副处级
康　锴	男	健康教育与慢性非传染性疾病防治研究所所长	副处级

（供稿：朱焕文）

第三节　人才引进

人才引进方面，2023年，中心通过公开招聘和招才引智两种方式共聘人员42名，其中博士研究生2名，硕士研究生40名。

（供稿：朱国辉）

第二章　工作进展

第一节 业务工作要点及工作总结

一、业务工作要点

2023年是全面贯彻落实党的二十大精神的开局之年,是"十四五"规划的攻坚之年,是疾控体系改革的发轫之年。中心总的工作思路是:以习近平新时代中国特色社会主义思想为指导,认真贯彻落实党的二十大和全国、全省卫生健康工作会议精神,坚持以"巩固基础、强化重点、着眼全局"的工作思路为指引,以推进健康中国和健康中原行动为根本出发点,加强监测、预警、干预、评估"四位一体"建设,统筹疾病防控、公共卫生、卫生应急、健康教育等疾控主业,持续在各项业务中发挥政府参谋、行业引领和社会指导"三大作用",立足疾控体系改革新浪潮,聚力健全公共卫生体系,推动全省疾控工作高质量发展。

(一)深化公共卫生体系改革,探索疾控发展新业态

1. 改革完善疾控体系

依照系统重塑、预防为主、科学防控、协调高效的原则,全面建设现代化疾病预防控制体系,优化完善省、市、县三级疾控机构职能设置,明确上下级疾控中心间的业务指导及领导关系,形成领导有力、权威高效的现代化三级疾病预防控制网络。

2. 加强疾控人才队伍建设

依托中心建立省级公共卫生实践基地,设立省疾控中心首席公共卫生专家制度,布局高层次公共卫生人才培养试点,加强公共卫生应用人才合作培养。健全公共卫生医师执业和考核制度,争取省疾控中心卫生系列高级职称自主评审权限。继续提高市、县级专业技术人员、卫生技术人员占比,推进"省级强、市级优、县级实"的公共卫生人员配置目标。

3. 提升疾病控制和卫生应急能力

中心持续提升新发传染病病原体、健康危害因素"一锤定音"检测能力和重特大公共卫生事件处置能力。各级疾控中心要补齐流调溯源、检验检测、消毒消杀、健康指导、应急处置、信息化应用等能力短板,增强疾控机构综合能力。完善省、市、县三级疾控网络开展监测、预警、研判、决策、干预、评估工作的协调联动机制。

4. 提升设施设备条件

对标我省"十四五"医疗卫生服务体系规划,充分考虑重大疫情和突发事件防控需

要,改善各级疾控机构,尤其是县区级疾控机构基础条件。积极争取政策,加大公共卫生投入,保障疾控机构业务、职能和实验室用地,配备数量和性能满足实际需求的仪器设备,配套后期管理维护和试剂耗材供应经费。建立全省统一、纵向到底的信息化办公和视频会商系统,配齐应急作业车、冷链车、公务用车。

5. 强化基本公共卫生服务能力

围绕提升工作系统性、计划性和实效性探索建立工作效果评价机制,加强省、市级疾控机构对下级疾控机构的业务指导和综合督导,提高基层公共卫生服务业务水平。创新县域公共卫生服务体系,建设以居民电子健康档案数据库为基础的基层卫生健康综合监督管理平台,实现全省传染病、突发公共卫生事件、死因、实验室检测等信息系统数据实时对接和上下行交换,扩展数据信息的应用范围。

(二)科学开展新冠疫情防控,牢牢守护人民健康底线

1. 加强技术引领

严格落实国家及我省的相关要求,科学开展新冠病毒感染防控,保健康、防重症,持续保障人民健康安全。清醒认识"乙类乙管"与"放任不管"的不等关系,以实事求是的原则、主动作为的态度、因时因势的方式科学优化和完善防控政策,积极推进疫苗接种、加强宣传教育、做好社会服务,在毒株变异、疫情波动、疫苗接种、脆弱防护等政府重视和公众关切的关键领域继续发挥核心技术支撑作用。

2. 持续开展监测

广泛开展监测、强化分析预警。以中国疾病预防控制信息系统网络直报为主体,继续开展病毒株变异监测、哨点医院监测、核酸和抗原检测、部分医疗机构门急诊监测、重点机构监测、重点人群哨点监测、学校监测、城市污水监测、人体免疫水平监测等多种形式和内容的监测工作,及时掌握疫情趋势变化、病毒变异情况、捕获新变异株、发现规模性疫情苗头。

3. 规范疫情报告

各级疾控中心要持续督促本辖区医疗机构认真落实疫情信息报告工作要求,进一步明确各级卫生健康部门、医疗机构、疾控机构在履行传染病监测、疫情报告和传染病疫情收集、分析、调查、核实工作中的职责,各级责任报告单位和责任报告人要依法、及时、规范报告新冠病毒感染疫情信息。持续完善监测研判机制,随时分析疫情发生发展态势,提出预警和工作建议。

4. 积极开展干预

持续推进新冠疫苗预防接种,提高疫苗覆盖率,规范接种工作和接种单位管理,重点加快儿童及60岁以上人群接种,提高预防接种后不良事件(AEFI)监测和处置能力,提升全人群全程接种率和加强接种率,推广序贯接种。加强宣传教育和舆论引导,关注老人、

孕产妇、婴幼儿、慢性基础性疾病患者等脆弱人群,通过健康干预减少重症和死亡病例。

5.强化科技支撑

充分发挥省级疾控中心引领作用,围绕病毒变异、疫苗研发及保护效能、预测预警、流调溯源、消毒处置、健康教育、医防协同等工作重点开展新冠病毒感染背景下的科学研究。充分发挥政府参谋作用,加速科技成果转化。充分发挥社会指导作用,加速专业技术向理论体系转化的系统性和科学性,加快新策略、新方法在全省疫情防控中的推广和应用。

(三)全力推进健康河南建设,强化疾病防控能力

1.继续全面发挥"三大作用"

利用新冠疫情防控中积累的政府参谋机制、行业引领实践、社会指导形象等宝贵资源,特别是疫苗全员接种的实践经验、分子检测技术的基层普及应用等前所未有的重大有利因素,持续在疾病防控、公共卫生、卫生应急、健康教育等疾控主业中勇做主力军和定盘星。抢回被新冠疫情防控占用的宝贵时间,全面落实健康中国行动和健康中原行动计划,全方位维护人民生命健康。

2.优化传染性疾病防控策略

分类指导做好传染病和寄生虫病防控工作,持续系统开展传染病监测及病媒生物监测,动态开展疫情分析研判,研提防控建议,探索与其他行业的主要业务和技术支撑单位的信息沟通及联合风险评估机制,建立更为广泛、覆盖面更广的风险评估信息源。系统加强不明原因疾病的监测、新发传染病的识别、输入性传染病的应对能力准备,不断提升病原体发现、鉴别、检定能力,在新发突发传染病防控中切实发挥"一锤定音"作用。适时更新传染病相关监测防控方案、技术指南,优化传染病防控策略措施,助力传染病防治法治建设。积极深入开展多病共防共管的政策研究与试点,重视监测、预警和风险评估新方法、新工具的研究和开发。

3.完善重大传染病防控与干预措施

加强艾滋病、结核病、病毒性肝炎等重大传染病防治工作,维持低水平流行态势,固化、推广先进的经验做法和工作模式,打造重大传染病防控"河南品牌"。积极谋划医防融合背景下的重大传染病防控,推动构建传染病综合防治基地,承担本区域内重大传染病预防及救治培训任务。各级疾控机构着力提高公共卫生服务水平和重大疾病预防、控制、管理、救助能力,指导辖区内传染病医院提升救治能力。持续推进标准化VCT门诊创建、艾滋病实验室信息管理系统运行、消除病毒性肝炎公共卫生危害行动、结核病实验室星级评定及按病种付费等亮点工作。

4.推进免疫预防及相关疾病监测防控能力提升

继承新冠疫苗推广接种模式,加速提升全省其他免疫规划疫苗和非免疫规划疫苗接

种能力。加强供需对接,确保各类疫苗供应。推动完善免疫规划信息系统建设,加强常规免疫接种率监测和 AEFI 监测,持续开展预防接种公众健康教育。加强特殊健康状况人群疫苗接种策略研究和流行性脑脊髓膜炎、百日咳、白喉等细菌性疫苗可预防疾病监测防控,继续保持无脊灰状态,维持麻疹低水平流行。继续在全省推广疫苗可预防疾病人群血清流行病学监测,进一步完善监测和质控体系,探索建立以血清流行病学为基础的人群免疫状况评价机制。

5. 加强慢病防治工作

以预防为中心,大力助推疾控主导的重点慢性非传染性疾病防治体系建设,建立全省慢性非传染性疾病、伤害、死因监测和预防信息网络。强化"慢病防治示范区"创建抓手,健全重点慢性病早期筛查、干预、管理长效机制,引领健康生活方式与慢性病防控适宜技术融合落地推广。开展"一老一小"专项健康促进活动,关注学生、婴幼儿健康和老龄化应对研究,探索"一老一小"健康管理适宜技术与模式。尝试拓展慢病实验室研究能力,启动全省人群生物健康数据库建设。

6. 深化健康相关因素监测和干预

整合全省疾控系统公共卫生专业资源,统筹食品卫生、环境卫生、学校卫生等工作,促进全省公共卫生工作规范化建设。进一步提升食品、饮用水、空气、土壤等健康相关因素及食源性疾病、青少年近视、龋齿、肥胖等疾病的监测评估能力,提升突发公共卫生事件处置能力。强化健康相关因素监测结果分析利用、宣传引导和政策转化,促进健康危害因素控制关口前移,构建以健康环境、健康文化和健康生活方式为特征的"零级预防"模式。

7. 紧抓健康教育和健康促进

围绕健康中国和健康中原行动,全面强化"两建三融四行动"工作格局下的"321 健康促进"河南模式,用机制、模式的创新打通健康知识传播的最后 100 米,实现全省居民健康素养水平突破 30%。融健康于万策,推进健康科普"两库一机制"建设,不断完善健康教育部门协作网络,建强省—市—县—乡健康教育专业队伍和科普专家队伍。做强"健康中原行·大医献爱心"巡讲活动、医务人员科普大赛、健康半月谈、全省党政机关戒烟大赛等品牌项目。更加注重干预过程和效果评价,构建覆盖全人群、全生命周期的健康促进和教育服务体系。

8. 保持地方病防控压力

巩固地方病三年攻坚行动成果,传承攻坚精神,稳固防控队伍,一以贯之开展地方病防控,防止危害反弹。依托地方病防治监测评价体系和信息管理系统,持续开展碘、氟、砷、克山病、大骨节病等疾病和相关地球化学因素监测,绘制全省地方病发病分级地图。推进地方病防控规范化建设,将地方病防控和乡村振兴紧密结合起来,建立地方病防控长效工作机制。提升全省地方病患者管理服务规范化管理水平,加大科普宣教力度,引导病区群众树立正确的健康观,扩大疾病防治的健康效益。强化科研攻关,提升各类地方病实验室检测和医疗检诊能力,开展地球化学因素先进检测技术等项目研究。

9.推进消毒与病媒生物控制工作

持续扩大医疗机构消毒与感染控制监测范围,总结新冠疫情防控消毒处置经验,探索建立卫健和疾控行政主管部门为统领,医疗机构、疾控机构、卫监机构相联动,社会消毒服务机构为补充的高质量、广覆盖消毒管理服务体系。整合病媒生物生态学、抗药性和病原学监测,建立疾控系统内部的病媒生物控制、传染病和寄生虫病防控多专业联动机制,实现监测集约化和干预一体化。突出问题导向,深化监测信息利用和干预效果评价,吸引政府、社会的关注和认可,推动业务工作可持续发展。

(四)推进高质量发展工程,争创国家区域公共卫生中心

1.围绕争创工作,打造三大平台,巩固四个基础,强化五种能力

根据国家发展改革委、国家卫健委和国家疾控局等部门联合下发的《"十四五"优质高效医疗卫生服务体系建设实施方案》和省政府办公厅《关于加快医学科技创新全面提升卫生健康服务能力的实施意见》,我省将大力支持省疾控中心争创国家区域公共卫生中心,构建中部区域公共卫生高地。为夯实创建基础、加强能力支撑,中心将着力打造公共卫生科学研究、公共卫生人才培育托举和公共卫生学术交流三大平台,巩固传染病监测预警、慢性非传染性疾病综合防治、健康相关因素监测干预、健康教育与健康促进四个基础,强化卫生检测检验、应急指挥作业、公共卫生信息管理与服务、实验室及生物安全管理和公共卫生宣传引导五种能力,带动全省疾控系统联动发展,打造共同繁荣的强劲引擎,拉紧交流合作的牢固纽带,形成一团百簇的现代化疾控体系新格局。

2.打造公共卫生科学研究平台

推进省预防医学科学院建设。持续打造省疾控中心"四个唯一"(全省唯一的BSL-3实验室、全省疾控系统唯一的省级重点实验室、全省唯一的生物资源保藏中心、全省唯一的实验室生物安全培训基地)和"一个最大"(全国规模最大的疫苗临床试验基地)为标志的国内一流疾控科研平台。与相关高校、科研院所密切协作开展包括政策、基础、技术等领域的产、学、研一体的公共卫生研究,集中力量开展核心技术攻关。设立省级重大传染病和公共卫生安全科技创新专项,重点支持重大传染病防控策略、核心防控技术和干预措施研究,形成技术转化与应用为一体的科技创新高地。重塑疫苗临床研究和质控体系,始终保持底线意识和危机意识,规范申办、监理、统计、检测、研究等各方合作关系,持续着力推动高水平研究现场建设、高素质研究队伍培育和高标准项目打造,提升我省疫苗临床研究的战略发展能力、品牌竞争能力、规范执行能力、科研创新能力、不良事件监测和应急处置能力。加大科技含量高、应用前景大的国际、国内多中心或创新性项目承接比例,进一步提升我省疫苗临床研究的质量和声誉,实现临床研究从"大"到"强"的跨越。

3. 打造公共卫生人才培育托举平台

推进疾病预防控制人才培养项目,推动人才培育工程制度化、系统化、规范化。优化人才培育和发展环境,探索建立公共卫生人才分层分类评价体系。聚力培养具备丰富实践经验的公共卫生科研队伍,推出一批具有国内权威地位的知名公共卫生专家。探索在各级疾控机构设立首席专家等设岗位和公共卫生医师处方权。建立多学科背景下的公共卫生高素质复合型人才培养改革试点,建设公共卫生实训示范基地,助力到"十四五"末期,每千人口公共卫生人员数较"十三五"末期提高30%。

4. 打造公共卫生学术交流平台

依托河南省预防医学会搭建医防融合平台,鼓励各分支机构充分吸纳疾控和临床专业技术人员,积极探索科技评估、科研奖励、继续医学教育等服务领域,拓宽科技服务渠道。加大优秀专业委员会评选奖励力度。指导各省辖市全部成立和规范运行市级预防医学会,活跃全省预防医学学术交流氛围,大力推进预防医学会区域影响力和行业辐射力。完成《河南预防医学杂志》更名,提升办刊质量,提高影响因子,为跻身核心期刊奠定基础。

5. 巩固传染病监测预警基础

以中心为龙头,引领全省疾控机构不断完善现有传染病监测体系,建立传染病智慧化预警多点触发机制和多渠道监测预警机制,推动实现跨部门多源数据整合,建立基于大数据应用和人工智能的信息化监测系统。建立完善监测工作实效性、准确性、处置及时性等效果评价指标体系,压实各级机构疫情报告指导责任,加快修复传染病网络直报机制。研究适宜我省的重大传染病和新冠病毒感染、登革热、黑热病等输入性传染病、寄生虫病以及食源性疾病的监测、检测、筛查和干预技术,加强病种、症状、事件的监测敏感性。

6. 巩固慢性非传染性疾病综合防治基础

由中心牵头,依托各级疾控机构、各类医疗机构和社区服务点,建立群防群治、疾病预防、健康管理等综合防治体系。以心脑血管疾病、癌症、糖尿病、慢性呼吸系统疾病、精神疾病等为重点,密切慢病流行病学与临床研究的关系,完善专病防治体系,强化慢病防控适宜技术研发和推广,巩固提升重大慢病防控能力,提高全人口在各个时期的健康水平,重大慢病过早死亡率降至15%以下。

7. 巩固健康相关因素监测干预基础

完善信息平台建设,努力提高食品安全风险监测效率。进一步加大以疾控机构为主体、相关技术机构为辅助、哨点医院共同参与的省、市、县三级食品安全风险监测网络建设。推进建设我省食品安全风险监测数据报告和分析系统,实现辖区风险监测数据的统一汇总分析和部门共享。以居民营养与健康监测、食物成分监测、特定健康问题监测、空气污染健康影响监测、农村环境卫生监测、公共场所健康危害因素监测、环境健康风险监测、教学环境监测、农村义务教育学生营养健康监测等为切入点,以点带面推进公共卫生工作整体水平提高。

8. 巩固健康教育和健康促进基础

组网络,建队伍,塑体系,推动建立政府领导、部门参与、专业机构指导、各级各类医疗机构为主阵地、全社会参与的健康教育工作网络,持续提升健康教育在健康中国建设中的规划、咨询、实施、评价、指导、科研等方面价值。在市、县两级设置职能完备的健康教育所或健康教育科,健康教育专业人员市级不少于10人,县级不少于5人。以提升基层健康教育水平,强化健康科普应急响应能力,推广健康教育与促进管理平台为主要措施,一体推进健康县区、健康医院和健康学校三类健康促进支持性环境建设,促进实现健康教育工作能力提升、人群健康素养水平提高、人群吸烟率降低的"两升一降"总目标。

9. 强化卫生检测检验能力

完成全省疾控机构实验室能力调查,为统筹协调全省疾控机构实验室建设奠定基础。通过实时开展现场督导检查、随机抽样复检、异地抽样互检、盲样加标等质量监督活动,持续完善食品安全风险监测的质量体系建设。充分利用大数据技术,开展水质基线调查,推进饮用水健康风险评估预警体系建设。积极推动检验方法标准修订,部门联合拓宽健康相关因素监测领域,以开展科研合作、成果转化、项目联合等多种模式探索开展社会化技术服务。依托省疾控中心建设重大疫情确证实验室、食品安全风险评估重点实验室,力争配备移动生物安全三级实验室。各级疾控机构逐步配齐基础设施和实验设备,县疾控中心和区疾控中心分别至少配置10名和5名同时掌握核酸检测和细菌培养等分子生物学和病原生物学实验技术的专职检测检验人员。

10. 强化应急指挥作业能力

推进省卫生应急作业中心建设,打造省级应急队伍核心基地,完善卫生应急管理体系。抓好公共卫生常态化风险评估与突发公共卫生事件信息报告工作,筑牢以监测预警为手段的应急管理网底。强化技术保障,研发完善纵向到底、实时联通、清晰可视、自动分析的疫情预警和应急处置决策系统,重点提升基层信息化水平,构建横向到边的疾病防控多主体参与格局。健全卫生应急预案体系,充分发挥省级调度的优越性,分级、分类规范化组建公共卫生应急队伍,开展卫生应急培训和应急演练,提升突发事件应急处置能力。建立公共卫生应急战略物资储备制度,促进省、市、县物资储备、管理、调用协同高效。强化区域协同意识,利用疫情防控信息协查机制和经验,全面加强突发公共卫生事件应急处置领域的跨省、跨区域交流合作,强化黄河流域高质量发展、苏鲁皖豫四省协作、黄河金三角地市协作等重大传染病疫情及突发公共卫生事件处置联防联控机制,构建区域、城乡之间各具特色、有机互促的协同保障和发展模式。

11. 强化公共卫生信息管理与服务能力

重点推进全省疾控系统远程视频会商系统全覆盖,持续加强通信网络新型基础设施优化升级,构建集约、弹性、稳定可靠的疾控数字化信息网络,满足指挥调度、会议培训等需求,更好地发挥信息化驱动引领作用。推动5G、大数据、区块链、人工智能等信息新技术在疾控业务深度利用并提升疫情处置能力。加快疾控业务系统整合协同,推进疾控大数据共享应用,提速智慧疾控建设,以数字化、网络化、智能化转型推动公共卫生工作实现动力变革、效率变革、质量变革。建立疾控机构信息化建设考核评价长效机制,完善网络安全保护体系,市、县级疾控机构专职从事信息管理与服务人员不少于2人,计算机专业人员不少于1人。

12. 强化实验室及生物安全管理能力

依托省实验室生物安全培训基地,加强对各级疾控机构、医疗机构、高校、第三方检测机构等从事高致病性病原微生物相关实验活动机构的管理、运维人员的培训和考核,督促建立不同行业的实验室生物安全管理制度和体系。各级疾控机构均应牵头成立本辖区及本单位的生物安全委员会,增强生物安全意识和安保能力,建立健全生物安全风险评估机制,完善实验室生物安全事件应急预案,全面开展辖区生物安全实验室隐患排查整治,提高生物安全风险防范能力,坚决遏制重特大生物安全事故发生。

13. 强化公共卫生宣传引导能力

强化全省疾控系统宣传"一盘棋",加强宣传队伍建设,探索建立更加有效的宣传机制。保持"河南疾控"微信公众号在全国自媒体阵营的突出影响力,建立全省疾控系统新媒体宣传矩阵。持续开展以疫情防控、疫苗接种、重点业务、先进典型为重点的政策解读、权威解答、科普宣传、公众提醒、选树推介,为全省疫情防控和疾控工作开展营造良好的舆论氛围,更好地展现疾控形象。

(五)夯实党建基础引领地位,赋能疾控工作全面开展

1. 学习贯彻习近平新时代中国特色社会主义思想

以贯彻落实习近平新时代中国特色社会主义思想为第一要务,深刻学习领会、扎实贯彻落实中央、省委、省卫健委党组工作部署,努力提升政治判断力、政治领悟力、政治执行力。持续学习贯彻习近平总书记关于公共卫生工作、疾控体系改革的重要论述和指示批示精神,坚持以学促干、以学促行,依靠学习增长才干,加强政策法规和业务知识学习,不断提高把握工作全局的能力、决策能力、综合协调能力和处理问题的水平。

2. 深入学习领会党的二十大精神

原原本本、逐字逐句学习党的二十大报告和党章,学习习近平总书记在党的二十届一中全会上的重要讲话精神,深刻理解把握党的二十大提出的一系列重大思想理论、重大方针政策、重大工作部署。以做到"七个聚焦"和贯彻"五个牢牢把握"要求,带动深刻

领悟"两个确立"的决定性意义,增强"四个意识"、坚定"四个自信"、做到"两个维护"。继续实施党员理论学习提升工程,发挥青年理论学习小组的作用,提升党员理论学习质量,自觉把思想统一到党的二十大精神上来。

3. 切实加强党风廉政建设

明确各级疾控机构党委(党支部)集体责任、主要领导责任、班子成员责任、纪委监督责任和廉政风险防控责任,不断强化反腐倡廉责任意识,促进党风廉政建设责任制落实到位,形成"一把手负总责,分管领导各负其责,班子成员齐抓共管,纪委协调督查"的良好工作格局。坚持以案促改,落实制度化常态化要求,强化警示教育,深化震慑作用,驰而不息纠正"四风"问题。深入开展多种形式的党风党纪教育,持续推进纪律教育、政德教育、家风教育,强化廉洁机关、廉洁家风建设,一体推进不敢腐、不能腐、不想腐。注重发挥纪委委员和支部纪检委员的"前沿哨兵"作用,确保思想统一到位、谋划部署到位、压力传导到位、责任落实到位。

4. 进一步强化担当作为

运用好"能力作风建设年"活动成果,践行"大卫生、大健康"理念,聚焦全省卫生健康工作大局、聚焦疾控工作主责主业,强化宗旨意识、责任感和使命感,切实转变思想观念,拓宽工作思路,推进观念创新、机制创新和方法创新,全力构建现代化疾控体系,营造群防群控、联防联控、防治结合的科学氛围,推动"重医轻防"到"预防为主"观念的切实转变,着力扩大疾控力量、发挥疾控效能,更好地统筹发展和安全,更好地防范化解风险挑战,全力以赴推动各项工作任务落地见效。

5. 发扬斗争精神,杜绝松懈散漫

带头厚植为民情怀,始终保持同人民群众的血肉联系,更加用心用情地走进群众、服务群众,千方百计解决群众的急难愁盼问题,最大限度地激发人民群众的创造热情,凝聚起共创美好生活的磅礴力量。以"奋斗"为荣,以"躺平"为耻,坚决防止思想滑坡,杜绝"大疫"之后出现松懈思想和麻痹心理。坚定凝心铸魂、淬火加钢的高度自觉,利用好新冠疫情防控形成的宝贵经验和现实基础,促进"不等、不靠、不要""能干、能拼、能闯"氛围蔚然成风。狠下功夫提升内部管理与服务水平。加强重点工作督查督办,消除漂浮、拖沓,确保政令畅通、令行禁止。在各种困难挑战面前始终充满激情、富于创造、勇于担当,依靠顽强斗争打开事业发展新天地。

6. 推进文明单位和疾控文化建设

弘扬伟大建党精神,践行人民至上宗旨,紧紧围绕迎接宣传贯彻党的二十大这条主线,落实好举旗帜、聚民心、兴文化、展形象的使命任务,着力构筑疾控精神、实现疾控价值、展示疾控力量,着力深化文明创建、文明实践、文明培育,不断提升全体党员干部职工思想觉悟、道德水准、文明素养,巩固文明单位创建成果,为谱写新时代中原更加出彩的绚丽篇章提供坚强思想保证和强大精神力量。着力加强疾控软实力,传承"特别能吃苦、特别能战斗、特别能奉献"的老防疫人基因,履行"预防疾病,控制危害,促进健康"的初心和使命,丰富发展具有鲜明职业特点和地域特色的河南疾控文化,促进业务硬实力建设和文化软实力提升相统一,做大做强疾控行业的专业引领力、文化传播力和社会影响力。

(供稿：孔帅蕾、王艺康)

二、工作总结

2023年,在省委、省政府和省卫生健康委、省疾控局的正确领导下,中心高举习近平新时代中国特色社会主义思想伟大旗帜,深入学习贯彻党的二十大精神,扎实开展学习贯彻习近平新时代中国特色社会主义思想主题教育,以争创国家区域公共卫生中心为抓手,以筹建河南省预防医学科学院为契机,继续以"巩固基础、强化重点、着眼全局"的工作思路为指引,规范内部管理,落实重点任务,坚持创新驱动,全面推动我省疾病预防控制工作迈上新台阶。

(一)以"大格局"谋划"大党建",党的高质量建设实现新突破

按照新时代党的建设总要求,以深入推进"1234"党建工作体系建设为抓手,确立"大党建、强体系、深融合、聚人心、促发展"15字中心党建总方针,不断把党的政治优势转化为疾控发展优势,把党的生机活力转化为疾控发展活力,实现党建质量提升与疾控事业发展的双赢目标。

1.坚持以"学"为先,着力提高党的建设质量

(1)坚持高标准、严要求,推动主题教育走深走实。第一时间成立学习贯彻习近平新时代中国特色社会主义思想主题教育领导小组,第一时间制定工作方案,第一时间召开启动大会,第一时间制定工作制度,以"第一要求"落实"第一标准",细化分解为5个大类37项具体任务,有机融合、一体推进。将习近平总书记关于卫生和健康工作重要论述进行汇编作为必学教材,实行"2+5+7+N"读书研学机制。共开展了17次党委理论学习中心组(扩大)学习会、2期读书班、9次集中研讨交流、领导班子带头讲专题党课,邀请专家学者进行授课,取得了一定的理论学习成效。

(2)持续宣传、贯彻、落实党的二十大精神。充分利用"三会一课"组织生活制度,坚持读原著、学原文、悟原理、知原义,开展集中研讨学、自主跟进学,全面系统学习党的二十大报告,深刻领悟习近平新时代中国特色社会主义思想和党的二十大精神。借助内网办公平台廉政教育板块、专题讲座与主题教育读书班等,采取线上线下相结合方式开展多形式学习,开展党的二十大知识竞赛活动、"赶考路上有我"主题系列活动,并在省卫生健康委和省直单位相关活动中获得优异成绩。

(3)坚持出实效、创实绩,推动调查研究提质增效。聚焦疾控主责主业,以"学理论、

学业务、学法规,问学前沿、问计基层、问需于民"为载体,把调研方向聚焦到疫情防控重大需求上来,聚焦到疾控体系建设重大战略任务上来,聚焦到疾控主责主业上来,中心领导班子成员牵头9项调查研究课题,各部门确立25项调研课题,积极推动成果转化,形成了34项解决问题、改进工作的实际举措。推动发展上突出见行见效见质,解决了一批事关群众利益的急难愁盼问题。坚持"当下改"和"长久立"相结合,把检视整改和建章立制贯通融合、一体推进,开展以加强内部管理、创新科研能力、规范疫苗临床试验等系统性制度体系建设,先后制定《河南省疾病预防控制中心疫苗临床试验管理制度》等10多项制度。

(4)强化组织建设,推动各级党组织、党员、干部全面发展。确立"大党建、强体系、深融合、聚人心、促发展"15字中心党建总方针,致力打造"1234"高质量党建工作体系,被中国卫生健康思想政治工作促进会评选为"一地一品"优秀案例。加强基层组织建设,持续完善领导有力、运行有序、上下贯通、协同高效的党建工作机制,新成立消杀所党支部,改选应急办和老干部处党支部。全年发展新党员3名,5名预备党员按期转正。探索建立把业务和管理骨干培育成党员、把党员培育成业务和管理骨干的"双培育"机制,增强党员队伍生机活力。

2. 坚持以"严"为要,全面从严治党向纵深推进

(1)压实两个责任,持续深化党风廉政建设。建立"一把手负总责,分管领导各负其责,班子成员齐抓共管、纪委协调督查"的领导体制,把党风廉政建设和疾控业务工作一起部署、检查、落实、考核,推动党风廉政建设工作深入开展。本着有权必有责、有责要担当、失责必追究的原则,中心党委、责任领导与各部门负责人签订《2023年度党风廉政建设目标责任书》,加大对党委班子成员和部门负责人问责力度。印发《关于加强纪检监察监督工作的实施意见》,做实做细监督工作。

(2)加强纪律教育,多措并举推动入心入脑。选取典型案例,扎实推进以案促改工作,推动形成权力结构配置科学、权力运行规范透明的良性局面,落实制度化常态化要求,强化警示教育,深化震慑作用。开展"加强党风廉政建设,营造风清气正氛围"中原疾控大讲堂——党风廉政建设专题讲座,增强党员干部党性观念、纪法底线意识。扎实开展"明方向、立规矩、正风气、强免疫"专题纪律教育系列活动。在内网办公平台开设廉政教育板块,向副科级以上干部及全体党员发放学习用书。开展党规党纪知识答题活动,共有285人参与答题,平均成绩96.3分。

(3)加强作风建设,驰而不息纠正"四风"问题。规范开展医药领域腐败问题集中整治。从严监督项目经费、科研经费、培训费和差旅费使用,紧盯招标采购,严控"三公"经费,加强内部审计。坚持标本兼治,完善规范各项管理制度。持之以恒纠正"四风"问题,坚持抓平常、盯节点,及时通过微信、提醒函、公开信等方式将廉洁自律要求传达到每一位党员干部职工,以严明的纪律筑牢纠治节日"四风"的坚固"后墙"。严格执纪问

责,从严查处违纪违规问题。落实监督责任,按照"一岗双责"的要求,扛稳抓牢主体责任,深入开展宣传教育,划明纪律红线,确保思想统一到位、谋划部署到位、压力传导到位、责任落实到位。397位在岗职工签订《个人承诺书》,完成率100%,排查风险点300个,制定防范措施303条。

3.坚持以"实"为重,持续深化精神文明建设

(1)提升标杆,不断巩固文明成果。以"再创第五届全国文明单位荣誉称号"为目标,以党建为引领,强化组织领导,落实责任体系,深化建设内涵,激发创建活力,推动文明单位建设向深度和广度拓展。多次召开文明单位建设推进会,探索考核模式,强化动态管理。精心编印《2021—2023年河南省疾病预防控制中心文明单位建设纪实》画册,拍摄中心宣传片,展示中心文明建设成果。建设疾控文化长廊、党建文化长廊、廉政文化长廊和历史医学人物长廊,营造健康主题公园、打造健康步道、建好健康小屋、改善体育文化设施,让干部职工能够快乐工作、健康生活。主要领导两次赴京向国家卫生健康委主管部门汇报文明单位创建工作,营造全员参与、上下合力、齐抓共建全国文明单位的浓厚氛围。

(2)凝心聚力,积极发挥群团优势。发挥榜样引领作用,人事处获得"2021—2022年度省直青年文明号",1人获得"省直青年岗位能手"荣誉称号,中心国家级、省级和厅级青年文明号总数达5个。开展"迎新春嘉年华"、第九届"团结杯"篮球赛、乒乓球赛等活动,春节、中秋、重阳等重要节日对职工进行走访慰问。全年为15名退休职工召开欢送会,送上纪念品,委托各支部对结婚、生育、住院及直系亲属去世职工87人次进行慰问。组织200余名职工参加"万步有约"健走激励大赛,掀起日行万步全民健身新高潮。

(3)履职尽责,认真做好援建帮扶。结合新形势,制定《2023年度帮扶工作实施方案》,列清帮扶计划,充分发挥"传、帮、带"作用,切实做到柔性帮扶、对口帮扶、精准帮扶,进一步推进技术交流,深化务实合作。全年中心领导深入庙王村督导调研乡村振兴10人次,重点了解村民最迫切、最需要帮扶和解决的问题,真正做到为群众办实事。选派1名正科级干部作为河南省第11批援疆干部人才赴哈密开展援建帮扶。与哈密市疾控中心正式签订首个全方位结对共建协议,为豫哈两地公共卫生事业高质量协同发展奠定了坚实基础。

(二)以"大智慧"谋划"大发展",全省疾病预防控制工作展现新气象

坚持"一切为了人民健康",坚定不移着眼"大卫生、大健康"全局,坚持把维护人民健康权益放在突出位置,多举措完善疾病预防控制体系,各项工作取得新突破。

1.增进人民健康福祉,艾滋病、结核病等重大疾病防治持续推进

(1)艾滋病综合防治多点开花。截至2023年12月31日,全省现存活HIV/AIDS病例74 049例,其中HIV感染者25 288例,AIDS病人48 761例,抗病毒治疗率达

93.2%。规范检测咨询门诊设置,省级考核验收187个艾滋病自愿咨询检测门诊考核合格率达89.8%,优秀率为57.8%。艾滋病CD4和病毒载量检测人次再创新高,为完成两个90%目标打下坚实基础。率先在全省实施精准溯源,以期形成"河南模式"在全国推广。形成暴露前后"3+1"预防服务模式,即疾控中心、医疗机构、社会组织"三位一体"线下参与和互联网医疗服务平台线上干预综合服务模式。截至2023年12月31日,全省16个艾滋病暴露后预防门诊累计阻断615例,较2022年同期(450例)增长136.7%。以南阳为试点,启动全省区域性分子网络建设。HIV药物预防模式探索项目试点圆满收官,完成221例药物预防,指标完成率达110.5%(221/200),顺利通过国家审核。艾滋病综合防治示范区工作成效显著,5个国家级示范区4个典型模式入选国家优秀模式汇编。艾滋病实验室信息管理系统在全省各级医疗卫生系统推广应用,为完善全省艾滋病检测实验室网络奠定了基础。高校防艾基金项目增点扩面,覆盖全省近50%的大中专院校。

(2)遏制结核病工作亮点纷呈。全省结防机构登记结核病患者数32 701例,较2022年同期(27 975例)增长16.89%,其中肺结核患者32 107例。登记治疗满一年肺结核患者成功治疗率为92.77%。全省共报告学生肺结核患者2146例,较2022年同期增加24.33%,较2021年同期下降10.36%,未发生学校结核病突发公共卫生事件。全省医疗机构报告肺结核患者发病数38 932例以及结防机构登记肺结核患者数32 701例,较2022年同期分别增长22.42%、16.89%,传染源的发现能力进一步提升。截至2023年12月31日,全省按病种付费累计报销285 691人次,测算覆盖81 897人,报销费用1.59亿元,人均报销费用1936.55元,患者减负效应进一步显现。加强对重点人群和特殊人群的关怀力度,开展儿童结核病住院患者医疗费用、TB/HIV双感防治现状和结核病患者新冠感染情况专题调查。圆满完成我省第三届"最美防痨人"评选活动,倾力打造一批行业标兵,树立基层防痨标杆。推动防控关口前移,有力落实无结核社区试点创建及患者关怀行动。按照"试点先行,分批推广,逐步覆盖"的原则,启动结核病信息化系统在试点地区推广使用,全面提升基层在结核病防、诊、治、管、教等方面的工作效率。在全国结核病临床诊疗技能竞赛中获得团体优胜奖三等奖和全国优秀组织奖。

(3)肝炎防治工作富有成效。2023年全省共报告甲肝病例192例,报告发病率0.17/10万,与2022年同期持平,未发现甲肝聚集性疫情;共报告乙肝病例50 329例,报告发病率47.16/10万,略低于2022年同期水平;全省报告丙肝病例20 617例。全省首批7个县区启动丙肝微消除项目,不断增强我省消除丙肝危害的工作力度和广度。先后共24个县承担国家级丙肝防治试点,项目县数及承担的任务量为全国最多。

2.顺应时代发展,传染病综合防控和卫生应急能力提升成绩显著

(1)全省监测系统报告质量综合指数继续保持先进水平。联合教育、网信、海关等部门,建立传染病疫情信息上报和多渠道监测预警机制。2023年全省报告法定传染病1 220 001例,死亡2172例,报告发病率为1235.88/10万,报告死亡率为2.20/10万,无

甲类传染病病例报告。报告突发公共卫生事件相关信息34起,其中一般级别2起,未分级32起,指导处置率达100%。传染病预警自动信息系统发出预警信号24 517条,响应率达100.00%。完善舆情监测机制,形成稳定的舆情日监测记录,集中整理和反馈的模式。

（2）卫生应急能力不断彰显。苏鲁豫皖四省卫生应急合作机制彰显成效,第8届卫生应急联合演练得到国家疾控局领导高度评价。组织专家制修订公共卫生应急预案60余个,开展全省疾控系统传染病应急队伍现况调查,初步掌握新冠病毒感染疫情发生以来全省疾控系统卫生应急队伍建设发展现况。河南省疾病预防控制中心国家突发急性传染病防控队伍建设进入快速推进阶段,各省辖市和县区传染病应急队伍和小分队建设如火如荼,应急预案和队伍体系初具规模。深入开展河南省法定传染病报告管理现场调研指导,规范全省法定传染病报告。联合省总工会,成功举办全省现场流行病学调查、结核病临床诊疗两项技能大赛,实战能力持续提升。

（3）传染病防控取得新进展。2023年全省共报告肾综合征出血热139例,乙脑16例,较2022年同期分别下降29.44%、11.11%;登革热、手足口病、发热伴血小板减少综合征、狂犬病等较2022年同期有所上升。加强暴发疫情或突发公共卫生事件应急技术、物资储备,有效应对不明原因腹泻、鹦鹉热等,未造成疫情传播扩散。持续开展猴痘病例检测,共完成41例病例全基因组测序,建立本地数据库,持续开展病毒变异监测。宏基因测序能力建设不断取得新突破,18个省辖市全部配备二代测序仪,5个地市同时配备三代测序仪,1个县配备三代测序仪,已完全实现病原深度检测分析不出市。建立和实践验证了琅琊病毒核酸检测方法。完善细菌性病原体分子分型技术平台,全省市级疾控中心网络实验室脉冲场凝胶电泳和二代/三代测序仪装备率达到100%,为我省"国家致病菌识别网"工作的全面推进奠定良好硬件基础。

（4）初步形成新冠病毒感染立体式监测体系,建立多渠道预警机制。2023年我省累计报告新冠感染者271 194例,其中境外输入181例,本土271 013例。完成分子溯源网络组建,变异株监测工作始终位于全国前三位。持续开展全省二级以上医疗机构、城市社区卫生服务中心、乡镇卫生院发热门诊就诊人数、新冠病毒检测阳性率、阳性占比,新冠毒株变异、病原学、重点场所、城市污水等多项疫情监测与分析。形成《河南省新冠病毒感染监测分析报告》52期,完成每月风险评估报告12次。全省人群血清流行病学横断面调查完成10市5180人。在全省开展重症和死亡病例调查。在郑州、洛阳疾控中心开展污水监测实验室室间质控,双方连续4周对样本进行互检。开展健康教育和风险沟通,传播疫情防控知识200余条,积极回答公众和社会关切。编写近40万字的《河南省疾控系统疫情防控三年工作总结》,及时分享至全省疾控系统及兄弟省份。

（5）寄生虫病防控成效更加凸显。通过媒介白蛉调查,明确35个县有中华白蛉分布,为分类指导、突出重点的黑热病防控策略提供依据。2023年共报告黑热病病例

52例,均为本地感染病例。继续保持丝虫病、疟疾无本地感染状态。凝练总结疟疾防控经验,精选消除疟疾典型案例录制慕课并形成教案,为其他国家和地区的防控工作提供经验和借鉴。儿童蛲虫病防治策略探索成效显著,为我省幼托机构儿童蛲虫病防治策略的制定和推广应用提供数据支撑。持续推进全省寄生虫病诊断实验室网络建设,提升基层检测质量。积极申请中非合作项目,建立中赞公共卫生合作机制与平台,这是由我省牵头、公共卫生领域主导的首次尝试。选派专家赴坦桑尼亚开展中-坦疟疾防控合作项目,确定并细化中-瑞-坦三方疟疾防控合作项目(Ⅲ期)概念书、技术方案等。努力打造"三个一"系列宣传活动,与郑州海关等多部门联合开展疟疾防治宣传,以"广参与、多平台、精准化"为目标的寄生虫病科普宣传工作日益常态化。

3. 聚焦重点难点,免疫规划服务能力和疫苗可预防疾病综合防控水平大幅提高

(1)加强预防接种规范化管理,继续实施扩大国家免疫规划。2023年全省免疫规划疫苗累计应种2142.22万剂次,实种2050.93万剂次,平均接种率达到95.74%。深入开展0—6岁儿童疫苗查漏补种,全省2789家接种单位共摸底儿童433.35万人,完成补种143.80万剂次。在全国率先开发身份证实名核验信息系统,完成疫苗接种实时出库系统的开发和测试,切实加强我省预防接种单位疫苗管理水平。AEFI"不良反应监测+调查诊断+保险补偿"三位一体的监测处置评价系统进一步完善,全省共报告AEFI 38 914例,其中一般反应38 725例,异常反应65例,偶合症93例,待定25例,心因性反应4例,不能分类1例,接种事故1例。全省累计接种新冠病毒疫苗2.331亿剂次,累计接种8928.92万人,免疫覆盖率89.86%。

(2)疫苗可预防疾病水平明显提升。继续保持全省无脊灰状态,持续开展麻疹、风疹和流行性腮腺炎监测。2023年分别报告麻疹、风疹和流行性腮腺炎病例17例、10例和5020例,发病率分别为0.1/100万、0.10/100万和50.85/100万,均无死亡病例。我省国家级哨点医院报告ILI%(门诊病例中流感样病例所占比例)为2.83%,高于近三年同期水平。报告流感样病例暴发疫情125起,均得到及时处置,未造成蔓延和扩散。报告流脑病例9例,与2022年同期报告数持平,发病率0.009/10万,死亡病例1例,无聚集性疫情报告。报告百日咳病例1005例,较2022年(2659例)下降62.20%。指导全省加强疫苗可预防疾病人群血清流行病学监测,提升地市检测能力。

4. 着眼长远,慢性非传染性疾病防治管理与业务统筹发展

(1)强化慢性病综合管理,助推"一老一少"向纵深发展。持续完善河南省慢性病综合监测网络体系,2023年全省通过网络直报系统报告死亡案例685 053例、慢阻肺病例156 195例、心脑血管事件1 172 927例,国家级监测点前三季度报告伤害事件35 594例,监测系统的覆盖面和敏感性得到有效提升。全民健康生活方式行动持续发力,完成全民健康生活方式十五年工作总结。率先进行省域伤害监测布局,率先实施老年健康素养调查,为完善我省重点健康领域的本底数据奠定基础。心血管病高危筛查

与综合干预继续领先,农村癫痫防治管理有序推进,中盖(中国-盖茨基金会农村基本卫生保健项目)重点疾病人群健康管理成效凸显,掌握我省健康老龄化水平及老年期常见慢性病患病情况及其影响因素的基础数据。持续推进慢性病综合防控示范区建设,圆满完成儿童青少年慢性病流行病学调查工作及第八届万步有约职业人群健走大赛,顺利开展成人慢性病及其危险因素监测、淮河流域癌症综合防治等特色工作。

(2)地方病防控力度空前。持续开展碘相关疾病、地方性氟中毒、地方性砷中毒、克山病和大骨节病防控。以"防治碘缺乏病日"宣传为契机,省卫生健康委主任黄红霞在《医药卫生报》发表署名文章《聚焦碘营养 合力促健康——第三十届国家"防治碘缺乏病日"寄语》。不断完善地方病防控信息化平台建设,有效推进地方病防控工作科学化、信息化、规范化。首次开展"人群不同碘营养水平与甲状腺疾病关系的流行病学评价研究",为食盐加碘与甲状腺疾病关系的研究提供了数据支持。掌握全省5万多个行政村的水碘数据,绘制全省水碘分布地图,分3类给出全省不同地区的补碘建议,在中心官网发布。推广"我缺碘吗?"个体碘摄入量自测小程序,累计注册达42.47万人,单日注册用户最高达3万,小程序访问量累计67.39万人次。

5.强化协同,健康危害因素监测与控制实现同频共振

(1)公共卫生工作扎实推进。统筹全省饮用水和环境卫生四大监测项目,建立空间定位系统,使各个监测点有效发挥最大效应。积极开展反映我省食品安全现状的省级专项监测工作,食品监测点覆盖全省100%县(市、区),食品监测工作主体由市级疾控机构拓展到县级疾控机构;食源性疾病监测实现全省乡级及以上医疗机构100%全覆盖。重点人群口腔健康状况监测取得全国第2名的优异成绩,并在全国总结大会上做经验交流。以2023年全民营养周和"5·20"中国学生营养日主题宣传活动为契机,开展系列营养健康科普宣传活动,动员社会多部门广泛参与,线上线下相结合,达到良好的宣传效果。

(2)健康促进与教育省级能力建设硕果累累。细化健康素养监测鉴定评价指标的数量和力度,优化工作流程,严格质量控制,确保数据真实有效。主动承接中国疾控中心社区戒烟项目,开启我省戒烟干预项目新篇章。承担中国健康教育中心糖尿病基层健康教育和管理项目,开启慢病健康教育新模式。省级"健康中原行·大医献爱心"活动完成9场示范巡讲,覆盖136个乡镇,其中科普讲座线上线下受益群众达205万余人,义诊受益群众8660人。健康教育信息平台综合绩效功能开发完毕,在全省推广,并在全国会议上专题发言。第五届全省健康科普大赛圆满收官,健康科普产品形式更加丰富。构建健康科普传播矩阵,月度健康科普主题传播、重点疾病重点人群健康科普、媒体健康传播逐步成型。2023年,全省居民健康素养水平达到30.33%,较2022年提高0.96%。

(3)消毒与病媒生物控制工作日趋完善。重点场所消毒质量监测和病媒生物生态学、抗药性、病原学监测网络逐步完善。医疗机构和托幼机构消毒质量监测、病媒生物生态学监测实现全省覆盖,其他重点场所消毒质量监测、病媒生物病原学监测逐步推进,共

监测医疗机构187所次,总合格率达93.43%,医疗机构消毒质量实现不断提升。掌握我省主要病媒生物种群、密度、季节消长规律及抗药性水平,及时开展登革热媒介伊蚊监测和控制,逐步推进蚊传病原、鼠传病原监测,为媒介传染病风险评估、预警及防控提供依据。

(三)以"大模式"支撑"大服务",改革探索迈出新步伐

面对疾控系统改革形势,省疾控中心努力探索改革方向,抓好人才、科研、信息等重要领域和关键环节,健全疾控体系,夯实疾控实力,激发疾控活力,跑出疾控事业发展"加速度"。

1. 准确把握大势,积极推进疾控体系重塑性改革

"两实验室+三平台+两中心"的国家区域公共卫生中心七大建设工程设计获得国家疾控局高度认可,国家区域公共卫生中心建设取得重大进展。省预防医学科学院获得省委编办批复,并被省卫生健康委列为与省医学科学院、省中医药科学院并驾齐驱的医学科技创新和人才培养的三大龙头。省卫生应急作业中心主体基本竣工,代表国内最先进水平的卫生应急指挥平台、应急队伍演训基地、应急物资仓储中心、应急洗消中心、冷链保藏中心即将建成。设立首席公共卫生专家制度,顺利完成1名专家的聘任工作,以托举知名专家、促进人才循环。充分发挥高校培养基础研究人才主力军作用,与新乡医学院签订战略合作协议,与郑州大学、河南中医药大学等省内高校就建立重大科研项目合作机制、联合人才培养、建设省级公共卫生研究和服务平台达成初步合作意向。主动谋划重启社会化服务,积极协调省卫生健康委、省财政厅,上报并获批了800多项社会化服务项目。发布首批661项拟开展的服务项目清单,正式进入实施阶段,极大地激发了队伍活力,提振了基层信心。

2. 优化"引育用留"全链条,念好"人才经"

完成正高级12人、副高级23人的聘任工作,高级职称专业技术人员占比不断提升,专业技术人员职称岗位层级不断优化。提拔副处级干部3人,正科级干部15人,副科级干部12人;调整岗位任职2人,实现人尽其才、才尽其用、用有所成。顺利招聘42名硕士及以上学历人才,有力实现人才队伍年轻化、专业化。中心1人获中原医疗卫生领军人才称号,新增1人享受河南省政府特殊津贴。

3. 抓示范,建品牌,走出科学研究新路子

2023年完成各类科研项目申报81项,获批立项58项,获批经费168万元,包括国家疾控局标准项目1项,中疾控公共卫生领域标准项目1项,河南省重点研发专项1项,科技厅科技攻关项目6项等。各类科研项目通过结项验收35项。落实省科技进步奖奖金20万元,落实2022年度优秀论文、项目、成果奖16.5万元,配套支持科研项目经费159万元。发表论文131篇,其中SCI论文6篇,核心期刊66篇。医学伦理委员会完成

各类别伦理审查共341次,出具伦理证明39份。中心获省卫生健康委"2022年度对外合作交流工作先进集体""卫生健康科教工作先进单位"。完成郑州大学、新乡医学院等高校45名大学生的实习带教。启用疫苗临床试验专家库开展项目质控检查12次,顺利启动15个国际和国内领先的临床研究项目,承担临床试验的3款疫苗正式获批上市,为加快推动优质疫苗上市贡献河南力量。

4. 打造智慧疾控新模式,实现"一屏观全域、一键统全局"的信息化管理机制

顺利完成覆盖所有市、县级疾控中心的全省视频会商系统建设,加速"智慧疾控"布局。持续加强疾控业务协同和数据汇聚共享应用建设,首次实现我省传染病数据可视化系统与国家疾控局指挥中心大屏系统的对接展示。完成与郑州市15家医疗机构原始传染病数据实时智能互通共享,开展全省职业健康档案数据对接交换,不断探索扩展医防大数据联动融合共享路径。充分运用互联网等信息新技术,采用线上和现场相结合的调研方式覆盖全省186家疾控机构,统筹推动全省疾控信息化建设快速发展。首次全面实施中心涉疫重要数据安全保障专项,建立形成中心重要部门和重点人员数据库。

5. 树牢安全发展理念,坚守安全生产底线

充分发挥中心生物安全管理委员会职能,加强实验室生物安全检查与监督,确保实验室安全运行。顺利通过国家认证认可监督管理委员会(CNAS)新冠、猴痘、脊灰病毒扩项现场评审,高等级生物安全实验室建设进入全新阶段。办理61张高致病性病原微生物菌(毒)种准运证,实验室质量管理体系运行平稳。完成全省疾控系统实验室质量管理体系调研,建成中心实验室信息化系统,探索建立全省医疗机构病原微生物实验室质控和管理体系。

6. 探索数智融合新趋势,助力学会新发展

完善预防医学会组织网络,助推市级学会正常活动,吸纳公共卫生、临床医学、中医药、健康相关专业等组建分支机构,扩大预防医学会的区域影响力。《河南预防医学杂志》顺利更名为《现代疾病预防控制》,主办单位由河南省预防医学会变更为河南省疾病预防控制中心和河南省预防医学会,地域限制减少,期刊品牌价值得到提升。持续开展数智学会建设,对专委会和会员信息进行数字化管理,扩大审稿专家队伍,维持河南省预防医学会微信公众号活跃度,进一步提升学会品牌影响力。继续扎实做好河南省疾控人才培养项目,共招收学员66名,推荐2名中青年骨干参加国家现场流行病培训班。联合华中科技大学同济医学院、四川大学华西医学院完成疾控系统管理人员综合培训,覆盖所有省辖市和县区,完成省级120人次、市县级1980人次应急专业人员培训。

7. "严"字当先,持续规范内部审计与财务管理

强化内部审计"动态监督、决策服务、防范预警"三大职能,开展2019—2022年度财务收支、会议费、培训费支出情况审计,强化合同全过程管理,推进中心重大项目跟踪监督,推动审计问题整改和结果运用,真正发挥审计的内部监督作用。加强项目支出绩效

评价管理,狠抓预算管理和专项资金管理,制定项目执行台账,加快项目执行进度。开展非财政项目清理,强化支出审核监督,加强重大项目规划管理,定期公开部门预算,有效实现财务管理健康、平稳运行。以合法合规、廉洁高效地开展招标采购工作为主线,以采购高值实验仪器设备为重点,组织开展招标采购43项,完成41项。

8. 凝练"河南模式",打造全方位宣传矩阵

以"河南疾控"微信公众号为主阵地,持续加强中心新媒体官方账号运营管理,自媒体运营工作逐步形成框架和制度,2023年共发送文章2897篇,总阅读量超过2.2亿次。积极开展重点防病日、重点传染病防控宣传,基本做到电视有影、广播有声、网络有文。在清华大学出版社出版的《大健康IP实战教程》中以《"河南疾控":探索官方号"出圈"路径》为题专题介绍中心新媒体健康传播经验。"河南疾控"官方微信公众号已成为河南省最具影响力的官方自媒体之一,持续排名全国疾控系统第一名,全国卫生健康类公众号前3名,成功跻身全国350万个微信公众号前10强,先后荣获"2022河南政务微信影响力·省直类年度十强""2022年全国疾控系统最具影响力微信"等荣誉称号。

(供稿:郭大城、苏佳)

第二节 党务、工会、纪检监察与精神文明建设

一、党建及精神文明建设

(一)聚焦思想统领,学习贯彻习近平新时代中国特色社会主义思想主题教育取得实效

紧密结合疾控工作实际,突出实践导向,充分发挥"三学三问"学习载体作用,纵深推进理论学习、调查研究、推动发展、检视整改、建章立制等各项任务,扎实推动学习贯彻习近平新时代中国特色社会主义思想主题教育见行见效。

1. 理论学习上突出入脑入心入行,强化党的创新理论武装

坚持读原著学原文悟原理,采取中心组(扩大)学习、集中学习、读书班、党委班子成员带头讲党课、开展研讨交流、撰写学习心得等多种方式,引导中心党员干部把习近平新时代中国特色社会主义思想内化为想问题、做决策、办事情的思路办法和工作方式。

2. 调查研究上突出求深求实求准,点燃干事创业激情

坚持从党的创新理论中悟规律、明方向、学方法、增智慧,以改革精神、科学思维、创新手段推进调查研究工作深入开展。从疾控现代化建设的战略全局出发,聚焦疫情防控

重大要求、疾控体系建设战略重大任务、疾控主责主业,中心领导班子成员牵头9项调查研究课题,各部门确立25项调研课题,积极推动成果转化,形成34项解决问题、改进工作的实际举措。

3. 推动发展上突出见行、见效、见质,解决一批事关群众利益的急难愁盼问题

坚守"一切为了人民健康"的初心,坚定不移推进疾控改革,锲而不舍推进"健康中国"和"健康河南"建设。以构建现代化三级疾控网络为引领改革完善疾控体系,打造科学研究、人才培育托举、学术交流公共卫生三大平台,优化传染性疾病防控策略,织密重大传染病监测网,打造重大传染病防控"河南品牌"。

4. 检视整改上突出边学、边查、边改,营造风清气正的清廉疾控

坚持把问题整改贯穿始终,聚焦实际工作和现实问题,不断用检视整改成效强化主题教育效果。坚持"当下改"和"长久立"相结合,把检视整改和建章立制贯通融合、一体推进,开展以加强内部管理、创新科研能力、规范疫苗临床试验等系统性制度体系建设,先后制定《河南省疾病预防控制中心疫苗临床试验管理制度》等十余项制度。

5. 组织实施上突出有序、有效、有力,擦亮疾控向党的忠诚本色

自觉提高政治站位,建立集体讨论、每周例会、成果交流、结果通报"四项机制",确保主题教育组织、人员、责任、工作"四个到位"。细化分解为5个大类37项具体任务,制定"五个清单",确保主题教育横向覆盖全中心,纵向直达全体党员干部。

(二)激发党建活力,健全"1234"党建工作体系

按照新时代党的建设总要求,确立"大党建、强体系、深融合、聚人心、促发展"15字中心党建总方针,致力打造"1234"高质量党建工作体系。中心党建工作经验做法以《打造"1234"高质量党建工作体系》为题,被中央和国家机关工委主管的党刊《旗帜》杂志刊登交流,被中国卫生健康思想政治工作促进会评选为"一地一品"优秀案例。

1. 强体系促发展

一是围绕一个主线,努力打造党建与业务深度融合一体发展的全国一流省级疾控中心;二是实现两个融合,党建工作与业务工作谋划推动相融合,党建与业务工作绩效考核相融合;三是发挥三个作用,即中心党委的领导核心作用、党支部战斗堡垒作用和党员先锋模范作用;四是做到四个亮明,即党员亮身份、服务亮承诺、工作亮业绩、担当亮作风,在新时代疾控事业改革发展的大潮中当好顶梁柱、排头兵和主心骨。坚持做到党建活动有意义、活动内容有意思、党员参与有意愿,上好专题党课,开展党员志愿服务、联学联建活动等。

2. 强思想提站位

深入学习贯彻习近平新时代中国特色社会主义思想和党的二十大精神。召开学习宣传贯彻党的二十大精神动员部署大会,在中心网站开辟学习宣传贯彻党的二十大精神

专栏,组织征文、书画展、宣讲比赛、知识竞赛等系列活动,推动党的二十大精神在中心走深走实。制订党委中心理论学习计划,深化"第一议题",扛牢"第一责任"。2023年中心党委"第一议题"学习习近平总书记的重要讲话指示批示80多项。中心和各支部开展集中学习200多次,党员干部讲党课30余次,确保中央有部署,上级有安排,中心有行动。

3. 强基础育人才

加强基层组织建设,持续完善领导有力、运行有序、上下贯通、协同高效的党建工作机制,新成立消杀所党支部,改选应急办和老干部处党支部。坚持标准严格程序,认真做好党员发展工作,全年发展新党员3名,5名预备党员按期转正。发挥先进典型示范引领作用,评选表彰"两优一先"。筑牢意识形态阵地,把握正确舆论导向,中心党员干部思想作风、执行力、工作效能得到全面提升。

4. 强文明树新风

深化中心文明单位建设,力争全国文明单位创建"五连冠"。全面提高中心党员、干部、职工思想觉悟、道德水准、职业技能、文明素养,弘扬共筑美好生活梦想的时代新风。建设疾控文化长廊、党建文化长廊、廉政文化长廊和历史医学人物长廊,营造健康主题公园、打造健康步道、建好健康小屋、改善体育文化设施,努力打造舒适安全、环境优美、人文健康的工作、生活环境,让干部职工能够快乐工作、健康生活。组织"文明处室、文明职工、文明家庭"评选表彰,倡导社会文明风尚。开展"健康中原行·大医献爱心"、健康科普能力大赛、"送温暖、保健康,防病知识走基层"、百千万志愿者、"学雷锋,见行动,无偿献血我先行"等系列志愿活动,推进文明实践,践行文明健康。召开四届三次职工代表大会,切实维护职工权益。学习运用"千万工程"经验,落实帮扶措施,持续巩固拓展脱贫攻坚成果。编印《2021—2023年河南省疾病预防控制中心文明单位建设纪实》画册,拍摄中心宣传片,展现中心近三年文明单位建设工作中的亮点和成效,展示中心文明建设成果。

(供稿:王燕丽)

二、工会

(一)充分发挥民主管理、民主监督职能

依照《河南省疾病预防控制中心职工代表大会条例》规定,经中心党委同意,报请省卫健委直属单位工会委员会批准,于2023年5月30日召开四届三次职工代表大会暨工会会员代表大会,全体职工代表、列席人员参加会议。大会通过《中心工作报告》《中心2022年度财务决算情况和2023年财务预算报告》和《工会工作报告》。中心主任、党委副书记郝义彬作题为《凝心聚力共奋进 砥砺前行再扬帆 奋力推进健康河南建设高质量发展》的工作报告。

（二）依法维护职工权益

按照《河南省基层工会经费支出管理实施办法》的要求，落实职工法定节日慰问，积极落实职工生日蛋糕、职工住院慰问、困难职工救助等福利工作，全年对结婚、生育、住院及直系亲属去世职工87人进行慰问。为中心15名退休职工送上纪念品，并委托支部召开欢送会。开展元旦春节送温暖、夏季送清凉活动，组织234名女职工进行专项体检。对特困职工进行摸底排查，更新困难职工档案，全面掌握困难职工数量、类型、困难程度、原因，切实关爱慰问困难职工。

（三）活跃职工生活，开展群众性文化体育活动

先后举办中心"迎新春嘉年华"、"三八节"踏青、赏花、健走活动、"奋进杯"羽毛球赛、"求实杯"乒乓球赛、"团结杯"篮球赛等，落实全民健身国家战略，联合慢性非传染性疾病防治研究所组织中心职工参加"万步有约"健走激励大赛，并组织中心职工学习健身气功"八段锦"。

（四）持续抓好工会自身建设，提高工会干部综合素质

全面学习现行法律、科学技术以及文化等知识，实现干部自身工作观念与工作能力的提升，培养分辨事物、把握法律原则等意识。

（五）严格财务管理，为工会工作提供有力物质保障。

一是严格财务预算，坚持"统筹兼顾，保证重点，收支平衡，真实合法"的原则，及时收缴工会经费，足额计提上缴经费支出，杜绝截留、挪用现象。二是严格会计监督，坚持工会经费独立管理，实行单独核算。三是严格遵守《工会事业单位会计制度》，严把各项开支范围、标准合理安排支出，在维护职工权益，活跃职工文化生活，慰问困难职工方面发挥作用。

（供稿：夏卫东、李立）

三、纪检监察

（一）落实"两个责任"，确保全面从严治党取得实效

根据党的二十大精神、中央纪委和省纪委全会精神，统筹谋划中心2023年全面从严治党工作。一是召开党风廉政建设工作会议。深度总结中心党风廉政建设工作成效，检视存在的问题，对中心2023年党风廉政建设工作进行全面安排部署，推进全面从严治党

向纵深发展。二是强化全面从严治党监督责任。充分发挥中心纪检监察机关监督作用，制定出台《关于加强纪检监察监督工作的实施意见》，重点加强对党的政治建设、履行全面从严治党责任、公正选人用人方面、公开招标采购、培训费用支出、"三公"经费监管以及大额资金往来等方面的监督。三是深入推进党风廉政建设。制定《河南省疾病预防控制中心2023年纪检监察工作要点》，印发至各处所和各党支部，对2023年纪检监察工作进行全面安排部署，统筹推进中心党风廉政建设各项工作。贯彻全面从严治党要求，进一步强化中心党委和纪委管党治党的政治责任，着力压实"两个责任"，防控廉政风险，结合中心工作实际，制定"2023年履行全面从严治党主体责任清单""2023年履行全面从严治党监督责任清单""2023年廉政风险防控责任清单"，努力从源头上防治腐败，确保岗位职责明确、业务实施规范、防控措施得力、预警纠偏及时。

（二）落实党风廉政建设责任，加强作风建设

建立"一把手负总责，分管领导各负其责，班子成员齐抓共管、纪委协调督查"的领导体制和工作机制。中心党委、分管领导与各部门负责人签订《2023年度党风廉政建设目标责任书》，明确责任内容，细化考核办法，建立追究机制，加大对党委班子成员和部门负责人的问责力度；各部门、各党支部定期开展党风廉政建设自查工作，压实各处所长、支部书记责任。坚持抓平常盯节点，紧盯元旦、春节、"五一"、端午、中秋等重要节点，通过中心内网、微信工作群向全体党员干部职工及时发出相关通知和纪律要求，严禁违规使用公车、严禁大操大办婚丧喜庆事宜、严禁搞非公务接待或安排游玩、严禁违规用公款相互赠送节礼或搞吃请活动。同时通过网络平台向党员干部职工发送廉政警示短信，提醒大家时刻不忘廉洁自律，努力构建不敢腐、不能腐、不想腐的长效机制。

（三）加强廉洁教育，筑牢拒腐防变思想防线

为全面加强党的纪律建设，2023年集中开展"党风廉政建设教育宣传月""明方向、立规矩、正风气、强免疫专题纪律教育"等活动。一是深入开展党纪法规学习教育。在中心内网开设廉政教育板块，为中心副科级以上干部及全体党员征订发放学习用书。二是举办党风廉政建设专题讲座。开展以"加强党风廉政建设，营造风清气正氛围"为主题的中原疾控大讲堂，增强了党员干部的党性观念、纪法底线意识。三是开展现场警示教育活动。组织党员干部到郑州烈士陵园开展警示教育，激励大家从革命先烈的英雄事迹中汲取奋进力量，以担当实干精神走好新的赶考之路。四是开展青年专题纪律教育。在中心青年职工中开展以"纪法与青春同行"为主题的纪法学习教育，引导青年干部坚定信念、对党忠诚，扣好廉洁自律的"第一粒扣子"。五是组织观看警示教育宣传片。通过发生在卫生系统的典型案例，引导全体党员干部坚守清廉本色，提醒中心党员干部秉公用权、依法用权、阳光用权、廉洁用权。六是开展廉洁家风现场教学活动。组织中心党员干

部赴柏山镇、寨卜昌村红色教育基地开展"廉洁从家出发"专题纪律教育活动,赓续红色血脉,感悟家国情怀。七是开展"纪法常相伴 守护夕阳红"宣传教育活动。向离退休老领导、老党员、老同志传达党的纪律建设的新部署新要求,教育引导老干部谨记工作职务有期限、遵纪守法不退休。

(四)选取典型案例,扎实推进以案促改工作

中心坚持以案发部门为重点,以案倒查,跟踪预防,做好以案促改制度化常态化工作,以案促改,以案促防。一是制定专项工作方案,召开警示教育大会。深挖在思想上、行动上、制度上存在的问题,研究制定整改措施,查找风险漏洞,整改突出问题,强化不敢腐的震慑、扎紧不能腐的笼子、增强不想腐的自觉。二是开展纪委书记讲纪法。中心纪委书记以《严守纪律规矩 更好担当作为 为疾控事业高质量发展提供坚强保障》为主题,为中心全体党员干部讲授纪法知识,加强理论武装,正确引导中心党员干部做到担当作为、履行监管职能、恪守廉洁自律。

(五)突出抓早抓小,全面开展谈心谈话活动

坚持做到谈话范围全覆盖,重要部门、重点岗位、重要节点必谈。一是认真落实逐级谈话制度。在主要领导与班子成员之间、主管领导与各部门负责人之间、各部门负责人与本部门副科级以上干部之间开展谈心谈话,增强党员干部凝聚力,改进工作作风,规避廉政风险。二是开展科级干部任前廉政谈话。中心召开科级干部任前谈话暨廉政谈话会,要求新任科级干部要保持正确的权力观,严守纪律规矩的底线红线,真正做到自身正、自身硬、自身廉。三是开展非党员干部警示教育。对中心副科级以上非党员干部开展谈心谈话警示教育,要求中心非党员干部进一步强化宗旨意识和纪律意识,保持政治清醒,树牢廉洁意识,筑牢思想防线。四是开展新入职工作人员廉洁教育。引导新入职工作人员强化廉洁从业意识,扣好廉洁自律第一粒扣子,常怀敬畏之心,持续加强清廉疾控和人才队伍建设。

(六)健全完善各项管理制度,严格执纪问责

按照"标本兼治、综合治理、惩防并举、注重预防"的方针,加强巡察和内部审计工作,加大对重点部门、重点岗位的监督力度。针对管理中的薄弱环节和制度上的缺陷,及时查找苗头性、倾向性问题,逐步健全完善各项规章制度和监管措施,规范审批程序和办事流程,促使各项工作更加规范有序。结合中心工作实际,相继制定修订一系列管理办法,从制度上加强监管,有效防范各类违规违纪问题发生。高度重视来信来访,确保信访举报渠道畅通,及时收集和处理各类信访举报信息。认真做好信访举报和案件查处工作,健全信访登记、信访报告、信访反馈工作机制,切实做到来信有登记,来访有记录,处

理有结果,查阅有档案;做到有群众举报的及时处理,有具体线索的认真核实,对违反党纪国法和各项规章制度的行为严肃查处。

（七）加强自身建设,夯实执纪监督工作基础

根据《河南省纪委监委开展纪检监察干部教育整顿实施方案》及《河南省纪委监委开展纪检监察干部队伍教育整顿学习教育工作方案》要求,中心纪检监察干部积极参加驻委纪检监察组组织的教育整顿活动,以刀刃向内的勇气,把自己摆进去、把职责摆进去、把工作摆进去,纯洁思想、铸就忠诚,努力做到自身正、自身硬、自身廉,敢于亮剑、善于斗争,推进全面从严治党落到实处。

（供稿：王海霞）

第三节　传染病防治

一、新冠病毒感染监测与防控

2023年,全省累计报告新冠病毒感染者271 194例（本土271 013例,输入181例;确诊254 805例,无症状感染者16 389例,重症和危重症915例,死亡5例）。开展相关防控工作：一是制定《河南省新冠病毒感染疫情监测预警工作方案》等监测和防控技术方案7个。二是总结3年抗击疫情的经验教训、感悟和反思,编写2022年典型疫情案例集。三是开展多项疫情监测工作。按照国家要求,报送"每日感染人数和感染率估算"近200次;对郑州、洛阳、永城三地每周开展"社区及重点人群监测"20周次,覆盖17 765人;每周开展"流感哨点医院新冠监测"共52周次,覆盖17个地市和济源示范区的22家国家级和20家省级哨点医院;每日开展"发热门诊监测"累计365次;开展"新冠病毒株变异监测"52周次,获得5183条本土病例和105条输入病例病毒序列;"学校监测"共开展52周次,覆盖郑州市4县区,每地各2所小学、2所初中、2所高中共24所中小学校的60 562名师生;"污水监测"开展41周次,郑州市共采集108个样本,洛阳市采集87个样本;继续开展新冠病原学监测工作,完成57 029份核酸标本检测,完成11 432份血清IgM和IgG检测。四是开展风险评估和疫情研判。每周形成《河南省新冠病毒感染监测分析报告》,累计完成52期。完成12次月度风险评估报告。开展春节、元旦、乙类乙管后、清明、"五一"、高考、新变异株、"十一"、二次感染、监测结果异常、秋冬季呼吸道疾病等专题分析和风险评估近40次。五是开展多项专题调查分析和科学研究,主要包括4次社区人群网络问卷调查和1次中心职工网络问卷调查,覆盖人数达10万人次以上。建立重

症病例流调模板,下发重症和死亡病例调查表,在全省范围开展重症和死亡病例调查工作。对2022年1月份报告的988例新冠病毒感染者中的884例进行再感染调查和血清抗体检测。组织全省10个市580人开展横断面人群血清流行病学调查。4月,统一设计全省流调报告模板和数据库,指导各地对新变异株流行特点进行深入流调分析,共收集XBB及其亚分支流调数据800余条。12月底,分别就郑州、新乡、商丘、三门峡四地的输入性和本土JN.1新型新冠变异株感染病例进行调查、指导完成流调及实验室检测等工作。4月,建立大疫情网聚集性疫情人工筛查和重点机构主动报告相结合的监测机制,指导全省及时发现学校等重点场所聚集性疫情,并进行科学处置。持续开展血清抗体动态变化研究,分3次对中心近400名职工采集血清标本,开展中和抗体等动态变化研究。4—5月,开展二次感染情况调查,了解二次感染占比、二次感染率、二次感染临床特点等,为疫情研判提供科学支撑。5月,对2021年7月30日—2022年6月8日我省报告的3253例本土感染者中2629例病例后遗症调查结果进行专题分析。6月,通过对大疫情网数据分析,完成新冠疫苗对重症危重症发生的保护效果分析报告。12月,基于郑州市管城区每周新冠社区调查的基础上,完成冬季社区人群呼吸道疾病的发病情况和疾病特征分析报告。六是开展培训演练工作。共完成全省培训7次,下基层培训10次,开展全省应对第二波疫情桌面演练2次。七是赴6个地市开展调研和督导工作。八是加强监测能力提升和质控。对全省新冠病原监测工作进行考核,每周进行监测结果通报、反馈。在郑州、洛阳疾控中心开展污水监测实验室室间质控工作,组织两地连续4周对样本进行互检。针对"新冠监测体系不完善、监测质量不高、监测数据利用不充分"的问题,建立台账,进行专项整治,并定期完成调研整改报告,总结整改成果。5—6月,在郑州、洛阳、南阳、周口市选择医疗机构,通过数据收集和访谈等方式,采用回顾性和前瞻性相结合的方法,开展新冠病毒感染临床特征和医疗负荷调查。11月,针对冬季呼吸道疾病高发,医疗机构就诊困难等情况,中心传染病所、免疫规划所和应急办联合对河南省儿童医院进行调研,并结合相关监测工作进行综合分析。九是开展健康教育和风险沟通。通过微信公众号、电视台、电台等媒体传播疫情防控知识200余条,回答公众和社会关切,引导社会舆论,避免社会恐慌。十是做好重大活动保障。对我省两会、经济发展大会提供防控建议及现场保障。修改完善高考的疫情防控方案,保障重大活动的平稳有序进行。

(供稿:闫肃)

二、手足口病监测与防控

2023年,全省共报告手足口病34 559例,较2022年同期上升28.95%,发病率为35.0087/10万;重症病例8例,较2022年同期下降20.00%,重症比例为0.02%;死亡病例0例,较2022年同期下降1例;全年未报告手足口病暴发疫情。全省共报告实验室确诊病例3391例,病原构成为:其他肠道病毒占85.84%,EV-A71占7.23%,CV-A16占6.93%。省级实验室对691份标本进行病毒分离,阳性159份,阳性构成为23.01%(159/691),其中EV-A71分离到0株,占0.00%(0/159);CV-A16为16株,占10.06%(16/159);CV-A6为100株,占62.89%(100/159);CV-A10为20株,占12.58%(20/159);其他肠道病毒为23株,占14.47%(23/159)。通过直播、线下宣传及河南疾控公众号开展多种形式的手足口病防控知识宣传,3月、7月及9月通过河南疾控公众号推送了《注意!手足口病进入高发期,如何预防?一文读懂!》《@家长们,孩子得了手足口病该怎么办?如何预防?看这里→》《家长请注意!开学季,这种病又来坑孩子了!》3篇科普文章。3月赴焦作市城乡一体化示范区中心幼儿园开展手足口病科普宣传活动,增强群众预防保健意识,提升EV71疫苗接受度。8月赴郑州市莲湖社区卫生服务中心开展手足口病等多种肠道传染病宣教活动。9月做客河南广播电视台《大医生来了》直播栏目宣传手足口病、疱疹性咽峡炎等多种疾病的预防小知识。9月赴郑州市纬五路第二小学开展手足口病、诺如病毒等传染病的教育宣传活动。开展培训、督导工作,11月召开全省手足口病等重点传染病防控技术培训班。3月、11月、12月到焦作、濮阳、信阳、漯河、商丘、开封、许昌、周口等多个地区开展手足口病监测及防控工作督导。每月定期参加中心组织召开的风险评估会议,在5—8月重点关注手足口病,提出风险管理建议。动态监测各地疫情情况,全省全年未出现手足口病暴发疫情。开展手足口病重症、死亡病例加强监测项目,共监测7例重症病例,完成个案调查7例,采集病例标本14份。

(供稿:王若琳)

三、致病菌识别网建设

2023年,"国家致病菌识别网"河南省区域中心实验室继续以中国疾控中心"国家致病菌识别网"技术平台为依托,建立以生化/质谱鉴定、脉冲场凝胶电泳(PFGE)、全基因组测序技术(WGS)等为基础的病原菌分子分型技术平台,开展以肠道、呼吸道致病菌为重点,覆盖五种疾病症候群的细菌性传染病病原学综合监测工作。按照中国疾病预防控制中心《基于国家致病菌识别网的细菌性传染病监测工作方案》要求,2023年各省辖市疾控中心共采集样本7479份,采样完成率182.4%;收集、分离和鉴定病原菌1773株,菌株鉴定完成率432.4%;共完成病原菌药敏测试1247株,耐药检测完成率304.1%。18家网络实验室共完成1212株病原菌分子分型,其中开展病原菌脉冲场凝胶电泳6株,开展全基因组测序1206株,测序任务完成率294.1%。各网络实验室通过"国家致病菌识别网病原菌实验室网络监测信息化系统"共上传11 838条样本与致病菌鉴定、药敏和分型信息,其中样本信息7365条,菌株鉴定信息2058条,菌株药敏信息1217条,全基因组信息1192条,PFGE信息6条;各网络实验室共完成7起细菌性传染病聚集性/暴发疫情的应急处置与实验室溯源工作。2023年省区域中心实验室接受和组织18家网络实验室共同参加中国疾控中心组织的年度实验质量考核,考核结果均为"优秀"。

(供稿:赵嘉咏、胡赢心)

四、发热伴血小板减少综合征监测与防控

2023年,全省共报告发热伴血小板减少综合征病例826例,比2022年(514例)上升60.70%;发病率为0.84/10万;死亡39例,死亡数较2022年增加15例,病死率为4.72%。疫情以散发为主,发生聚集性疫情14起。病例分布在6个省辖市17个县区;主要发生在4—10月,5月为发病高峰;男性346例,女性480例,男女之比为1∶1.39;病例年龄主要集中在45—84岁人群(770例),占病例总数的93.22%;发病以农民为主,共776例,占病例总数的93.95%。全年共调查发热伴血小板减少综合征病例798例,采集病例急性期血标本746份,检测746份,新布尼亚病毒阳性441份,阳性率59.12%;分离新布尼亚病毒毒株31株。开展疫情分析8次。在光山、平桥、新县和桐柏4个监测点开展宿主媒介监测工作。光山县采集动物血82份,捕蜱536只;平桥区采集动物血124份,捕蜱302只;新县完成采集动物血83份,捕蜱501只;南阳市桐柏县采集动物血112份,捕蜱500只。中心对宿主及媒介标本进行新布尼亚病毒核酸荧光RT-PCR检测,1组狗蜱标本新布尼亚病毒核酸阳性,其余标本检测结果均为阴性。为有效控制疫情,中心传染病预防控制所工作人员多次对信阳、濮阳和洛阳市发热伴血小板减少综合征防控工作进行技术指导。全省发热伴血小板减少综合征病例数由2017年前的全国首位降至2023年全国第4位。

(供稿:尤爱国)

五、重症感染性疾病监测

2023年,优化监测方案、工作机制和工作流程,每个月了解项目进展,督促项目顺利开展,3个监测点共上报重症感染性疾病病例的样本575份,其中新乡市321份,洛阳市106份,永城市148份,任务完成率192.67%。所有细菌样本均已完成复核,细菌复核率100.0%,发现79株细菌,阳性率为13.74%,其中阳性率较高的分别为肺炎克雷伯菌(17株,占比21.52%)、铜绿假单胞菌(11株,占比13.92%)、大肠埃希菌(11株,占比13.92%)、鲍曼不动杆菌(10株,占比12.66%);对符合要求的134份呼吸道样本和93份脑脊液、血液样本完成多病原病毒检测,符合要求样本病毒多病原检测完成率为100.0%,134份呼吸道样本中,42份阳性,阳性率31.34%,其中新冠病毒阳性率最高

(20.90%),93 份脑脊液、血液样本中,25 份阳性,阳性率 12.88%,其中 EB 病毒阳性率最高(5.38%)。根据调查内容和实验检测结果初步探索全省重症感染性疾病的病原谱,了解全省相关疾病负担。

（供稿：李亚飞）

六、布鲁氏菌病监测与防控

2023 年,全省报告布病发病数 5040 例,发病率 5.1056/10 万,与 2022 年(5110 例,5.1705/10 万)相比报告发病数与发病率分别下降 1.37% 和 1.26%。全省 18 个省辖市中,6 个地市疫情上升,11 个地市疫情下降,1 个地市持平。病例分布于 172 个县(市、区)。报告病例分布较多的省辖市有平顶山市、南阳市、洛阳市等;报告病例较多的县(市、区)有鲁山县、汝州市、泌阳县、叶县、社旗县等。全年各月均有病例报告,其中 4—9 月报告病例占 67.72%(3413 例),发病高峰为 7 月。病例男女之比为 2.34∶1;45—74 岁患者 3833 例,占 76.05%;农民 4346 例,占 86.67%。患者主要为农村男性中老年。国家级布病疫情监测点巩义市、鲁山县、武陟县、淮阳区共在 61 个乡镇及 16 个养殖、屠宰、交易、奶业等重点场所,血清学监测 3360 人,阳性 578 人,总体阳性率 17.20%,其中新发病例 523 人,既往患者 5 人,隐性感染 50 人。对 201 例急性期布病病人采血做病原学监测,分离布鲁氏菌 37 株。畜间监测共采羊血样 46 210 份,结果 492 份阳性;共采牛血样 7627 份,结果均为阴性。监测点共免疫羊 245 648 只,免疫牛 11 500 头。2023 年全省无布病暴发疫情和相关突发公共卫生事件报告,县(市、区)疾控机构对散发疫情进行调查处置,对确诊的急性期患者给予治疗督导。2023 年全省举办布病防治知识宣传讲座 161 场,广播电视宣传 12 次,微博微信等新媒体发布 1166 条,制作板报墙报宣传画 27 195 块(张),发放纸质宣传材料 388 120 份,发放个人防护用品 8145 份。2023 年,中心对国家级监测点和重点疫区疾控机构、医疗机构布病防控工作进行现场督导。

（供稿：李亚飞）

七、登革热监测与防控

2023 年,全省报告登革热病例 25 例,均为输入病例,较 2022 年(1 例)增加 2400%,较 2021 年(1 例)、2020 年(7 例)升高,但较新冠疫情前的 2019 年(286 例)减少,与 2018 年(33 例)相比减少,与 2016 年(13 例)、2017 年(21 例)相比病例数增加;共报告突发公共卫生事件 4 例。全省共 13 个省辖市报告登革热输入病例,其中郑州 7 例,平顶山 3 例,新乡、焦作、商丘、开封各 2 例,濮阳、许昌、漯河、南阳、信阳、驻马店、周口各 1 例。5—10 月完成全省 18 个监测点蚊媒监测工作,全省布雷图指数法共调查

8654户(次)居民住家,检查出伊蚊阳性小型积水1182处,布雷图指数为13.66;共布放2714个有效诱蚊诱卵器,伊蚊阳性404个,诱蚊诱卵器指数为14.89。全省各地积极开展输入性登革热病例引起的登革热媒介伊蚊应急处置与分级防控,未发生输入性登革热病例引起的本地传播,未发生暴发疫情。

(供稿:陈琼丽)

八、人感染动物源性流感、Q热和人感染猪链球菌病监测与防控

2023年,全省未报告SARS、不明原因肺炎、人感染动物源性流感病例。全省洛阳市、许昌市、三门峡渑池县、济源示范区、周口淮阳县、漯河临颍县、信阳平桥区、郑州巩义市、鹤壁市、焦作市、濮阳市台前县、驻马店上蔡县等13个监测点,开展人禽流感环境及血清学标本监测,共采集环境病原学标本1551份,结果显示:H9亚型221份,H5亚型阳性18份,H5&H9亚型9份,H7&H9亚型2份,H7亚型2份,A未分型2份,其余均为阴性;2022—2023年度共采集人感染禽流感职业暴露人群血清学标本563份,全部送至中国疾控中心检测。2023年,在商丘市柘城县设置Q热监测点,共调查500名自然人群,采集血清样本500份,目标完成率250.0%,调查对象来源于柘城县安平镇3个村庄,其中大史村159人、后王堂村91人、刘洼村250人,柘城县疾控中心对500份样本进行Q热IgG抗体检测,检测率100.0%,结果均为阴性;采用另外一种检测试剂进行复核,共复核184份样本,其中7份阳性,阳性率为3.8%。在驻马店确山县和驿城区设置人感染猪链球菌监测点,开展监测工作,共采集生猪相关样本243份,完成年初制定目标(150份)的162%,其中猪咽拭子55份、鼻拭子75份、血液80份、扁桃体33份。所有样本全部完成检测,检测率100%,共获得9株菌株,其中5株从生猪血液中培养获得,另外4株从猪鼻拭子中培养获得。

(供稿:聂轶飞)

九、伤寒、副伤寒、细菌性痢疾监测与防控和霍乱应急处置

2023年,全省共报告伤寒65例,较2022年报告病例数(48例)升高35.42%;副伤寒报告9例,较2022年报告病例数(22例)下降59.09%。全省伤寒、副伤寒无死亡病例报告,无突发公共卫生事件报告。指导全省及重点地区按照《河南省伤寒、副伤寒防控技术指导意见(试行)》和《河南省2023年伤寒、副伤寒监测与防控工作计划》开展监测和防控工作,根据疫情形势按计划启动和落实疫情分析、风险评估、防控指导、监测信息报告等各项具体监测和防控工作。2023年全省伤寒、副伤寒疫情平稳,发病人数比2022年稍有上升;重点地区安阳市、登封市和睢县开展疑似病例、重点人群、带菌者和外环境监

测,检测结果均为阴性。2023年,全省共报告细菌性痢疾病例5185例,未报告死亡病例,发病率5.2525/10万,未报告暴发疫情和突发公共卫生事件,与2022年(4989例)相比上升3.93%。报告发病数前3的地市分别是商丘市、周口市、安阳市。郑州、睢县2个监测点共计完成536例菌痢监测任务,完成率268.00%,共分离出志贺菌5株,实验室检测完成率100.00%。分离的5株志贺菌经中心实验室复核鉴定均为福氏2a型,药敏试验结果提示所分离到的志贺菌株对头孢他啶、头孢噻肟、头孢他啶/阿维巴坦、厄他培南、美罗培南、阿米卡星敏感,对氨苄西林、氨苄西林-舒巴坦、四环素、环丙沙星、氯霉素、萘啶酸、链霉素、复方新诺明耐药。

(供稿:王文华)

十、肾综合征出血热监测与防控

2023年,全省报告肾综合征出血热病例139例,比2022年(197例)下降29.44%,死亡3例(鹤壁1例、平顶山1例、信阳1例),与2022年死亡人数持平;无突发公共卫生事件报告。2023年发病数居前4位的省辖市为驻马店市、安阳市、许昌市和三门峡市,报告病例数分别为21例、19例、14例和14例。2023年全省疫情有明显的季节性,呈双峰分布。春末夏初峰(5-7月)发病22例,占全年总病例数的15.83%;冬峰(10—12月)发病91例,占全年总病例数的65.47%。男性发病101例,女性发病38例,男女性别发病比为2.66∶1;发病主要集中在40岁以上人群,共112例,占总数的80.58%;职业分布以农民为主,共111例,占总数的79.86%。全省在驻马店市确山县、正阳县、安阳市、许昌市、信阳市开展宿主动物监测,全年累计捕鼠1649只;中心检测发现出血热病原学检测均为阴性。

(供稿:陈琼丽)

十一、狂犬病监测与防控

2023年,全省共报告狂犬病病例34例,比2022年(23例)上升47.83%;发病率为0.03/10万。病例分布在13个省辖市25个县区,呈高度散发状态。病例以农村地区中老年居民为主,男性多于女性。指导各省辖市开展个案流行病学调查、疫点处理、防制宣传工作,病例流行病学调查处置率达100%。在永城市开展宿主动物携带狂犬病毒情况监测,采集犬脑组织标本112份,采用狂犬病毒荧光定量RT-PCR方法和DFA方法检测犬脑组织112份,检测结果均为阴性。加强狂犬病防治知识宣传,9月28日第17个"世界狂犬病日",中心联合18个省辖市开展形式多样的宣传活动,提高公众对狂犬病的关注度和防护意识。

(供稿:尤爱国)

十二、流行性乙型脑炎监测与防控

2023年,全省共报告流行性乙型脑炎(简称乙脑)病例16例,报告发病率为0.016/10万,发病数较2022年的18例相比下降11.11%;死亡1例(随访发现),病死率为6.25%,较2022年死亡(0例)相比增加1例。无聚集性和暴发疫情发生。发病集中在8—11月,9月为流行高峰;病例主要集中在洛阳、郑州和安阳等地,以农村病例为主,呈散发状态;发病以≥15岁为多,占93.75%,主要为农民;0—14岁占6.25%,主要为散居儿童。2023年选取安阳市、焦作市和洛阳市为监测点开展乙脑媒介蚊虫监测和病毒分离工作。3个地市共采集蚊虫标本12 143只,超额完成监测点9000只蚊虫的数量要求,传染病所实验室对蚊虫标本进行了病毒核酸检测(每管100—200只),检测结果显示12管阳性。2023年全省乙脑落实综合防控措施:①积极部署全省乙脑监测与防控工作;②加强疫情监测,要求对监测的散发病例和暴发疫情规范处置;③加强乙脑试剂储备和实验室检测质量考核;④选取安阳市、焦作市和洛阳市为监测点开展乙脑媒介蚊虫监测和病毒分离;⑤强化乙脑免疫接种和健康教育;⑥及时开展疫情分析,并对8—10月疫情进行风险评估和趋势预测;⑦密切关注疫情动态,及时发现疫情波动地区,针对性地指导疫情防控。

(供稿:唐晓燕)

十三、鼠疫、炭疽监测与防控

2023年,全省未报告鼠疫疫情。郑州和洛阳开展鼠间疫情监测,其中郑州市共布放鼠笼1866具(室内504具,室外1362具),全年捕鼠3只,鼠密度为0.16%,对其中2只鼠进行抗体检测,结果均为阴性,第3只因死亡未做检测。洛阳市共布放鼠笼4337个,捕鼠23只,总捕鼠率0.53%,捕获的17只鼠抗体检测结果均为阴性,6只因死亡未做检测。参加2023年全国鼠疫监测会议,向广西、宁夏、内蒙古等鼠疫监测优秀地区学习疫情监测防控经验。2023年,开封、新乡、洛阳等地共报告11例皮肤炭疽病例,省、市、县三级疾控机构及时处置,有效控制炭疽疫情的扩散和传播。2023年,巩义监测点在饲养、放牧、屠宰、收购、贩运、皮毛乳肉加工销售、兽医等炭疽高危人群中,对100人开展炭疽血清学抗体检测,对高危职业人群所处的工作环境开展环境监测,每月采集5份环境样本,共完成环境样本监测60份,结果均为阴性。

(供稿:其木格)

十四、恙虫病监测

2023年,全省共报告恙虫病病例306例,无死亡病例,无突发公共卫生事件。病例主要集中在驻马店,共报告192例,占全省总报告数的62.75%。所有病例中,男性122例,女性184例;男女之比为1∶1.5。各年龄段都有病例分布,主要集中在40岁以上人群(282例),占总病例数的92.16%。各类职业中,以农民为主(280例),占总病例数的91.50%。

(供稿:闫肃)

十五、病毒性腹泻监测

2023年,全省共发现和规范处置12起诺如病毒聚集性疫情,诺如病毒分型主要为GⅡ.6[P7]、GⅡ.3[P12]、GⅡ.17[P17]、GⅡ.7[P7],均及时调查控制,遏制疫情外溢传播。全省全年未发生暴发疫情,初步实现降低疫情规模的目标。郑州、开封、焦作3个国家级病毒性腹泻监测点共完成监测病例采样684份,完成检测681份,完成计划检测任务的136.20%(681/500)。其中"5岁以下住院腹泻病例监测"采样并检测347份,完成该项计划采样检测任务的115.67%(347/300);"14岁及以上人群腹泻住院和门诊病例监测"采样338份,完成检测334份,完成该项计划检测任务的167.00%(334/200)。"5岁以下住院腹泻病例监测"检测347份,检出A组轮状病毒阳性78份、杯状病毒阳性108份、肠道腺病毒阳性33份、星状病毒阳性14份,5岁以下住院腹泻病例病毒性病原仍以杯状病毒(31.12%)检出率最高,A组轮状病毒(22.48%)次之,肠道腺病毒检出率(9.51%)排第3位,星状病毒检出率最低(4.03%);5岁以下住院腹泻病例杯状病毒感染以诺如病毒GⅡ群为主(90/108),A组轮状病毒感染以G8P8型(36/78)和G9P8型(27/78)为主。"14岁及以上人群腹泻监测"完成检测334份,检出A组轮状病毒阳性26份、杯状病毒阳性22份、肠道腺病毒阳性7份、星状病毒阳性5份,B、C和H组轮状病毒未检出,14岁及以上人群腹泻病毒性病原以A组轮状病毒和杯状病毒更常见,星状病毒、肠道腺病毒较为少见;14岁及以上腹泻病例A组轮状病毒感染以G8P8型(21/26)为主,杯状病毒感染以诺如病毒GⅡ群为主(17/22)。

(供稿:申晓靖、胡晓)

十六、猩红热监测

2023年,全省共报告猩红热病例531例,比2022年(305例)上升74.10%,无死亡病例,无暴发疫情和突发公共卫生事件。河南省猩红热发病季节特征表现为双峰,4月和11月为两个上升期,疫情出现抬升。男性304例,女性227例,男女性别比为1.34∶1;猩红热主要发病于0—14岁儿童(519例),占到总病例数的97.74%;所有病例中,幼托儿童224例,散居儿童42例,学生258例。

(供稿:王文华)

十七、菌(毒)种规范化管理

(一)统筹全省新冠阳性样本接收管理工作

2023年,生物资源室共接收各地市疾控送交保藏的新冠样本4913支,国家新冠病毒抗体调查河南监测点血清10 357支,进行有序整理、统一保藏编号入库。规范出库手续,完善相关记录,借出新冠样本24批次共86支开展病毒分离。

(二)规范管理中心菌(毒)种保藏工作

做好中心各业务所上交(毒)种和样本的接收、整理、出入库工作,5月在中心内网发布收集各业务所菌(毒)种通知,共收到传染病所禽流感职业人群血清样本2949支,地病所人群碘营养监测血清595支,慢病所健康人样本12 000支,P3实验室人员本底血清32支,国家致病菌识别网监测菌株670支,已整理入库。12月对中心各业务所移交情况进行统计,内网公示。

(三)做好中心高致病性菌(毒)种运输及备案工作

2023年运输587支血清、1支猴痘样本至中国疾病预防控制中心病毒病所。

(四)保藏资源工作

加强实验室保藏设备运行维护工作,确保保藏资源安全。

(五)稳步推进生物资源库基础设施综合能力提升项目

依据国家菌(毒)种保藏机构设置技术规范,与设计公司多次沟通,完成项目设计定稿;与招标公司对接,完成项目招标;施工合同经中心法务、审计及第三方监理等多方审阅修改,于2023年12月29日完成签订;完成设备搬迁、拆迁工作,进入正式施工环节。

(供稿:李金月)

十八、BSL-3 实验室运行管理

2023年,BSL-3实验室按照中心生物安全管理体系要求,严格落实年度安全计划和各项管理措施,完成内审、管理评审、体系文件编写修订、培训演练、仪器检定校准、人员档案更新、废弃物处置与消毒效果验证,确保实验室生物安全与生产安全。2023年1—3月份完成新冠病毒、布鲁氏菌、结核分枝杆菌等5种高致病性病原微生物实验活动的申报、评审与整改,3月9日获得国家卫健委科教司同意开展实验活动的批复。6—8月份完成国家认可委(CNAS)监督及猴痘、脊髓灰质炎病毒实验活动扩项评审及整改工作,9月13日获得认可决定书。9月份实验室接受省卫健委和国家卫健委生物安全飞行检查,并按照专家意见及时完成整改。10—12月份,实验室完成新型冠状病毒、猴痘病毒、脊髓灰质炎病毒三种高致病性病原微生物实验活动材料的申报、现场评审及整改工作。2023年,BSL-3实验室共完成36份鼻咽拭子及下呼吸道样本新型冠状病毒传代培养和22株毒株保存、9株病毒滴定和343份中和抗体试验工作。

(供稿:赵嘉咏)

十九、加强暴发疫情或突发公共卫生事件应急技术、物资准备

(一)持续做好新发传染病或突发公共卫生事件应急处置工作

对猴痘疫情、发热伴血小板减少综合征疫情、诺如病毒感染聚集性疫情、鹦鹉热疫情、Q热疫情进行快速准确的实验室检测。2023年7月8日对全省首起猴痘疫情开展应急检测和基因测序工作。2023年8月,对郑州市1例发热伴血小板减少综合征病例进行现场处置,实验室专业技术人员赴现场采集病例及接触人员血液标本共计25份,检测到病例亲属抗体阳性。针对郑州市和焦作市诺如病毒感染聚集性疫情,实验室为地市采样检测人员提供技术指导,并对郑州市疾控紧急发放检测试剂,顺利完成腹泻样本的应急检测工作。2023年4月和10月,处置两起鹦鹉热疫情,实验室专业技术人员赴现场进行应急采样,对地市人员进行技术指导,开展应急检测,准确处置鹦鹉热疫情。8月,指导新乡市疾控中心对1例Q热患者所养宠物狗寄养的宠物店环境进行采样,并采集患者所养宠物犬和店内宠物犬以及店内员工血液样本。经过实验室检测,店内1名员工血液样本呈Q热抗体阳性。

(二)加强应急物资的储备

动态储备50多种应急检测试剂、二代/三代测序试剂以及一定数量的个人防护、消

杀和采样装备。物资由专人统一管理，始终保持应急物资充足和完好备用的状态。

(三)引进宏基因测序技术

2023年6月，成功建立用于应急检测的宏基因组测序方案，并对6种不同类型的样本(血液、腹泻样本、肺泡灌洗液、蜱虫研磨液、鼠肺、疱疹液)进行深度测序，测序数据分析结果符合预期。

(供稿：朱琳)

第四节　疫情管理与突发公共卫生事件处置

一、法定传染病疫情监测概况

2023年，全省通过网络直报系统报告法定甲、乙、丙类传染病120.19万例，报告发病率1217.58/10万，较2022年上升280.84%。其中乙类传染病39.67万例，发病率401.83/10万；丙类传染病80.53万例，发病率815.76/10万。无鼠疫、霍乱、传染性非典、脊灰、人感染高致病性禽流感、肺炭疽、白喉、血吸虫病、人感染H7N9禽流感、丝虫病等传染病病例报告。报告死亡2103例，死亡率为2.13/10万，较2022年上升61.77%。甲乙类传染病报告发病数(率)居前5位的病种依次为：新型冠状病毒感染(25.01万例,253.40/10万)、乙肝(5.51万例,55.77/10万)、肺结核(3.66万例,37.09/10万)、梅毒(1.88万例,19.00/10万)、丙肝(1.71万例,17.34/10万)，其发病数占发病总数的95.22%。丙类传染病报告发病数(率)居前5位的病种依次为：流行性感冒(70.06万例,709.74/10万)、其它感染性腹泻病(6.19万例,62.66/10万)、手足口病(3.46万例,35.00/10万)、流行性腮腺炎(0.50万例,5.08/10万)、急性出血性结膜炎(0.31万例,3.19/10万)，其发病数占发病总数的99.99%。报告的甲乙类传染病中，肠道系统传染病6303例，死亡1例；呼吸系统传染病28.84万例，死亡143例；自然疫源及虫媒传染病5609例，死亡41例；血源及性传播疾病9.63万例，死亡1914例；新生儿破伤风2例，无死亡病例。甲乙类传染病报告发病数居前5位的地区为郑州市(8.35万例)、洛阳市(3.49万例)、驻马店市(3.29万例)、信阳市(2.76万例)、周口市(2.41万例)。丙类传染病报告发病数居前5位的地区为郑州市(37.36万例)、洛阳市(8.48万例)、焦作市(4.45万例)、周口市(3.73万例)、开封市(2.94万例)。甲乙类传染病报告中，男性发病20.70万例(417.74/10万)，女性发病18.97万例(385.79/10万)。丙类传染病报告中，男性发病42.76万例(862.83/10万)，女性发病37.77万例(768.31/10万)。所报甲乙类传染病病例中,农民19.38万例,占报告总数的48.87%,其次为家务及待业（15.41%）、离退人员（13.54%）、学生（7.82%）、散居儿童（3.15%）。所报丙类传染病病例中,学生28.97万例,占报告总数的35.97%,其次为幼托儿童（19.48%）、散居儿童（15.48%）、农民（12.24%）、家务及待业（6.52%）。全省甲乙类传染病周报告发病数从第17周开始上升,第20周发病数最高,之后逐步下降至低水平波动。

（供稿：孙湘园）

二、突发公共卫生事件监测

2023年,全省12个省辖市通过突发公共卫生事件管理信息系统报告突发公共卫生事件相关信息34起,其中传染病类疫情33起,食物中毒1起,累计报告发病155人,报告死亡0人。较大及以上级别事件0起,一般级别2起,安阳市安阳县和漯河市召陵区各1起,均为流感疫情,较2022年（24起）下降91.67%,共计报告发病95人,死亡0人。33起传染病类疫情累计报告发病142人,报告死亡0人,其中猴痘疫情16起,登革热和人感染猪链球菌疫情各4起,流行性感冒、黑热病和发热伴血小板减少综合征各2起,新冠病毒感染、皮肤炭疽和罗阿丝虫病疫情各1起。猴痘疫情累计报告发病17人,报告死亡0人,均为未分级,其中单病例疫情15起,聚集性疫情1起。报告食物中毒相关信息1起,为不洁食物引起的细菌性食物中毒事件,报告发病13人,报告死亡0人,定为未分级。累计报告学校类突发公共卫生事件相关信息4起,其中一般级别2起,无较大及以上事件报告,分别为流感疫情2起,新冠疫情1起,食物中毒1起,报告发病122人,报告死亡0人。

（供稿：陈伟）

三、突发公共卫生事件处置

2023年,中心现场处置突发公共卫生事件8起。2月16日,漯河市召陵区疾病预防控制中心报告"召陵区翟庄中心小学一起流感病例暴发疫情",通过查阅缺勤记录、医疗机构就诊记录等方式主动搜索流感样病例,经核实符合病例定义共49例,无死亡病例,定为一般级别。3月17日,郑州市二七区疾病预防控制中心报告"1例境外输入罗阿丝虫病临床诊断病例",该病例为河南省首例罗阿丝虫病病例,累计发病1人,无死亡病例,定为未分级。5月10日,禹州市疾病预防控制中心报告"鸠山镇1例黑热病确诊病例",根据流行病学调查情况,疫点犬只阳性率较高且存在传播媒介中华白蛉,结合患者近期无流行地区旅居史,判定为本地感染黑热病病例,累计发病1人,无死亡病例,定为未分级。7月7日,郑州市二七区疾病预防控制中心电话报告3例皮疹病例,结合流病学史、临床症状和实验室检测结果,判定3人为猴痘病例,病例间无流行病学关联。7月25日,开封市疾控中心电话报告"多例面部、四肢出现丘、疱疹病人聚集性发病",结合流行病学调查、实验室检测结果初步判定本次疫情为皮肤炭疽聚集性疫情,累计发现11例,无死亡病例,定为未分级。7月27日,郑州市中原区疾病预防控制中心报告"中原区1例发热伴血小板减少综合征疑似病例",根据患者临床症状和体征及实验室检测结果综合判断,系人感染新型布尼亚病毒病实验室确诊病例,累计发病1人,无死亡病例,定为未分级。8月26日,郑州市管城回族区疾病预防控制中心报告"管城回族区首例发热伴血小板减少综合征病例疫情",经流行病学调查,尚未发现本起事件病例与郑州市中原区发热伴血小板减少综合征病例有流行病学关联,累计发病1人,无死亡病例,定为未分级。9月16日,西峡县疾病预防控制中心报告"1例人感染猪链球菌临床诊断病例",结合病例流行病学史、临床症状和实验室结果,判定本起疫情为1起偶然暴露导致的个案病例疫情,累计发病1人,无死亡病例,定为未分级。

(供稿:王孟茹)

四、卫生应急预案建设

2023年,根据中心安排部署,应急办公室组织传染病预防控制所、免疫预防与规划所、消毒与媒介生物控制研究所等部门,先后协助省卫生健康委、省疾控局起草制定《河南省第二波新冠病毒感染疫情应对处置预案》《河南省呼吸道感染性疾病应急预案》,并印发实施。

(供稿:王孟茹)

五、卫生应急能力提升

2023年3月,中心组织全省各市卫健系统和疾控系统卫生应急技术骨干70余人,在郑举办2023年度全省疾控系统卫生应急专业技术人员培训班,特邀中国疾病预防控制中心卫生应急中心监测预警与风险评估室主任向妮娟进行授课,全面系统阐述国家传染病监测预警工作和突发公共卫生事件监测管理和风险评估等内容。5月,河南省疫情防控指挥部办公室主办、省疫情防控指挥部九个工作组组长单位现场参加的桌面演练,以全省新冠病毒感染疫情防控为素材,基于国家和省相关方案要求,对开展的病例监测、形势研判、应急启动、信息流转、医疗救治、物资调配等工作进行桌面演练。6月,省卫生健康委主办、中心协办的全省卫生健康系统防汛应急演练在解放军联勤保障部队第九八八医院举办,演练背景为开封市尉氏县贾鲁河暴发洪水,大量群众受灾,被转移到临时安置点,对临时安置群众检测发现,有人感染新冠病毒,重点演练传染病防控、饮用水监测、环境消杀、健康教育等关键环节,此次实景演练完整地展示灾后传染病防控的应对策略,极大地锻炼了全省卫生应急队伍的实战能力。7月,中心组织全省各市卫健系统和疾控系统疫情信息报告专业技术人员60余人,在郑州举办2023年度省法定传染病与突发公共卫生事件报告管理培训班,中心副主任赵东阳就如何抓好疫情信息报告管理、深化大应急理念,提出四点重要看法。11月,2023年苏鲁豫皖四省传染病防控应急联合演练在信阳举办,四省突发急性传染病防控队及信阳市传染病应急小分队共计70名队员参加演练,重点演练疫情报告、流行病学调查、采样检测、环境消毒、健康教育、媒体应对等关键环节,国家疾控局副局长孙阳观摩此次演练并总结讲话,中国疾控中心专家张彦平对演练进行点评指导。

（供稿：王浩）

六、风险评估

2023年,根据《河南省疾控中心突发事件公共卫生风险评估实施办法》,每月组织1次日常风险评估,每月组织各省辖市疾控中心参加国家风险评估视频会议。全年共开展传染病与突发公共卫生事件风险评估12期,提交风险评估报告12期,并报送省卫健委、省疾控局和中国疾控中心,同时发送各地市卫健委和疾控中心。此外,为继续发挥风险评估的效能,扩大风险评估结果覆盖面,每月通过中心公众号发布健康风险提示,2023年共通过"河南疾控"微信公众号发布健康风险提示12期,并分别于2023年4月、5月接受媒体采访。

（供稿：王盼盼）

七、舆情检索

2023年,中心根据新冠病毒感染疫情防控工作形势需要共编制《河南疾控舆情日报》12期,《河南疾控舆情周报》50期,检索信息437条,其中国内信息291条,国际信息146条;检索官方网站信息共17条,主要针对国家卫生健康委员会和中国疾控中心,主要内容是针对事件的发布或通报。

（供稿：赵晓静）

第五节 免疫规划管理

一、常规免疫

2023年，常规免疫报表数据显示疫苗累计应种2141.30万剂次，实种2050.25万剂次，平均接种率达到95.75%。全年全省免疫规划工作简报已编发130期。上半年经过两轮关于接种率评价的研讨修订，免疫预防与规划所优化接种率评价内容和指标，完成预警分析迭代升级，继续引领疾控机构开展接种率监测分析和评价。2023年全省2791家接种单位共摸底儿童人数440.54万人，共排查出需补种186.86万剂次，实补种177.50万剂次，补种率为94.99%。2023年全省共查验学校托幼机构4.24万所，机构查验率100%；入托入学儿童共260.83万名，儿童接种证查验率99.76%；通过查验接种证工作为1.07万名无证儿童进行补证，为12.51万名漏种儿童进行补种，共补种疫苗19.29万剂次，补种完成率为93%。

（供稿：张明瑜）

二、信息化管理

2023年，河南省免疫规划信息管理系统各功能运转正常，全年共建立704 651个预防接种档案。2023年全省免疫规划信息化管理网络建设进一步完善，全年进行12次升级，不断优化信息系统各项功能，修复各种漏洞和问题。为提高全省预防接种门诊疫苗管理工作，2023年完成疫苗接种实时出库系统的开发、测试和上线，接种单位每接种一剂次疫苗均可实现实时出库，并优化多人份疫苗的出库管理，每个接种日结束之后核对疫苗的接种、损耗和库存数据，确保疫苗库存准确无误，提高接种单位疫苗管理水平。为不断完善免疫规划信息系统，2023年对河南省免疫规划信息管理系统省平台、疫苗追溯系统和接种单位信息系统进行整合，形成全新的"河南省免疫规划信息管理系统"，新系统不仅对界面进行全新优化，所有统计模块均按照国家免疫规划新系统和国家接种率统计规则进行升级，使用全新的接种率统计算法并优化各类非免疫规划疫苗的替代规则，为受种者、接种单位和各级疾控机构提供更好的技术支撑。

（供稿：王长双）

三、疫苗管理

2023年，共向中标企业下达订单56次，全省供应配送免疫规划疫苗1899.06万剂次。2023年，免疫预防与规划所制定并上报2024年免疫规划疫苗采购计划，委托中国疾控中心进行采购，2024年全省采购11种免疫规划疫苗1591万剂次。2023年8月，省发改委和省财政厅下发《关于非免疫规划疫苗储存运输和预防接种收费有关事项的通知》，规范全省非免疫规划疫苗储存运输和预防接种收费标准。2023年9月，中心组织对全省非免疫规划疫苗品种进行招标，共165个品种进入全省非免疫规划疫苗采购目录。2023年，全省共采购非免疫规划疫苗2726.16万剂次，累计接种非免疫规划疫苗2496.36万剂次。2023年9—10月，免疫预防与规划所组织全省疫苗规范管理自查和技术指导工作，各级疾控机构和接种单位自下而上对疫苗供应、疫苗储运、系统规范性操作、管理评价等疫苗管理工作开展自查，及时发现个别机构在疫苗管理工作中存在的疫苗出入库记录登记不规范和苗账不符等问题，以问题为导向，强化全省疫苗管理人员工作培训，提高专业人员技术水平。

（供稿：王燕、马雅婷）

四、维持无脊灰及AFP病例监测

2023年，全省继续保持无脊灰状态，各项监测指标均超过国家标准。全年全省共报告AFP病例692例，AFP病例报告发病率为3.13/10万，48小时调查率为99.6%，14天内双份便采集率为97.18%，合格标本采集率为96.12%，便标本7天内送达率为98.82%，及时随访率为99.13%。2023年，建立与基层工作人员的沟通机制，构建AFP工作团队微信群，发现问题及时反馈，对各地做好技术指导工作。坚持对全省AFP病例监测情况进行分析，全年共编发52期AFP监测工作周简报、12期月简报，落实监测、评价职责，及时向全省通报AFP监测指标完成情况、工作进展及存在问题，与相关单位进行沟通与核实，指导各地做好AFP病例监测工作。为加强AFP病例监测工作，3月13—26日，免疫预防与规划所在前期各地市开展自查的基础上就疾病防控、疫苗接种、专业技术人员业务能力等方面赴郑州市、开封市、洛阳市、南阳市等十余个重点地市开展河南省AFP病例监测专项技术指导工作。为进一步规范全省AFP病例监测和报告，提高各地监测质量和规范处置能力，8月3日，免疫预防与规划所举办全省麻疹及AFP病例监测视频培训班。为贯彻落实《关于加强常规免疫和急性弛缓性麻痹病例监测工作的通知》（豫疾控卫免〔2023〕1号）文件要求，2023年10月免疫预防与规划所赴周口对1例三型脊灰疫苗高变异株病例进行调查处置。11月28—29日，免疫预防与规划所举办全省2023年常规免疫和急性弛缓性麻痹病例监测工作培训班,就国外脊髓灰质炎监测报告形势及国内维持无脊灰进展,及近期重点关注的医疗机构报告敏感性和准确性等注意事项上做重点强调与讨论。为及时完成 AFP 病例诊断分类,定期收集各地 AFP 病例专家诊断结果和重点 AFP 病例小结,并及时在 AFP 病例监测系统审核录入 AFP 病例专家诊断结果。

2023 年,全年脊灰实验室从 6 例 AFP 病例中共分离出 11 株脊灰病毒,病例分布于南阳市内乡县、周口市商水县(VHPV 病例)和沈丘县、许昌市建安区、平顶山市新华区和商丘市夏邑县各 1 例。11 株脊灰病毒中 3 株为疫苗相关株(SL)1 型,1 株为 SL3 型,7 株为 SL1+SL3 混合型,并且经国家鉴定均为 SL 型,脊灰病毒分离定型结果与国家脊灰实验室符合率为 100%。2023 年全年脊灰实验室从 24 例 AFP 病例中分离出 39 株非脊灰肠道病毒(NPEV)。2023 年针对脊灰实验室质量管理,每季度开展支原体检测和细胞敏感性试验,全部达标。2023 年 5 月 18—31 日脊灰实验室参加世界卫生组织(WHO)的 2022 年度脊灰病毒分离盲样考核,并取得满分的成绩。2023 年 12 月 12—19 日脊灰实验室参加 WHO 组织的 2023 年度脊灰病毒型内鉴定盲样考核,并取得满分的成绩。

(供稿:白祎然、杨建辉)

五、消除麻疹及麻疹监测

2023 年,全省累计报告麻疹确诊病例 17 例(实验室诊断病例 17 例,临床诊断病例 0 例),报告发病率 0.17/100 万,无死亡病例和暴发疫情报告。2023 年全省麻疹疫情无明显季节性。全省 18 个地市中约 1/2 地区有病例报告,病例呈散在发生,无地区聚集性。2023 年全省麻疹发病仍然是以小年龄组为主,尤其是<2 岁组(9 例,52.94%)发病最多,人群以散居儿童为主,男女性别比为 1.83∶1,其中 8 月龄—14 岁的 14 例病例中,≥2 剂次者 9 例(64.29%),1 剂次者 3 例(21.43%),0 剂次者 2 例(14.29%),免疫史不详者 0 例。2023 年 1—12 月全省共报告麻疹监测病例 2519 例,48 小时完整调查率 99.80%,集血标本采集率为 99.84%,血标本采集后 3 日送达网络实验室的比例为 99.81%,血清学结果 4 日报告率 99.92%,病原学标本采集率为 95.80%。为规范全省麻疹实验室网络实验室检测技术,2023 年 8—10 月开展全省麻疹、风疹、肝炎网络实验室质控考核工作,内容包括血清与核酸盲样考核,全省 18 家省辖市网络实验室参加考核,考核结果综合评价均为优秀。2023 年 12 月接收中国疾病预防控制中心病毒病预防控制所开展的麻疹、风疹和腮腺炎核酸盲样考核标本,考核结果全部正确。

(供稿:肖占沛、马雅婷、丰达星)

六、疑似预防接种异常反应监测与处置

2023年,全省报告疑似预防接种异常反应38 920例,涉及56种疫苗,其中一般反应38 734例,异常反应69例,偶合症99例,心因性反应5例,不能分类1例,待定11例,接种事故1例,无疫苗质量事故报告。7个监测指标均达到监测方案要求。2023年1月5日,召开1场省级预防接种异常反应调查诊断会,对3例严重AEFI病例进行调查诊断。10月25日,举办全省AEFI监测与处置培训班,各省辖市、济源示范区、省直管县(市)、各县(区)疾病预防控制中心免疫规划科(所)长、AEFI监测业务骨干参加培训。2023年11月24日,印发《2023—2025年河南省预防接种异常反应基础保险补偿实施方案》(豫疾控〔2023〕211号)。

(供稿:史鲁斌、杜冰会)

七、流感监测工作

2023年,全省哨点医院报告的ILI%累积为2.83%,累积流感核酸阳性率22.64%。2023年全省流感活动出现两次高峰,"春季高峰"中,流感活动2月开始走高,2月底至3月中旬迅速升高并达到高峰,之后流感活动开始下降,流行毒株呈A(H1N1)为主,A(H3N2)共同流行态势。"秋冬高峰"中,10月中旬流感活动开始增强,10月底已经开始快速升高,第49周达到此次峰值,流行毒株主要为A(H3N2)亚型,之后流行毒株发生转换,B(Victoria)快速升高,流感整体活动下降缓慢。2023年全省共采集流感样病例标本42 422份,共检出流感病毒核酸阳性标本8227份,共分离到流感毒株1443株(其中细胞株1059株,鸡胚株384株)。全省共报告125起流感样病例暴发疫情,A(H3N2)亚型52起、A(H1N1)亚型46起、B(Victoria)系2起、多种亚型混合感染22起,流感阴性3起。2023年8月,中心对全省18个市级网络实验室进行了流感病毒核酸检测能力考核,所有实验室的成绩均为满分。同时,河南省疾控中心和濮阳市疾控中心参加了国家流感中心组织的流感病毒核酸检测能力考核,考核结果全部正确。2023年3—4月,开展全省流感监测质量评估,6月省卫健委通报质量评估结果。2023年8月,开展全省2022—2023年度流感监测工作总结及工作质量自评估。2023年9月,中国疾控中心在全国流感年会上通报了2022—2023年度全国流感监测质量评估结果,我省名列全国第七名。2023年9月21日举办河南省流感监测培训班。

(供稿:杨凯朝、王笑阳、僧明华)

八、病毒性肝炎防控

2023年,全省共报告乙肝53 871例,报告发病率54.57/10万;甲肝病例208例,报告发病率为0.21/10万。报告病例数最多的肝炎为乙肝,乙肝报告病例数最多的为南阳市,报告6506例,报告发病率为67.66/10万,其次为周口市,报告6182例,报告发病率为59.97/10万;乙肝报告发病率最高的为35—40岁年龄组,报告发病率为99.09/10万;每月均有病例报告。甲肝报告病例数最多的为郑州市,报告31例,报告发病率为0.24/10万,其次为驻马店市,报告29例,报告发病率为0.42/10万,报告发病率最高的人群为70—75岁,报告发病率为0.60/10万,每月均有病例报告,全年无聚集性疫情报告。为规范全省病毒性肝炎实验室检测技术,2023年8—10月开展全省肝炎网络实验室质控考核工作,内容包括甲肝、乙肝、戊肝血清盲样考核,全省18家省辖市网络实验室参加考核,考核结果综合评价均为优秀。2023年5月和7月接收北京市临床检验中心开展的2023年肝炎标志物室间质量评价活动盲样考核标本,考核结果全部正确。

(供稿:李军)

九、百日咳监测工作

2023年,围绕百日咳防控开展的工作包括常规监测和专项调查。常规监测基于法定传染病报告系统,2023年全省共报告百日咳病例1005例,比2022年同期(2646例)下降62.06%,但明显高于2019—2021年三年的平均水平(257例)。无死亡病例报告。专项调查基于部分地市的哨点监测,全省3个地市的7家监测医院继续开展监测项目,2023年共纳入疑似病例524例,完成问卷调查和标本采集524人份,全部完成PT-IgG和PCR检测,共检出百日咳阳性病例54例,阳性率10.8%。

(供稿:李军)

十、流行性脑脊髓膜炎监测工作

2023年,围绕流脑防控开展的工作包括常规监测和监测点工作。常规监测基于法定传染病报告系统,全省共报告流脑病例10例,高于2022年同期报告数(8例),发病率0.010/10万,无聚集性疫情报告。10例病例均开展血清学分型,其中B群2例、C群4例,Y群2例,阴性2例。2022—2023年度健康人群带菌调查和抗体水平监测工作已全部完成,共采集1922人份咽拭子和血液标本。全部开展脑膜炎奈瑟菌和A群、C群流脑抗体水平监测,半数人群开展流感嗜血杆菌和肺炎链球菌监测。经检测,共分离出脑膜炎奈瑟菌32株,阳性率为1.66%,流感嗜血杆菌13株,阳性率为1.35%(13/960),肺炎链球菌14株,阳性率为1.46%(14/962)。流脑A群抗体阳性数1294例,抗体阳性率为67.33%;C群抗体阳性数739例,抗体阳性率为38.45%。

(供稿:姬艳芳)

第六节 性病艾滋病防治

一、艾滋病疫情

2023年,继续强化艾滋病的网络直报和数据质量工作。全年全省累计发现并报告HIV/AIDS病例110 097例,累计死亡36 048例;现存活HIV/AIDS病例74 049例,其中HIV感染者25 288例,AIDS病人48 761例。全省艾滋病总体疫情态势有所上升,2023年全省发现HIV/AIDS 4421例(其中HIV感染者2844例,AIDS病人1577例),比2022年增加12.8%;男女比例为5.4∶1;年龄主要集中在20—29岁组和50—59岁组,分别占当年报告病例总数的19.0%、21.9%;新发现感染HIV/AIDS病例数最多的地区为南阳市,其次为郑州市和周口市;感染途径中,异性性传播2559例,同性性传播1835例,分别占当年报告病例总数的57.9%和41.5%。

(供稿:樊盼英)

二、艾滋病咨询检测

2023年,全省以提高艾滋病检测服务质量为核心,对全省艾滋病咨询检测门诊进行考核,对现有门诊进行优化,实现VCT门诊可视化,进一步推动全省艾滋病咨询检测工作,提高工作质量和服务质量。全年全省VCT门诊492个,共开展HIV抗体检测153 587人次,中央转移支付任务完成率为114.5%,HIV抗体筛查阳性2813人,HIV阳性检出率为1.8%;梅毒检测148 090人次,检测任务完成率110.4%,检测阳性1548人,阳性检出率1.0%;丙肝检测144 693人次,检测任务完成率107.9%,抗体阳性1040人,阳性检出率为0.7%。全省2700个医疗卫生机构开展HIV抗体检测,检测1900.4万人次,HIV抗体筛查阳性16 083人,筛查阳性率为8.5/万,其中7380人得到确证,确证检测比例45.9%。全省艾滋病检测人次数呈逐年增长趋势,阳性检出率呈下降趋势。

(供稿:马彦民)

三、扩大艾滋病治疗

2023年,全省累计接受艾滋病抗病毒药物治疗患者93 472人,正在治疗70 046人,服用含克力芝药物治疗14 638人;终止治疗23 461人,其中死亡22 509人,停药和失访952人。根据《国家免费艾滋病抗病毒药物治疗手册(第5版)》要求,定期下发相关工作指标,并要求各级疾控中心及时反馈,督促辖区治疗机构临床医生将未治病例和停药等终止治疗病例纳入治疗;审核跨省病例的转诊,确保病人及时得到治疗、管理;日常统计分析、系统维护和答疑,及时发现和解决信息系统运行过程中存在的问题;定期通报抗病毒治疗信息系统管理情况,每季度出一期信息季报,进一步加强业务指导和管理。接受抗病毒治疗人数和治疗成功率逐年增加,分别从2018年的88.0%、92.8%上升到2023年的94.6%、96.7%,有效控制了二代传播。

(供稿:姬晓宇、聂玉刚)

四、艾滋病感染者和病人随访管理

2023年,全省现存活HIV/AIDS病例中本年度至少应完成一次规范随访检测CD4+T的人数为73 420人,完成随访检测70 966人,随访检测率为96.7%;应完成结核病检查人数为73 030人,实际完成检查人数为72 816人,结核病检查率为99.7%;现存活HIV/AIDS病例的配偶/固定性伴在本年应检测人数为21 731人,完成检测21 214人,检测率为97.6%。为感染者和病人及时接受干预服务、转介治疗和发现并发症等提供可能,延长患者的生存时间,提高了生存质量。在全省推广单阳家庭"一站式服务"经验,保证单阳家庭阳性方及时得到抗病毒治疗,全省单阳家庭在本年应接受抗病毒治疗21 731人,完成治疗21 310人,抗病毒治疗率98.1%,有效避免婚内性传播。2023年全省共发现10例单阳家庭HIV阴性配偶阳转病例,阳转率0.047%。专题调查结果显示,10例既往阴性配偶阳转是由每次性生活未使用安全套或不规范使用安全套所导致。

(供稿:刘露、聂玉刚)

五、艾滋病哨点监测

2023年,全省共有HIV监测哨点147个,其中国家级哨点93个,省级哨点54个,覆盖全省17个省辖市和济源示范区。分别对卖淫妇女、男男性行为者、吸毒者、性门诊男性就诊者、孕产妇、青年学生、老年男性人群、妇科门诊就诊者和娱乐场所从业人员共九类人群进行HIV血清学和行为学监测。根据工作安排,2023年6月对郑州市和新乡市的哨点开展现场督导及技术指导。专家组查阅当地开展哨点监测工作的记录资料,对郑州市金水区和新乡市承担的 MSM 哨点质控试点进行了现场督导,并对合作机构及哨点监测实验室现场工作开展情况进行技术指导。9 月,对 17 个省辖市及济源示范区的哨点数据质量进行核查。2023 年全省 HIV 哨点共监测 9 类(青年学生只调查不检测)人群 182 057 人,发现 HIV 抗体阳性 219 人,阳性率为 0.12%;发现梅毒抗体阳性 738 人,阳性率 0.41%;发现 HCV 抗体阳性 504 人,阳性率为 0.36%。2023 年全省哨点监测完成质量为 96.93%,超过国家要求的 90% 的目标。

(供稿:徐浩、聂玉刚)

六、艾滋病实验室检测和质量管理

2023 年,全省共有艾滋病确证实验室 37 家、筛查实验室 950 家、CD4+T 淋巴细胞检测实验室 98 家和 HIV-1 病毒载量检测实验室 21 家正常运行。所有艾滋病确证实验室、筛查实验室和 CD4+T 淋巴细胞检测实验室和 HIV-1 病毒载量检测实验室质量考评参加率均为 100%,合格率分别为 100%(37/37)、99.58%(946/950)、93.88%(92/98)和 100%(21/21)。依托 CD4+T 和病毒载量检测实验室,全省共计开展 CD4+T 检测 124 164 人次,较 2022 年(89 233 人次)增长 39.15%,检测率达到 96.66%,HIV-1 病毒载量检测 80 551 人次,较 2022 年(67 748)增长 18.9%,检测率达 97.01%,两项指标检测率均达历史新高,并超额完成中国疾控中心艾防中心两个 90% 的目标要求。

(供稿:薛秀娟、刘春华)

七、河南省区域(南阳地区)分子网络试点

艾防所自 2022 年 9 月至 2023 年 3 月陆续从南阳市疾病预防控制中心艾滋病确证实验室调取 2018 年至 2022 年新报告病例的确证剩余血样开展 HIV 的基因序列提取扩增测序工作,并于 6 月对获得的 HIV 基因序列进行系统进化树及结合流行病学信息构建的分子网络分析,确定南阳市 HIV 主要流行簇的分布、传播特征及关键节点人群,发现新确诊 HIV 人群存在多种亚型及重组毒株,且存在多个不同流行特征的分子簇和关键节点人群,并将结果反馈给南阳市疾病预防控制中心指导其开展精准溯源和干预工作。

(供稿:袁源、刘春华)

八、艾滋病精准溯源调查

通过不懈探索,精准溯源调查工作取得了良好的业绩,受到了中国疾控中心艾防中

心的高度评价,并多次派员调研指导和经验交流,形成河南模式在全国推广。经国家多位专家论证,2023年制定《河南省新报告HIV/AIDS病例精准溯源实施方案(2023年)》,并在全省推广实施。2023年全省调查新报告病例2584人(其中原始种子病例2365人),经溯源、追踪,共联系上2339个高危行为接触者,高危行为接触者是种子病例的0.91倍。2339个高危行为接触者中,既往阳性166人,HIV抗体检测2100人,抗体阳性214人,新确认阳性195人,抗体筛查阳性率为10.19%;经溯源调查,全省发现病例的效率提高8.25%(195/2365),HIV抗体阳性检出率大大高于全省医疗机构平均检测水平,也高于自愿咨询检测门诊求询者的HIV抗体阳性率,提高检出效率和成本效益。

(供稿:樊盼英)

九、艾滋病病毒暴露前预防、暴露后阻断

为破解全省艾滋病防控难题,完善高危人群干预手段,提高预防服务有效性,2023年4月印发文件,要求在全省范围内全面开展艾滋病病毒暴露前(后)预防工作。2023年,全省共有14个地市23个门诊开设HIV暴露后预防服务,共计阻断616例,其中男性548例,女性68例。职业及非性行为暴露88例,同性性行为暴露161例,异性性行为暴露367例,阻断者均进行HIV基线检测,检测率100%。随访满28天者343例,随访率为55.68%,接受随访人员中HIV检测337人,检测率98.25%,检测结果均为阴性。2023年6月至10月,作为中国疾控中心PrEP/PEP项目试点,积极总结河南地区PrEP/PEP的工作经验模式,为中国疾控中心PrEP/PEP工作的推广,提供阶段性实践参考和理论支撑。2023年9—10月,承担中国疾控中心"HIV暴露前(后)预防服务模式试点工作"专题调查,完成300名服药者的调查及10名社会小组/医务人员的调查,提交调查数据库,撰写完工报告。

(供稿:王奇、徐亚珂)

十、艾滋病综合防治示范区

2023年是第四轮示范区终期评估年,同时也是第五轮示范区开启年。第四轮国家级和省级示范区基本实现疫情稳中有降的目标。城市示范区38个指标,南阳、信阳二作目标实现率均达97.37%,郑州市达92.11%;县区示范区31个指标,3个示范区目标实现率达90%以上,5个示范区目标实现率达80%以上,4个示范区目标实现率达70%以上。15家示范区共报告27个防治模式,工作领域全面覆盖了"六大工程",其中综合干预10个,扩大检测3个,宣传教育9个,学校宣传4个,综合治理1个;覆盖流动人口、高危人群、青年学生、老年人等群体。4个防治模式通过国家终期评审,入选国家优秀模式

汇编。新一轮示范区于2023年10月正式启动,确定5个国家级、10个省级示范区,执行周期为2023—2025年,已完成基线信息收集、2023—2024年工作计划制定、专项工作的评审。

(供稿:刘习羽、施建春)

十一、高校艾滋病防控

为降低学生感染艾滋病风险,遏制艾滋病在学生人群中的快速增长趋势,2023年9月,中心制定《2023年高校防艾基金项目实施方案暨申请指南》,并启动2023年高校艾防基金项目的申请工作,经艾防所和各省辖市的组织动员,全省共70所高校的102个学生社团共提交项目申请书123份,申请金额140.5万元,其中以宣传教育为核心的A类项目82个,以促进检测与行为改变为核心的B类项目18个,以宣传品开发推广为核心的C类项目23个。申报学校覆盖面、社团数和项目数均超过既往三年。该项目旨在支持高校及中等职业学校学生社团组织开展艾滋病性病防治活动,动员高校学生的积极性和创造力,主动参与艾防工作,并以同伴教育为主的形式对高校学生开展艾防知识宣传、动员检测和行为改变,提高学生艾滋病防范意识和知识、自身警惕性、自觉规避高危行为能力,养成洁身自爱、健康文明的生活方式,保护自身健康。同时,促进学生社团艾防工作经验分享和推广,为学校艾滋病性病防治工作模式的建立提供借鉴。在基金项目的带动下,省内高校社团还申请中艾协第七轮高校艾防基金项目,共向中艾协推荐48个项目,其中宣传教育类项目38个,技能提升类项目10个,总项目经费231 171元,推荐项目全部获得批复。所有项目均于2023年年底圆满完成。

(供稿:马彦民)

十二、丙型病毒性肝炎防治

2023年,全省报告丙型病毒性肝炎(以下简称"丙肝")病例20 617例,与2022年同期(17 656例)相比增加16.77%;报告发病率20.89/10万,与2022年同期(17.77/10万)相比升高3.12%。报告病例中临床诊断病例4043例,占19.57%,确诊病例16 583例,占80.43%。报告急性病例10例,占0.06%;慢性病例16 573例,占99.94%。每月分析丙肝病例报告、聚集性疫情、小年龄组病例以及舆情监测情况,形成丙肝风险评估报告。6—9月对全省18个省辖市(含济源示范区)医疗机构丙肝相关检测能力情况进行数据质量核查,确诊病例报告正确率97.6%;丙肝核酸阳性报告率98.8%、报告准确率99.2%;抗病毒治疗实验室数据一致率99.3%、治疗处方一致率100%。为实现2030年消除丙肝公共卫生危害的目标,全省先后共有20个县承担中国预防性病艾滋病基金会既往丙肝病例随访管理扩大试点项目,其中第一批5个县的项目工作已完成结题,参与现场调查4042人,丙肝核酸阳性率28.6%(1156/4042);第二批15个县(市、区)已完成项目任务量,核酸阳性率23.1%(4663/20 188)。2023年全省首批共7个县区启动部分县区丙肝微消除项目,完成调查4089人,核酸阳性率32.8%(1342/4089)。依托项目开展,进一步增强全省消除丙肝危害的工作力度和广度。2023年丙肝新报告病例核酸检测比例从1月的14.74%提升到12月的67.36%;抗病毒治疗率从1月的11.78%提升到12月的49.01%。

全省共设立丙肝哨点18个,人群丙肝哨点10个(覆盖肾透析人群、医院侵入性诊疗人群、HIV感染人群、单位体检人群和无偿献血人群共5类)。人群哨点各类人群共监测7193人,丙肝抗体阳性42人,抗体阳性率为0.6%。医院哨点体检人群和医疗机构就诊者人群共监测223 417人,其中,丙肝抗体阳性2878人,抗体阳性率1.3%。肝病相关死亡监测124人。

(供稿:姬晓宇、刘露、聂玉刚)

十三、性病防治

2023年,全省共报告梅毒、淋病、尖锐湿疣、生殖器疱疹、生殖道沙眼衣原体病例28 972例,较2022年同期5类性病报告病例增加24.8%。其中梅毒报告21 878例,增加29.5%;2023年Ⅰ、Ⅱ期梅毒病例3075例,发病率合计为3.1/10万;胎传梅毒报告43例,发病率为5.9/10万活产数,达到国家先天梅毒年报告发病率控制在30/10万活产数以下的目标。

2023年,对各省辖市、济源示范区以及国家级性病监测点现场核查比例达100%,现场核查的分期准确率为99.24%;现场核查梅毒报告病例的漏报率为0.51%,重报率为0.99%,均达到国家指标要求。每年度和每季度对全省性病病例进行疫情分析,并上传至信息系统。2023年5月举办全省性病麻风病防治技术培训班,来自各省辖市、济源示范区和6个国家级性病监测点、两家哨点医院的性病麻风病防治工作人员80余人参加培训。2023年6月启动全省梅毒病例监测和随访管理工作,下发《梅毒病例监测和随访管理工作方案》,确定郑州大学第一附属医院和河南省传染病医院为试点医院,全年共完成135例病例入组。2023年10月,开展全省的性病防治工作督导考评,通过现场指导进一步提升全省性病防治工作水平。

(供稿:王奇、张玮钰)

十四、麻风病防治

截至 2023 年年底,全省累计发现麻风病患者 1200 例,其中预后存活 285 例,现症病人 7 例,死亡病人 987 例。2023 年,全省共报告新发麻风病人 1 例,男性,多菌型(MB),户籍所在地为南阳市社旗县。全省发现率为 0.001/10 万,二级畸残患者 0 例,均按照国家要求治疗并进行随访。近年来全省每年发现麻风病例均在个位,保持在较低水平。全省各市县患病率均小于十万分之一,达到基本消灭麻风病标准。既往麻风病人及新发麻风病人的规范治疗率、麻风病患者开始联合化疗后 2 年内新发畸残者率、麻风病患者密切接触者半年检查率及严重麻风病不良反应治疗率等指标均控制在国家麻风病三类地区允许的范围之内。

2023 年 1 月 29 日是第 70 届"世界防治麻风病日"暨第 36 届"中国麻风节"。活动的主题为"弘扬时代精神,消除麻风危害",艾防所积极开展"世界防治麻风病日宣传活动",在医药卫生报分别刊登《麻风病的早期表现及预防措施》《麻风病的预防和治疗》《弘扬时代精神,消除麻风危害》等宣传科普文章,同时通过河南交通广播电台、音乐广播电台针对广大群众开展麻风病知识宣传。

(供稿:赵飞、王奇)

第七节 慢性非传染性疾病防治

一、河南省儿童青少年慢性病流行病学调查

为了解全省儿童青少年各种常见慢性病的流行现状以及慢性病相关行为和生活方式,包括烟草使用、饮酒、膳食、身体活动、静态行为、睡眠、视屏时间、网络游戏行为等的现状,根据《河南省卫生健康委员会关于印发 2022 年河南省地方公共卫生项目慢性病防治项目实施方案的通知》(豫卫疾控函〔2022〕16 号)要求,2022—2023 年在全省范围内开展儿童青少年慢性病流行病学调查工作。2023 年度主要完成以下几项工作:①选取许昌市魏都区开展现场调查预实验,及时发现问题,总结经验,优化工作流程,进一步修改和优化工作手册。②在前期预实验基础上修改完善调查工作手册和信息化调查平台,完成调查工作手册印刷和发放。③组织全省各省辖市和监测点工作人员统一参加河南省儿童青少年慢性病流行病学调查省级培训,各省辖市慢病科科长及业务骨干和各监测点参加调查的工作人员共 200 余人参加此次培训。④指导各监测点完成 2 所小学、2 所初中

和2所高中的学生抽样工作。⑤分成两个工作组依次赴18个监测点对调查工作进行现场技术指导和质量控制,并下发《河南省疾病预防控制中心关于加快推进儿童青少年慢性病流行病学调查工作的通知》,督促各监测点加快工作进度,提高工作质量。最终各项调查工作完成情况如下:家长问卷完成29 261份;学生问卷完成29 104份;身体测量完成28 899人;血压和心率测量完成28 922人,血压复测完成28 678人,血压复测完成率为99.16%;视力检查完成28 904人;采血完成28 775人;脊柱检查完成28 915人,其中1895人需进行脊柱三筛检查,脊柱三筛率为6.55%,共完成脊柱三筛检查1815人,脊柱三筛检查完成率为95.78%。

(供稿:王梦微、高莉、冯石献)

二、河南省慢性病综合防控示范区建设

根据《河南省慢性病综合防控示范区建设管理办法(2022版)》(豫卫疾控〔2022〕4号)和《国家卫生健康委医疗应急司关于开展第一、第四批国家慢性病综合防控示范区复审工作的通知》(国卫医急公卫便函〔2023〕40号)要求,省卫健委下发《关于开展2023年度慢性病综合防控示范区建设工作的通知》,明确2023年度慢性病综合防控示范区建设工作。5月底,全省共有4个地市6家单位提交申报材料,同时,2012年已命名的第一批5家和2018年已命名的9家省级示范区提交复审资料。2023年7月4—7日,省卫生健康委组织慢病防控相关领域专家对申报/复审材料进行评审。根据材料评审结果,以及各地慢性病防控工作开展情况,2023年12月25—29日,由省卫健委抽调相关专家组成五个现场调研组完成现场调研工作。我省第四批国家级示范区郑州市新郑市、中牟县,洛阳市西工区和济源示范区按照要求提交复审资料,7月31日至8月3日,国家调研组对其示范区建设工作进行了复审调研,4个县(市、区)均继续确认为国家慢性病综合防控示范区。所有示范区完成2022年度动态管理报表填报工作。

(供稿:韩冰、冯石献)

三、中国慢性病前瞻性研究(CKB)项目

辉县市为全省唯一的一个CKB项目县(农村点),为加强项目管理,保证长期随访监测工作质量,2023年河南省项目办每个季度定期对辉县项目办进行督导检查,在项目全体工作人员的共同努力下,辉县市项目点荣获2023年度"最佳项目管理奖"。2023年各项工作完成情况如下。

(1)常规监测。完成CKB项目调查对象日常慢性病发病及死亡事件的筛查、登记、扫描及上报工作,全年报告项目对象慢性病发病2227例,2004年10月至2023年12月

累计报告调查对象发病24 886例,1—12月份发病率4.2%(发病报告/上年度存活调查对象数52 883人);1—12月份报告调查对象死亡1325例,2004年10月至2023年12月累计报告11 982例,1—12月份死亡率2.5%(死亡报告/上年度存活调查对象数52 883人),累计总死亡率18.9%。

(2)医保数据收集。完成2022年下半年城乡居民医保及职工医保住院事件、诊疗明细收集。

(3)病案首页数据收集。2012年至2023年7月辉县市病案首页数据,共匹配到项目人员住院病案首页67 102条,其中西医病案首页信息53 141条,中医病案首页信息13 961条,包含辉县市人民医院、辉县市中医院、新乡市中心医院等河南省内二百多家医院。

(4)参保信息匹配。2023年度项目下发研究对象匹配名单共计63 365人,最终匹配城乡居民参保48 763人,城乡居民医保停保212人,职工医保参保1727人,停保58人。

(5)病例复核工作。国家项目办2023年度下发3191例项目对象的中风、心脏病、肿瘤及肾脏病住院事件,共包含7个市直医院、12个乡镇卫生院、75家区域外医疗机构,共计2851人次,3191个住院事件,其中本次病例复核工作另下发区域外医院住院病历1029例。最终完成复核的辖区内医院1733人,辖区外医院523人,总未完成复核的项目对象为595例,复核完成率为79.1%。

(6)年度调查。本次年度调查下发调查对象名单2959人,共收集住院事件90例,更新调查对象个人信息46人,未查清59人(其中联系不上11人,失访43人,查无此人4人)。

(供稿:闫雅丽、田惠子、冯石献)

四、河南省淮河流域癌症综合防治

2023年,全省淮河流域癌症综合防治工作继续按照国家项目组的要求,全省各个项目县区继续进行死因监测、出生及出生缺陷监测、饮用水监测、肿瘤随访登记等常规工作并上报数据,监测质量逐年提升。

根据国家财政重大项目——癌症综合防控与应用推广项目计划,依托前期工作基础,2023年继续在扶沟县、沈丘县、西平县、罗山县4个项目县和流域内项城市、郸城县、祥符区、郏县共4个对照县(市、区)开展胃癌及其危险因素现场调查,并作为2022—2023年重点工作。每个县(区)各抽取4000名调查对象进行问卷调查和体格检查,并从中抽取2000名调查对象进行幽门螺杆菌检测。2023年,除郸城县外,其余各县区均已完成现场调查任务。全省抽取的16 004人C13呼气试验,HP阳性检出率为46.04%。

(供稿:田惠子、闫雅丽)

五、死因监测

全省死因监测工作按照《河南省死因登记信息网络报告规范(试行)》统一规范报告管理并已开展多年。死因监测工作已覆盖全省所有县区,数据完整性高,质量可靠。结合2023年全省死因监测工作计划,继续在全省范围内开展此项工作。截至2023年12月31日,全省医疗机构、死因监测点和淮河流域项目县通过人口死亡信息登记管理系统报告(按照户籍地址、死亡日期,已终审)的死亡个案704 821例,报告死亡率6.12‰。其中,死因监测点和淮河流域项目县报告死亡个案191 259例,占全部死亡病例的27.13%。在报告质量方面,全省死亡个案报告及时性为91.83%,审核率为99.92%,身份证填写完整率为99.88%,死因编码不明比例为3.61%,均达到国家质量要求。2023年,全省在死因监测点、淮河流域项目县和慢性病综合监测点开展死因监测漏报调查工作,并对死因监测相关工作人员开展专业技术知识培训;对《人口死亡信息登记管理系统》报告个案的死亡原因、死因链及ICD编码进行省、市、县级逐级审核,并对发现的问题及时核实订正;形成审核、查重、根本死因判定等完整的质量控制措施。对省辖市和监测县区报告数据进行定期统计分析和反馈(以季度分析报告形式);根据报告情况有重点地开展现场技术指导工作。省辖市和部分县区已产出其分析报告和健康中原行动相关的健康指标,为政府的决策提供有力的支撑。

(供稿:李少芳、邢天放)

六、心脑血管事件监测

全省心脑血管事件监测工作按照《河南省卫生计生委 河南省中医管理局关于印发〈河南省心脑血管事件报告技术方案(试行)〉的通知》(豫卫疾控〔2016〕35号)、《关于印发中国居民慢性病与营养监测工作方案的通知》(国卫办疾控函〔2020〕)规范报告管理。截至2023年12月31日,全省各机构通过河南省慢性病监测信息管理系统报告心脑血管事件个案1 177 381例,心脑血管事件报告发病率超过600/10万。其中23个国家监测点共报告心脑血管事件个案194 552例,占全省报告卡的16.53%。心脑血管事件监测工作已覆盖全省所有县区,年报告发病数趋于稳定,进入质量提升关键阶段。为加强全省心脑血管事件报告及质量控制工作,中心印发《2023年河南省心脑血管事件监测数据质量复核方案》,在全省23个国家级心脑血管事件监测点和40个慢性病综合监测点开展心脑血管事件监测数据质量复核工作。

为进一步了解和推动全省心脑血管事件监测工作,2023年3月16—18日,国家心血管病中心—中国居民心脑血管事件监测项目组郑聪毅、顾润清、朱梦楠三人协同青海省疾控中心慢病所周敏茹所长、河北省疾控中心慢病所史卫卫博士共赴国家监测点荥阳市进行现场调研,省卫健委疾控处黄华副处长、中心慢病所康锴副所长一行陪同调研。为保障全省心脑血管事件监测工作高质量开展,2023年10月11—13日在郑州市举办2023年全省慢性病综合监测培训班,并积极组织全省心脑血管事件监测骨干参加各类全国心脑血管疾病发病监测工作培训会。

(供稿:潘盼、杨文杰)

七、慢性阻塞性肺疾病病例监测

2023年全省共报告慢阻肺病例156 310例。按照省卫生健康委《关于印发河南省2023年省级财政慢性病防治项目实施方案的通知》(豫卫疾控函〔2023〕26号)的要求,逐步在全省开展慢阻肺登记报告工作。为及时掌握全省慢病综合监测工作的开展情况,2023年4月3—4日,慢病所专家赴省慢性病综合监测点商丘市永城市进行现场调研和技术指导。2023年10月11—13日在郑州市举办全省慢性病综合监测培训班。

(供稿:秦露伟、杨文杰)

八、伤害防制

根据《卫生部办公厅关于开展全国伤害监测工作的通知》《全国伤害监测系统调整方案》《全国伤害监测项目工作方案》等相关要求,结合年初工作计划,在各级领导的关心支持下,2023年伤害监测工作继续稳步推进。伤害监测和儿童伤害监测数据收集工作在10家哨点医院采用分季度、分年度上报的方式进行。全年全省3个国家级伤害监测点通过"伤害监测管理信息平台"报告伤害事件48 012例,其中洛阳市报告26 129例,临颍县上报11 172例,通许县上报10 711例,分别占报告总数的54.42%、23.27%和22.31%。从第四季度开始,河南省儿童医院启动儿童伤害监测报卡工作,截至2023年12月31日,共报告儿童伤害事件35例。慢病所于2月8—9日和14—15日分别对漯河市、开封市和洛阳市的国家级伤害监测点的伤害监测工作进行现场技术指导,并对指导过程中发现的问题及时提出整改意见。在按计划开展2023年伤害监测工作的基础上,完成对2022年度伤害监测数据的催报、核实、订正、整理和分析,产出2022年全省伤害监测数据分析报告。

2023年,在前期制定《河南省疾控中心关于印发2022年居民伤害流行状况调查工作方案的通知》的基础上,持续推动首次开展的全省居民伤害流行状况调查工作,在5月份通过伦理审查工作后,制定《河南省居民伤害流行状况调查工作手册》,建设并完善用于抽样的"河南省伤害流行状况信息收集与管理平台"和PAD端问卷信息收集系统"河南省伤害流行状况调查（2022）"，分别在一个城市点解放区和一个农村点尉氏县开展预实验，通过预实验现场发现的问题不断调整完善调查问卷。在郑州市成功召开14个项目点及所在市领导和业务骨干参加的全省伤害流行状况调查暨伤害监测培训班。为保证全省各个项目县伤害流行状况调查工作顺利开展，下发《河南省疾病预防控制中心关于开展全省伤害流行状况调查现场技术指导的函》，组织3个工作组开展现场技术指导，要求各监测点根据调查人员名单，通过村卫生室、卫生院、辖区医院急门诊信息、医保信息等多途径补充可能遗漏的伤害事件，确保调查结果的准确性。2023年全省所有项目点现场调查工作顺利完成，共调查3.9万人，调查人数、年龄和性别比例等均符合方案要求。通过本次居民伤害流行状况调查，获得全省伤害发生的基线情况，为下一步确定全省伤害防制优先领域提供了基础数据和科学依据。同时，也提升项目工作人员的专业技术能力，提高了居民对伤害的认识和重视，为后续伤害干预工作的顺利开展奠定基础。

（供稿：王炳源、柏汉章）

九、2023年河南省全民健康生活方式

全民健康生活方式行动（以下简称"行动"）是由原国家卫生和计划生育委员会疾控局、全国爱国卫生运动委员会办公室和中国疾病预防控制中心2007年共同发起的传播健康知识和促进居民健康行为形成的品牌项目。2023年是行动启动的第15年。

2023年，省行动办积极开展项目现场调研、技术指导。4月10—12日赴林州市黄华镇止方村、庙荒村开展健康社区、健康步道等健康支持性环境建设及维护情况的实地调研，并对健康生活方式宣传、活动策划，因地制宜提出意见和建议。为帮助群众树立正确的健康理念，提升健康素养，养成健康的生活方式，做老百姓健康的守门人，省行动办与"健康中原行·大医献爱心"乡村振兴志愿服务专项行动深度结合，积极组织专家参与健康宣传活动，5月24—25日，省行动办赴洛阳市洛宁县参加专项行动，开展科普宣传。同时，省行动办利用全民营养周、老年健康宣传周、全国肿瘤防治宣传周、国际癫痫关爱日、全民健康生活方式行动月、全国高血压防治日、世界糖尿病防治日等活动，与省内多个医疗机构、政府机构、专业技术部门等开展宣传活动。

根据《中国疾病预防控制中心关于开展全民健康生活方式行动十五年总结工作的通知》，省行动办将全省各地全民健康生活方式行动特色做法、典型案例及影像照片等资料进行梳理、总结后，完成全省全民健康生活方式行动十五年工作总结。

截至2023年年底，全省培养健康生活方式指导员26 412名，新建健康支持性环境3876个。开展"三减三健"专项行动36个县区，开展减盐专项活动1513次，开展减油

专项活动 1400 次,开展减糖专项活动 1337 次,开展健康口腔专项活动 1263 次,开展健康骨骼专项活动 1290 次,开展健康体重专项活动 1426 次。系统信息上报 15 401 条,审核率为 99.42%。

(供稿:范雷、高焱)

十、2023 年河南省中-盖项目(二期)

中-盖农村基本卫生保健项目二期是在一期实践经验基础上,将在聚焦突破重点和难点的情况下,推动模型的全面实施,从而打通从政策到落地的"最后一公里"制约,发挥整合的基本卫生保健体系效力。

2023 年 4 月二期项目正式启动后,省项目办制定项目二期河南省实施方案,审核、修改项目县实施方案。制定项目二期 2023 年度工作计划及采购计划,审核项目县 2023 年度工作计划及采购计划。与国家项目办签订项目二期河南省子协议。完成项目二期河南省和项目县预拨经费的拨付工作。完成项目二期全省 2023 年度工作进展报告,审核、修改项目县 2023 年度工作进展报告。

为深入了解全省项目县重点疾病人群健康管理的实施成效、协助项目县推进落实项目二期工作、及时发现和解决存在的问题并提供针对性的技术支持,省项目办先后开展四次现场调研和技术指导、提交调研报告,并将调研结果反馈、敦促整改。为推进中-盖项目二期重点疾病人群健康管理高质量落地实施,提高重点疾病健康管理及适宜技术水平,2023 年 12 月 4—9 日,省项目办成功举办"中-盖项目重点疾病健康管理及适宜技术培训班"。2023 年 10 月 20—23 日,组织项目县赴武汉参加"医保、医疗、医药协同发展和治理学术论坛"进行学习交流。

(供稿:高焱、范雷)

十一、2023 年河南省心血管病高危人群早期筛查与综合干预

"心血管病高危人群早期筛查与综合干预项目"试点专项是财政部、原国家卫生和计划生育委员会 2014 年批准在中央财政转移支付地方卫生计生项目中设置,2015 年新增 12 个省、市、自治区和新疆生产建设兵团。按照国家要求,在保证项目的可行性和项目数据的科学性、代表性基础上,全省最终确定 18 个项目点,其中 6 个城市点、12 个农村点,分别为郑州市中牟县、洛阳市西工区、平顶山市舞钢市、鹤壁市淇县、新乡市获嘉县、濮阳市华龙区、三门峡市湖滨区、南阳市方城县、安阳市内黄县、商丘市梁园区、焦作市山阳区、周口市淮阳县、漯河市召陵区、驻马店市确山县、开封市通许县、许昌市襄城县、郑州市巩义市及平顶山市汝州市。

2023年全省心血管病高危人群早期筛查与综合干预项目工作各项指标完成情况如下:

①初筛及高危检出指标完成情况:初(复)筛完成29 646人,初(复)筛调查完成率185%;检出高危人数13 556人,高危检出率45%;完成高危干预人数12 158人,高危干预完成率238%;②短期随访完成人数12 005人,完成率235%;③长期随访完成人数31 430人,长期随访完成率97%(以上数据含补充既往任务量)。

高危人群筛查及干预工作成绩显著。在各县区工作人员的共同努力下,2023年度全省项目工作成绩突出,获得多项表彰,中心荣获2021及2022年度"先进省级项目办",淮阳区、中牟县、华龙区及方城县疾控中心荣获2021年度"先进单位",湖滨区荣获2022年度"先进项目点",内黄县疾控中心荣获2022年度"先进单位",淇县疾控中心李艳辉及山阳区疾控中心张晓分别荣获2021及2022年度"先进个人"。

(供稿:张寒雪、咸敏杰)

十二、2023年定制化干预研究项目

基于定制化健康管理的心血管病高危人群干预策略的有效性评价研究:一项整群随机对照试验,是由国家心血管病中心中国医学科学院阜外医院发起的;一项覆盖全国多省市地区、在心血管病高危对象中开展的心血管病防控研究。定制化干预研究以家庭医生(农村地区为村医)作为工作主要着力点,结合智能手机和手环等新兴移动技术,建立一套基于定制化健康管理的心血管病高危人群干预策略和工具,并在心血管病高危人群中开展整群随机对照试验。按照国家项目办要求,全国共选取13个项目县,其中河南省占6个,分别是郑州市中牟县、鹤壁市淇县、平顶山市舞钢市、安阳市内黄县、驻马店市确山县及南阳市方城县。

2023年全省定制化干预研究项目工作完成情况:全省6个项目点共入选合格2155人,基线调查完成2144人,3个月随访调查完成2116人,完成率99%;6个月随访调查完成2120人,完成率99%;9个月随访调查完成2119人,完成率99%。

(供稿:张寒雪、范雷)

十三、2023年河南省农村癫痫防治管理

自2005年起,河南省加入"中国农村地区癫痫防治管理项目",共有21个县纳入该项目管理,其中12个县已按照国家统一要求退出。截至2023年12月31日,项目在全省开展以来,总体进展情况良好。全省10个项目县区覆盖农业人口773.89万人,各项目县完成筛查惊厥型癫痫患者的任务量(项目县总人口数的2/1000)和癫痫患者入组率要

求（总人口的1/1000）。累计筛查癫痫患者14 148例，比2022年增加8.85%，其中苯巴比妥入组7167例，丙戊酸钠入组2950例；联合用药450例。2023年，全年筛查3235例。2023年癫痫患者效果评估显示，服用苯巴比妥组88.55%显效，服用丙戊酸钠组84.63%显效，同时服苯巴比妥和丙戊酸钠治疗组80.50%显效。2023年6月28日，全省各项目点举办"国际癫痫日"宣传活动。按照中心党委有关要求，2023年6月28日，慢病所党支部于驻马店市上蔡县邵店镇庙王村开展我为群众办实事"6·28国际癫痫关爱日"健康扶贫活动。

2023年，圆满完成癫痫流行病学现场调查。本次调查涉及32个项目点共调查376 594人。现场调查确诊癫痫患者1454人，癫痫粗患病率为3.86‰。

（供稿：常亮、范雷）

十四、2023年全省健康老龄化水平调查

为了解全省老龄化形势及老年相关慢病的流行情况，2023年开展健康老龄化水平调查，全省共17个项目点纳入调查。现场调查内容包括问卷调查、身体测量（包括身高、体重、体成分、腰围、臀围、颈围、前臂围、上臂围、小腿围、大腿围、握力、血压、心率、血氧饱和度和用力肺活量）和实验室检测（包括血常规、血清肌酐、血清尿素氮、血尿酸、空腹血糖、餐后2小时血糖、总胆固醇水平、甘油三酯水平、低密度脂蛋白胆固醇、高密度脂蛋白胆固醇等指标）。2023年8月3—4日，赴洛宁开展预试验调查培训；9月7—8日，完成预试验调查；8—9月，省级和县区配合完成抽样工作。2023年9月12—14日，在郑州召开全省老龄化水平调查技术培训班。2023年10月11日，二七区作为首个项目点启动现场调查，随后各项目点陆续开展现场调查，省级项目组成员分组前往不同调查点进行技术指导。2023年，全省17个项目点均完成现场调查任务，共收集调查问卷9176份，体格检查9178份，血样标本9174份。

（供稿人：李卉、杨淑显、范雷）

十五、2023年老年健康素养调查

根据《国家统计局关于批准执行中国居民及重点人群健康素养监测统计调查制度的函》《国家卫生健康委关于印发中国居民及重点人群健康素养监测统计调查制度的通知》《国家卫生健康委老龄健康司关于开展2023年中国老年人健康素养调查的通知》要求，为确保老年人健康素养调查和老年健康素养促进工作顺利实施，中国疾控中心慢病中心于2023年9月25—27日在鄂尔多斯市举办健康老龄化能力建设培训班，省级及3个调查市项目负责人参加线下培训会、4个调查县区项目负责人及相关工作人员参加

线上培训会。10—11月,省级和县区配合完成800名老年人的抽样工作。2023年11月20—21日,国家项目组赴周口市淮阳区进行现场技术指导,提出现场调查过程中存在的问题并给出改进意见和建议。2023年,全省4个县区共完成800名老年人的问卷调查,完成率为100%。省级完成平台推送的问卷录音共163份,质控率为20.4%。

(供稿人:李卉、杨淑显、范雷)

十六、2023年全省成人慢性病及危险因素监测

根据《国家卫生健康委办公厅关于印发中国居民慢性病与营养监测工作方案的通知》(国卫办疾控函〔2020〕609号)和《河南省卫生健康委关于印发2023年河南省疾病预防控制工作要点的通知》(豫卫疾控〔2023〕1号)的有关要求,2023年在14个国家级监测点的基础上,扩充10个省级监测点,覆盖全省18个省辖市,首次在全省范围内开展居民慢性病及危险因素监测工作,其中14个国家级监测点还需完成对2018年调查对象的重复调查工作。现场调查内容包括:问卷调查、身体测量(身高、体重、腰围、血压和握力)、实验室检测。2023年6月国家项目组启动国家级培训后,7月25—28日,对18个省辖市24个监测点的200余名业务技术骨干进行省级培训;8—9月,省级完成全省慢性病实验室检测服务招标,并完成24个监测点的抽样和物资准备工作。三门峡市灵宝市于2023年10月11日率先启动现场调查工作,经过各个监测点的共同努力,历经两个多月的时间结束全部现场调查工作,并在12月完成首轮的数据核查工作。全省24个监测点共完成14 949人的调查,完成全部调查内容的人数为14 639人,完成率为101.7%;第一轮重复调查工作中,14个国家级监测点在完成对2018年调查对象的摸底、逝者问卷填写、死因监测和心脑血管时间报告系统对接等工作的同时,完成1785人的重复现场调查工作,完成率为104.5%。

(供稿:高莉、冯石献)

第八节　健康促进与教育

2023年健康促进与教育工作以持续提高全省居民健康素养水平为目标,抓好健康教育重点任务和品牌项目,积极开展全省培训、指导和督导,深化"两建三融四行动"工作格局,不断推进全省健康教育高质量发展。

一、健康支持性环境建设

持续推进和规范健康县区、健康促进医院建设。印发《河南省健康县健康乡村健康细胞等建设评估管理暂行办法及相关评估细则》《河南省健康县（区）建设评估方案》等规范性文件。全省已建成健康县区25个，其中国家级10个，省级15个。2023年新完成平顶山市宝丰县、焦作市孟州市、许昌市鄢陵县等11个县区的评估。全年共有32家医院申报创建健康促进医院，及时组织专家开展现场指导和业务培训，并向国家卫生健康委报送10个"健康促进医院创建优秀案例"。

（供稿：王卫峰、杨俊伟）

二、"健康中原行·大医献爱心"活动与健康促进"321"

2023年，省级"健康中原行·大医献爱心"乡村振兴志愿服务活动共开展9场活动，修改完善11个标准课件。累计开展健康科普讲座和巡讲3729场，覆盖136个乡镇，直接受益群众达到200万余人，同时培训38 661名乡村医生，为基层留下了带不走的专家队伍。

组织动员全省累计完成健康巡讲37 175场；分别培训基层骨干、家庭明白人和校医22万余人、1300万余人和1.7万余人；创建健康促进学校近1.5万所；发放健康科普材料2000余万份、科普信息110余万条、更新宣传栏（墙）20余万期。

（供稿：王翠侠、闫歌）

三、健康科普能力大赛

2023年，首次探索开展分主题5个专场健康科普能力决赛，圆满举办第五届健康科普能力大赛和星光盛典，在线传播量累计超过5000万次。以赛代练，以赛促学，推动全省各级医疗卫生机构培养和锻炼一大批科普人才，全面提升科普能力，产出一大批优秀科普作品。在2023年全国新时代健康科普作品征集大赛中，我省推荐的16部作品入围决赛，位居全国前列。

（供稿：张强、彭尧、张进）

四、健康科普传播矩阵建设

全省健康科普月度传播和评价规范开展，全年策划65个科普主题，8个应急主题，产出作品352个,通过融媒体平台实现"一键发布",省、市、县、乡、村五级传播,传播量超过700万次。

推动全人群健康素养提升,开展重点疾病重点人群健康科普。完成全省妇女人群健康素养项目,建立疾控与妇幼健康教育共商、共建、共促的发展新机制;积极推动青少年健康科普创作与传播,以青少年健康为主题制作创作系列图书、系列海报、科普宣传片等科普产品。

深化媒体协作,打造特色品牌,传递健康声音,中心自有特色健康传播栏目质量得到持续提升,《健康半月谈》《健康生活秀》《科普专家话健康》等,累计完成近100期,总浏览量达到5600万人次。

(供稿:张强、彭尧、刘仲珂、张进)

五、健康教育与促进管理平台

完成河南省健康教育融媒体平台功能升级,专家库现有各级科普专家共计8531人,资源库共有资源7193个,全省入驻平台健康教育机构352家,医院715家,媒体24家。我省的融媒体平台经验得到中国健康教育中心的肯定,3次在全国会议上做经验介绍,并入选第十六届中国健康教育与健康促进大会健康素养促进实践优秀案例。

(供稿:张强、张进)

六、烟草控制

组织开展第36个"世界无烟日",发布2021年青少年烟草流行监测结果,其中,全省中学生现有吸烟率为4.57%,低于全国平均水平;组织开展全省青少年控烟优秀作品征集活动;积极开展2023年全省青少年烟草流行监测;主动承接中国疾控中心社区戒烟项目,加强干预研究。

(供稿:王卫峰、乔豆)

七、居民健康素养监测

2023年5月完成全省监测点技术培训,7月印发全省监测方案,持续开展监测点技术指导,10月完成现场调查,12月份完成质控复核、数据录入分析和报告撰写工作。2023年全省居民健康素养水平达到30.33%,较2022年全省水平(29.37%)提升0.96个百分点,超出国家2022年水平(27.78%)。

(供稿:张玉林、王璐)

第九节　寄生虫病防治

一、黑热病监测与处置

2023年，全省累计报告黑热病病例52例，是2022年报告病例数的2倍，均为本地感染病例，感染地来源分别为林州市12例，新安县10例，巩义市和登封市各8例，荥阳市5例，新密市3例，孟津区2例，龙安区、偃师区、嵩县和禹州市各1例。病例中男性37名，女性15名，年龄范围为9个月到74岁。病例从发病到确诊最短时间为1天，中位数为21天，与2022年的15天相比，增加6天。所有病例均住院给予规范治疗并及时开展流调和疫情处置。采集人群血液样本831份，经快速诊断试剂rk39检测，其中6人快卡阳性，利什曼原虫抗体阳性率为0.72%，其余均为阴性。检测犬只1231只，rk39检测228只阳性，阳性率为18.52%。在疫点处置中共发放宣传资料2.38万份，消杀43.90万平方米，捕捉白蛉1444只，发放调查问卷5723份，培训人员4139人次。2023年在全省共设立24个黑热病监测点，采用人工捕蛉和灯诱捕蛉相结合的方式开展媒介白蛉监测，共捕捉白蛉10 957只，其中中华白蛉1756只，白蛉密度荥阳市最高，在6月中旬达到216.50只/灯·夜，祥符区、太康县、梁园区、商城县、泌阳县和范县未捕捉到白蛉。由于人工捕捉白蛉的人员、时间和场所的不固定性，季节消长不如灯诱捕蛉稳定，不能准确反映白蛉的季节消长情况。在监测点共检测犬只525只，其中鹤山区检出1条阳性犬，其余均为阴性。2023年6月19—21日，全省黑热病媒介白蛉滋生地调查、解剖和鉴定培训班在焦作市修武县举办。2023年6月份在郑州市、洛阳市、新乡市等9个省辖市开展医务人员、小学生和居民黑热病知信行问卷调查。共调查医务人员14 766人，黑热病等寄生虫病防治知识知晓率为69.48%；共调查小学生2773人，小学生黑热病防治知识知晓率为70.54%；共调查居民1577人，居民黑热病防治知识知晓率为64.87%。

（供稿：杨成运）

二、土源性线虫病监测及防治

2023年，中心在17个省辖市的17个土源性线虫病监测点累计调查17 615人，居民常见肠道线虫（钩、蛔、鞭、蛲）总感染率为0.51%，其中土源性线虫感染率为0.05%（8/17 615），未发现混合感染。各地市常见肠道线虫（钩、蛔、鞭、蛲）总感染率为0.00%—1.46%。透明胶纸肛拭法共检查3—9岁儿童2844人，阳性率为2.43%，其中

6岁儿童感染率最高。蛲虫为全省居民肠道线虫感染的主要虫种,所占构成比为91.11%(82/90)。在固定监测点淮阳县检测25份土壤样本,未检出钩蚴和蛔虫卵。对于监测中发现的感染者,给予药物驱虫建议,讲解感染途径和预防措施,防止再感染。2023年全省居民肠道线虫(钩、蛔、鞭、蛲)感染率为0.64%,与2015年1.31%的感染率相比下降61.54%,为实现"十四五"寄生虫病防治规划的目标打下了基础。5月15—19日在郑州举办土源性线虫病监测及检测技术师资培训班。7月10—13日、24—25日,对许昌市、鹤壁市、信阳市、南阳市疾控中心申报的市级土源性与食源性寄生虫病诊断实验室及栾川县疾控中心申请的县级土源性与食源性寄生虫病诊断实验室开展现场评审并通过考核。

(供稿:陈伟奇、蒋甜甜)

三、消除疟疾后监测

2023年,全省共完成发热病人血检56 358人次,发现并报告疟疾病例234例,是2022年同期病例数(59例)的3.97倍,较2019年的同期水平(228例)上升2.63%。感染类型以恶性疟(167例,71.37%)为主,还包括间日疟(30)、卵形疟(25)、三日疟(9)和混合感染(3)。男女比例为38∶1,年龄范围在22—64岁,75.21%为外出务工人员。病例分布遍及18个省辖市;报告数居全省前3位的地市分别为郑州、洛阳、安阳和濮阳,其合计占全省病例报告总数的65.38%。所有病例均由境外输入,其中94.87%来自非洲;死亡3例,均为输入性恶性疟病例。"1-3-7"完成率均为100%,上报率分别为100%(24小时内报告)、99.15%(3天内个案调查)和98.28%(7天内疫点调查与处置)。2023年全省5—10月份57个县(市、区)采取灯诱法共捕捉到中华按蚊4299只,潘氏按蚊17只,未发现嗜人按蚊。捕捉到库蚊32 759只,伊蚊1953只,其他蚊种5385只。16个县(市、区)作为省级监测点采取人诱法开展蚊种密度和季节消长监测,共捕捉到中华按蚊983只,未发现嗜人按蚊等其他按蚊。其中祥符区捕捉的最多为427只,浚县、修武县、卢氏县未捕捉到中华按蚊。按蚊密度祥符区最大,在7月上旬和8月下旬均达到5.27只/人·小时,其他县区一般都在1只/人·小时以下。在濮阳市濮阳县开展中华按蚊对两类四种常用杀虫剂的敏感性测定。中华按蚊对马拉硫磷的抗性水平为初步抗性(M),对溴氰菊酯、高效氟氯氰菊酯、残杀威的抗性水平均为抗性(R)。中心每月对疟疾疫情进行动态分析和风险评估。省卫健委组织开展"全国疟疾日"宣传活动,中心开展"三个一"系列宣传活动(一个现场宣传活动,一批科普文章/短视频,一系列专家访谈直播)。

(供稿:钱丹、贺志权)

四、实验室

2023 年,共收集 259 例疑似疟疾患者的 311 人份样本(存在 1 例病人多家医疗机构送样情况),网报病例样本收集率为 100%,镜检和 qPCR 复核率 100%。阳性符合率 90.7%,其中间日疟 38 人份,恶性疟 200 人份,三日疟 11 人份,卵形疟 29 人份,混合感染(恶性疟/卵形疟)4 人份,更正虫种 24 人份,排除 29 人份阴性样本。按照血检任务的 1% 对全省各县的阴性血片进行抽检复核,共抽检 696 张血片,血片制片、染色合格 692 张,合格率为 99.43%,696 张血片的复核结果均为阴性,结果符合率 100%。举办全省寄生虫病实验室检测技能及质量控制培训班,共计 47 人参加;举办国家疟疾镜检能力外部评估培训班,邀请国家专家对全省 12 名疟疾镜检专家进行评估,5 人获国家 A 级,6 人获国家 B 级,1 人获国家 C 级。继续推进全省疟疾诊断实验室网络建设,完成南阳市、驻马店市、商丘市、鹤壁市、濮阳市及开封市 6 个地市的疟疾诊断实验室考核验收工作。截至 2023 年,全省已经有 14 个地市成立市级疟疾诊断实验室,全省疟疾诊断实验室网络初步形成。以优秀的成绩完成国家对我省的疟疾核酸盲样考核评估工作,同时对已建的 8 个市级疟疾诊断实验室开展了疟原虫镜检及核酸检测的实验室质控考核工作,均成绩优异。对 2023 年全省 172 例输入性的恶性疟病例进行 5 个相关抗性基因的监测工作。2023 年共收到 45 例疑似黑热病病例的 51 人份样本,复核率 100%,经复核 32 份为阳性,排除 19 份阴性样本。

(供稿:李素华、纪鹏慧)

五、食源性寄生虫病及蛲虫病监测

2023 年 7—11 月,分别在漯河市、南阳市、信阳市、郑州市和周口市开展水产品中食源性寄生虫病监测工作,共采集水产品 1057 份,检出鱼类阳性 42 条,蛙类阳性 4 只,总阳性率为 4.35%。检测鱼类共 869 条,检出寄生虫囊蚴感染 42 条,阳性率 4.83%,但均非肝吸虫囊蚴。野生蛙类裂头蚴总感染率为 3.88%(4/103),市售养殖牛蛙裂头蚴感染为 0(0/85)。2023 年 5—6 月完成焦作市(17 所)、濮阳市(9 所)和许昌市(10 所)幼托机构儿童蛲虫病防治工作,累计调查 1911 名儿童,其中男童 1001 人,女童 910 人。焦作市、濮阳市和许昌市幼托机构儿童蛲虫感染率分别为 2.95%(17/576)、7.81%(55/704)和 5.55%(35/631),平均感染率 5.60%(107/1911)。初步评估结果显示,经过 3 年的现场干预,采取"药物驱治+健康教育综合干预"策略的许昌防治试点幼托机构蛲虫总感染率较 2020 年基线下降 65.10%,其中对照组下降 56.13%,干预组下降 71.16%;采取单纯健康教育干预的焦作防治试点幼托机构蛲虫总感染率较基线下降 32.02%,其中对照组上升63.63%，干预组下降72.48%；采取单纯药物驱虫策略的濮阳试点幼托机构蛲虫感染率较基线下降34.97%，其中对照组下降30.13%，干预组下降38.61%，干预组与对照组差异不大。防治前后3个防治试点干预组感染率差异均有统计学意义（χ^2=7.80、4.63、27.39，$P<0.05$）。3个儿童蛲虫病防治试点经过不同的防治措施，干预组和大部分对照组家长蛲虫病防治知识知晓率均有一定程度提高，干预组知晓率提高程度明显高于对照组；干预组和对照组儿童饭前便后经常洗手的良好行为率也有不同程度的提高，干预组良好行为率提高程度明显大于对照组。此外单纯查治试点干预组对蛲虫病最明显临床症状的知晓率及饭前经常洗手的良好行为率在干预前后的提高幅度明显小于健康教育干预组和综合措施干预组。

（供稿：陈伟奇、张雅兰）

六、棘球蚴病（包虫病）等其他网报寄生虫病

根据《中华人民共和国传染病防治法》，血吸虫病是乙类传染病，包虫病和丝虫病是丙类传染病。2023年共收到包虫病网报病例13例，是2022年的3.25倍。其中男性7例，女性6例；患者年龄最小为6岁，最大为54岁，中位数43岁。经流行病学调查，其中9例为新疆输入病例，分别来自台前县2例、太康县2例、襄城县、沈丘县、宁陵县、上蔡县、巩义市各1例；4例无明确流行病学史，分别来自鹤壁浚县、郑州金水区、焦作沁阳市和一体化示范区。2018—2021年网报包虫病病例数分析显示，全省网报包虫病病例基本维持在20例左右，2022年病例数明显减少，可能与疫情期间就诊减少有关，不排除存在病例漏报情况，随着外出务工及就诊人员增多，2023年病例数有所回升。病例主要集中在周口、南阳、商丘和驻马店，与这些地区到新疆等流行区打工人数较多有关。2023年共接到3起丝虫病网报病例应急预警信息，经逐级核实，上报病例均属误填、误报，并于24小时内从网报系统删除。此外，2023年共收到3例网报血吸虫病病例，经核实，均不符合血吸虫病诊断标准，报告单位已删除报告卡。

（供稿：张雅兰）

七、寄生虫病学科建设及科研进展

2023年，寄生虫病预防控制所共参加线上及线下的国家级会议及培训21次，累计参会43人次；举办省级培训班8次，累计648人次参加。积极参与疟疾防控的对外合作事项，稳步推进中赞疟疾防控项目的前期工作，周瑞敏于2023年3—4月赴坦桑尼亚参与中坦疟疾防控合作项目，将河南省经验应用到中赞、中坦疟疾防控合作中。2023年寄生虫病预防控制所在研科研项目10余项，包含寄生虫病的流行、病原检测、抗药性研究、

基因组研究、媒介及其抗药性研究等方面。2023年寄生虫病预防控制所获批河南省科技攻关项、河南省医学科技攻关计划联合共建项目各1项,标准制修订项目2项,共发表文章15篇,其中SCI论文2篇,核心期刊8篇,获得河南省科技奖三等奖1项。

(供稿:周瑞敏)

八、寄生虫病健康促进

2023年4月26日是第16个"全国疟疾日",按照《关于开展2023年全国疟疾日宣传活动的通知》(国疾控综卫免函〔2023〕77号)要求,以"谨防输入性疟疾,持续巩固消除成果"为主题,发表2篇科普文章,录制2场专家直播访谈,撰写多篇公众号文章、制作专题宣传视频在河南疾控健康半月谈微信视频号、大河网微信、微博视频号等多平台宣传播放。4月26日,省卫健委、省疾控中心联合郑州海关等多部门在河南国际旅行卫生保健中心举办现场疟疾宣传活动。据不完全统计,4月26日前后全省共设立咨询台626个,出动宣传车68辆,悬挂横幅1196条、疟疾防治知识宣传展板1539块,接待咨询群众105 750人,发放宣传单、宣传折页、防治知识购物袋等宣传材料共291 723份,科普宣传视频21条,报纸、微信公众号等123篇,疟防知识培训4276人,受教育的群众达数百万人。除疟疾4.26宣传外,针对儿童蛲虫宣传设计制作了适合幼托机构儿童的儿童蛲虫宣传T恤、多色笔、小风扇等宣传品3500余件,并继续在许昌市和焦作市防治试点开展幼托机构儿童蛲虫病宣传干预工作,受益人群达1万余人次。自主设计创作的动画短视频《豆豆历险记系列之黑热病防控篇》通过"河南疾控"微信视频号等具有影响力的平台发布后被大量点击、点赞和转载,被人民日报客户端转载,同时被省内外大量的医疗机构转载进一步扩大了健康教育宣传覆盖面;在疫情调查与处置、培训现场播放数百次,通过线上、线下多种形式的推广,扩大健康教育效果。另外,参加省卫健委组织的河南省科技馆科普日宣传活动,通过现场展示寄生虫大体标本,用显微镜现场观察寄生虫虫卵,鼓励孩子们通过观察手绘寄生虫,极大地触发小朋友对寄生虫病相关知识的兴趣。

(供稿:邓艳)

第十节　地方病防治

一、地方病防控规范化县建设

依照《河南省地方病防控规范化县建设标准》要求,对2023年推荐上报的20个创建单位和5个待复核单位进行现场评审,22个创建单位和5个复核单位考核均达标。在2020年、2021年、2022年、2023年分别开展四次评审活动,共产生79个规范化建设县,占全省县级数量的50%。

（供稿：郭巧云、李小烽）

二、碘缺乏病监测

2023年,全省152个县(市、区)开展了碘缺乏病监测工作,县级监测覆盖率100%。共监测儿童家中食用盐31 069份,盐碘中位数为25.7 mg/kg,碘盐覆盖率95.1%,合格碘盐覆盖率87.7%。共监测儿童尿样数据31 072份,尿碘中位数为225.7 μg/L。共测量13 193名儿童甲状腺体积,儿童甲状腺肿大率为1.2%,儿童甲状腺结节检出率为5.7%。共监测孕妇家中食用盐14 847份,盐碘中位数为25.6 mg/kg,碘盐覆盖率95.7%,合格碘盐食用率87.0%。共监测孕妇尿样数据14 951份,全省孕妇尿碘中位数为188.1 μg/L。共检测4668名孕妇甲状腺结节,孕妇甲状腺结节检出率为16.8%。共监测成人尿样数据8379份,全省成人尿碘中位数为159.0 μg/L。共检测5254名成人甲状腺结节,成人甲状腺结节检出率为25.4%。现有克汀病73人,管理率100%,随访率100%。现有Ⅱ度甲状腺肿大1684人,管理率100%,随访率98.6%。

（供稿：杨金）

三、水源性高碘地区监测

2023年,全省的41个县(市、区)开展水源性高碘地区监测工作,县级监测覆盖率100%。共调查215个行政村水碘含量,水碘中位数为120.0 μg/L。共监测儿童家中食用盐样7413份,未加碘食盐率71.9%。共上报7413份儿童尿碘数据,全省儿童尿碘中位数为314.0 μg/L。共测量7328名儿童甲状腺体积(B超法),甲状腺肿大率为1.6%；共进行7413名儿童的甲状腺结节筛查,儿童甲状腺结节检出率为7.6%。共监测孕妇家中食用盐 2160 份,未加碘食盐率 73.9%。共上报 2160 份孕妇尿碘数据,全省孕妇尿碘中位数为 242.1 μg/L。共进行 2160 名孕妇甲状腺结节筛查,孕妇甲状腺结节检出率为 11.9%。共监测 3685 份成人尿碘数据,全省成人尿碘中位数为 265.1 μg/L。共完成 3685 名成人甲状腺结节筛查,成人甲状腺结节检出率为 17.7%。

(供稿:衡婧雅)

四、适碘地区监测

2023 年,全省共 62 个县(市、区)开展适碘地区监测工作,县级监测覆盖率 100%。共监测儿童家中食用盐 12 522 份,盐碘中位数为 24.9 mg/kg,碘盐覆盖率 79.8%,合格碘盐覆盖率 73.2%。共监测儿童尿样数据 12 522 份,全省儿童尿碘中位数为 251.0 μg/L。共测量 12 519 名儿童甲状腺体积(B 超法),儿童甲状腺肿大率为 1.2%,儿童甲状腺结节检出率为 6.5%。共监测孕妇家中食用盐 4130 份,盐碘中位数为 24.5 mg/kg,碘盐覆盖率 76.2%,合格碘盐食用率 70.7%。共监测孕妇尿样数据 4129 份,全省孕妇尿碘中位数为 204.8 μg/L。共完成 3800 名孕妇的甲状腺结节筛查,孕妇甲状腺结节检出率为 10.1%。共监测成人尿样数据 6330 份,全省成人尿碘中位数为 221.8 μg/L。共完成 5812 名成人的甲状腺结节筛查,成人甲状腺结节检出率为 19.0%。

(供稿:王改莉)

五、居民健康与碘营养监测

2023 年,全省共 10 个县(市、区)开展全省居民与健康碘营养监测工作。共监测膳食户食用盐 1926 份,盐碘中位数 25.5 mg/kg,碘盐覆盖率 89.8%,合格碘盐覆盖率 80.6%。共监测儿童尿样数据 1250 份,儿童尿碘中位数 204.2 μg/L。共测量 1248 名儿童甲状腺体积,甲状腺肿大率为 3.7%。共监测孕妇尿样数据 445 份,尿碘中位数为 180.5 μg/L。对 445 名孕妇开展甲状腺结节筛查,孕妇甲状腺结节检出率 21.1%。共监测 445 名孕妇甲功,孕妇临床甲减率 0.5%、亚临床甲减率 6.1%、临床甲亢率 1.8%、亚临床甲亢率 1.1%。共监测乳母尿样数据 544 份,乳母尿碘中位数 169.8 μg/L。对 524 名乳母开展甲状腺结节筛查,乳母甲状腺结节检出率 16.2%。共监测 539 份乳母甲功,乳母临床甲减率 1.7%、亚临床甲减率 9.3%,临床甲亢率 0.9%,亚临床甲亢率 1.3%。

(供稿:衡婧雅)

六、饮水型氟中毒监测

全省17个省辖市121个县开展饮水型地方性氟中毒监测，县级自评显示有103个县达到控制标准，达标率85.12%。病区行政村共有11 600个，落实降氟改水措施的11 584个，改水率为99.86%，人口受益率为72.89%。病区村中综合评估达到控制标准的有10 440个，达标率90.00%。

病区行政村共有改水工程3337个，正常运转3276个，占98.17%。检测水氟合格的工程3205个，合格率96.04%。由于水源地水氟含量超标的，有444处工程装有除氟设施；水源水为南水北调或引江济淮水的改水工程有226处。所有病区村水氟含量达标的有10 676个，达标率92.03%。

现场调查8—12岁儿童54.17万，患有氟斑牙3.61万，检出率6.66%，儿童氟斑牙流行指数为0.17，全省氟中毒流行强度属于阴性。尚有392个病区行政村儿童氟斑牙检出率大于30%。

在商丘、焦作、许昌、濮阳4市7县开展氟骨症患者筛查，筛查出确诊病人321人。累计氟骨症患者486人，建档立卡并进行随访管理384人，开展患者治疗105人，随访543人次。

（供稿：原春生）

七、燃煤污染型地方性氟中毒监测

在洛阳市的偃师区、孟津区和新安县3县（区）18个乡的83个病区村开展监测。入户调查2493户居民，改良炉灶质量合格2493户，合格率100%。居民户中玉米、辣椒的正确干燥率、正确保管率、正确淘洗率均为100%。8—12岁儿童3450人氟斑牙检查，检出率4.09%。成人氟骨症检查1680人，未发现临床症状和体征阳性患者；选100名成人检测尿氟，全部正常。

（供稿：马嘉俊）

八、饮水型砷中毒监测

监测6个县13个乡（镇）25个行政村，25个高砷村已全部完成改水，改水工程共18个，覆盖人口数151.78万人。所有病区村改水工程全部正常运转，水砷含量合格率100%。居民体检共发现砷中毒轻症患者8人，可疑患者19人，均为历史遗留病例，无新发病例。

（供稿：马嘉俊）

九、克山病监测

在灵宝市、洛宁县和卢氏县3个市(县)20个乡(镇)405个病区村开展调查,结合心肌病检索,排查出可疑线索11名,经临床查体、十二导联心电图、心脏超声和胸部X线检查后全部排除。现症患者14例(慢型克山病10例,潜在型克山病4例),全部建档立卡并纳入管理治疗,完成患者随访56人次。

(供稿:闫英洁)

十、大骨节病监测

在洛阳和三门峡两市5县33个乡镇的360个病区村开展监测,对病区村10 499名7—12周岁儿童筛查,未发现可疑阳性。病区村居民主食中大米占17%,主食面粉占70%,其他占13%,购食外地粮占68%。2023年政府实施换粮18 816人,覆盖儿童1874人。累计搬迁5707户19 990人,7—12周岁儿童易地育人7453人;完成退耕还林(草)76 874亩;改种经济作物105 016亩。对343个病区村6—24月龄儿童发放营养包。现症患者2158人,管理率100%,药物治疗率100%。

(供稿:闫英洁)

十一、碘、氟测定质控考核

尿碘和盐碘外质控考核:省、市、县三级165个疾控中心地方病实验室参加盐碘、尿碘检测外质控考核,60个参加水碘检测外质控考核。尿碘考核中市级合格率100%(18/18),县级合格率99.32%(145/146)。盐碘考核中市级合格率100%(18/18),县级合格率98.63%(144/146)。水碘外质控考核合格率100%(60/60)。

水氟外质控考核:省、市及饮水型氟中毒病区县疾控中心实验室共123个参加质控,检测结果反馈率100%。市级考核合格率100%(18/18),县级考核合格率91.34%(95/104)。

(供稿:张莉、陈玕)

十二、地方病防控健康教育

举办"碘缺乏病日"宣传活动:突出防治碘缺乏病日重点宣传,省卫健委主任黄红霞在医药卫生报发表《聚焦碘营养 合力促健康——第三十届国家"防治碘缺乏病日"寄语》

署名文章。围绕主题发布文章《我们该不该继续补碘?》,被疾控公众号、人民日报、学习强国等多家转载。印制海报和口袋书,制作手提袋、抽纸等宣传品,在宣传品上印制健康科普知识。

组织短视频大赛:开展全省地方病短视频征集评选活动,征集到13个省辖市57个县(市、区)108部作品,经专家评选出15部优秀作品。河南省地方病短视频工作室(焦作)共创作107条短视频,其中《水碘水氟一扫便知》被学习强国转载,《谁会矮小》在省卫健委文艺作品征集比赛中被评为优秀奖。

(供稿:李小烽、杨金、郭巧云、原春生)

十三、地方病信息化建设

全力推动河南省疾控综合业务信息平台地方病系统在各地的应用,完成2022年度、2023年度地方病防控监测数据中氟、碘样品检测和质控数据的录入。与信息中心密切配合,完善和修改系统内各版块数据导入和审核功能,升级信息报告和采集功能,新增"实验室检测—质控"模块,配合系统等保维护。全年向信息中心提交"问题反馈表"25份,新增账户申请表7份,注销账户登记表6份。新建立省平台地方病系统账号138个,注销账号24个,在用账号555个,覆盖18个市级疾控机构及170个县级疾控机构,覆盖率100%。

(供稿:马嘉俊)

十四、科研攻关持续创新

发表论文6篇,均为国内核心期刊。申报国家级课题1项,省卫健委课题获批2项。申报中国疾控中心2023年度公共卫生领域卫生健康标准评估项目2项,获批1项。获得省医学会科普奖二等奖1项。

(供稿:王改莉)

第十一节　结核病防治

一、结核病登记情况

2023年，全省结核病防治机构共登记结核病患者32 488例，其中肺结核患者32 112例。肺结核患者病原学阳性率为64.81%。登记治疗满一年的肺结核病患者27 418例，其中治愈13 389例，完成疗程12 260例，成功治疗率为95.54%。全省非定点医疗机构共报告肺结核及疑似肺结核患者51 635例，总体到位50 364例，总体到位率为97.54%。

（供稿：徐吉英、孟丹）

二、结核病信息监测和管理

每月定期监测全省肺结核登记和病原学阳性情况等，定时完成全省结核病监测季度分析报告和年度分析报告，协助省卫生健康委完成全省结核病防治工作进展情况通报文件的起草。

（供稿：庄严、王侃）

三、监测并规范处置学校结核病疫情

2023年，全省共报告学生（含幼托儿童）肺结核患者2064例，其中报告病原学阳性患者974例，利福平耐药患者36例，病原学阴性患者944例，无病原学结果患者110例。2023年学生（含幼托儿童）报告发病率为7.84/10万。2023年共开展52次周学生疫情监测汇总，12次月回顾性监测汇总，各类学校监测覆盖率为100%。对6所发生聚集性疫情的学校进行现场调研和指导。持续开展全国异地学生肺结核疫情信息的传递工作，2023年共接收、发送异地学生结核病疫情信息285次。

（供稿：杜文琼、索文帅、孟丹）

四、无结核社区试点创建及患者关爱行动

国家级无结核社区试点商丘市柘城县积极开展创建工作：一是利用"3·24世界防治

结核病日"宣传契机开展系列宣传活动;二是针对结核病重点人群等开展四期防治知识培训,合计参与人员449人;三是在结核病重点和高危人群中开展症状筛查38 857人,发现患者16人,开展预防性治疗170人。积极推进省级无结核社区工作,确定郑州市上街区、开封市尉氏县、濮阳市范县、周口市商水县、驻马店市泌阳县、南阳市邓州市为省级无结核社区试点县。试点地区基线信息调查工作已启动。

国家级患者关爱行动试点商丘市柘城县、焦作市温县、驻马店市泌阳县顺利完成项目工作,累计筛查4896人,阳性240人,阳性率4.9%,发放患者关怀包201个,开展预防性治疗86人。12月开展数据收集、审核和整理工作,将电子版数据库报送至国家项目工作组。

(供稿:赵阿会、张沛、高敏、甄新安、孙建伟)

五、结核病诊疗质量评估

2023年,持续开展结核病诊疗服务质量评估工作。5月下发《关于开展2023年全省结核病诊疗质量技术评估工作的通知》。6月初举办结核病诊疗质量评估技术培训班,组织省内有关参与评估的专家围绕本年度结核病诊疗质量技术评估工作方案与指标认真讨论,统一考评标准。7月完成对全省52家结核病定点医疗机构的现场技术评估工作。8月下发《关于2023年全省结核病诊疗质量技术评估结果的通报》,对评估结果、存在问题、工作建议进行全省通报。11月对未达到80分的7家单位中的3个单位进行抽查复核,对整改结果进行评价,完成复核评估报告。

(供稿:赵阿会、甄新安、高敏、孙建伟)

六、双感防治及儿童结核诊疗专题调查

根据中国疾病预防控制中心"艾滋病感染者合并结核病的防治现状调查"委托协议及调查方案要求,结合全省艾滋病合并结核病患者分布特点,选取南阳市作为项目调查实施地区。现场调查工作顺利完成,完成问卷调查103份,收集到门诊治疗情况费用信息112人次和住院治疗情况费用信息251人次。

根据《中国疾病预防控制中心关于开展儿童结核病患者医疗费用调查工作的通知》要求,选取南阳市第六人民医院和信阳市第五人民医院作为调查机构。现场调查工作顺利完成,共收集251例14岁以下儿童结核病患者住院病案信息及费用清单信息。

(供稿:赵阿会、要玉霞、甄新安、孙建伟)

七、结核病防治数据质量核查

2023年8—9月,根据省卫生健康委《关于开展全省传染病信息报告管理暨结核病防治数据质量核查工作指导调研的通知》(豫卫疾控函〔2023〕30号),制定出结核病防治数据质量核查工作方案。核查内容包括:综合医疗机构肺结核漏诊、漏报、肺结核疫情报告质量和患者转诊情况。8月14—24日开展现场核查,共核查35家综合医疗机构,包括17个省辖市级和所属1个县级综合医院各1家、济源示范区综合医院1家。9月完成数据汇总,并撰写《2023年河南省结核病防治数据质量核查工作报告》,上报省卫健委。

(供稿:王侃、徐吉英)

八、学校结核病疫情处置桌面演练

2023年8月24—26日,在郑州举办学校结核病防控培训班和学校结核病疫情处置桌面演练,来自全省各省辖市、济源示范区的疫情处置演练队伍参加本次活动。根据模拟的学校结核病疫情场景设置6个案例,各演练队伍分组对相应案例进行小组讨论和模拟演练,并于演练结束后形成案例分析报告,每个小组推选代表汇报各组的案例分析和演练结果,并补充发言,专家组对汇报情况进行点评与指导。

(供稿:杜文琼、胡慧懿)

九、县级结核病标准化门诊建设与管理

2023年,共抽查复核12家已建成并通过省级验收的县级结核病标准化门诊。三门峡卢氏县级结核病标准化门诊已能满足当地结核病防治工作的需求,成功验收;三门峡陕州区结核病定点诊疗职能已由三门峡市二院(市级结核病定点医疗机构)承担。截至2023年12月31日,全省110家县级结核病防治机构已有108个县(市)完成结核病标准化门诊建设的技术指导和考核验收,建成率98.18%。

(供稿:高敏、赵阿会、甄新安、孙建伟)

十、健康教育和宣传

2023年,开展形式多样、内容丰富的结核病健康教育工作。3月23日,省卫生健康委主任黄红霞在《医药卫生报》刊发"你我共同努力,终结结核流行"的署名文章。3月24日,在紫荆山广场开展宣传义诊活动。省卫健委副主任、省疾控中心党委书记郭万申

参加活动。在《河南日报》《医药卫生报》及河南交通广播电台、大河网等媒体开展21次结核病防治知识宣传。成功举办全省第三届"最美防痨人"评选与表彰活动。开展微信有奖答题活动,21万余人参与在线答题。推动全省百千万志愿者结核病防治知识传播活动提升行动工作,全省有36个高校结核病宣传志愿者团队开展100余场活动。全年编辑8期《河南结核病防治工作动态》,举办河南省结核病健康教育技能培训班。

(供稿:蒋建国、赵阿会、高敏、孙建伟)

十一、结核病临床诊疗技能竞赛

根据国家疾控局竞赛活动安排和省卫生健康委文件精神,组织全省结核病防治人员积极参加国家举办的10期线上赛前培训,6月组建约2500道试题的竞赛题库。7月27日,全省结核病临床诊疗技能竞赛省级决赛在郑州成功举办,全省19支代表队133名参赛选手参加决赛。根据全省竞赛成绩,选拔7名正式队员,3名替补队员,于9月1—12日开展全国竞赛赛前集训工作。9月15日,省疾控局传防处处长徐淑雷带队赴京参加全国结核病临床诊疗技能竞赛总决赛,获得团体优胜奖三等奖和全国优秀组织奖。

(供稿:高敏、王侃、赵阿会、甄新安、要玉霞、孙建伟)

十二、加强全省结核病实验室能力建设

5月22—25日举办全省结核病检测技术暨生物安全培训班。7—9月举办全省结核病检测技能比赛。7—12月对鹤壁、驻马店、濮阳、商丘、济源5地的13个结核病实验室以及河南省胸科医院和新乡医学院第一附属医院开展实验室星级评定工作。开展全省结核病实验室痰涂片染色镜检、分离培养、分子生物学和药敏试验的质量控制工作。

(供稿:马晓光)

十三、耐药监测

在全省30个结核病耐药监测点持续开展监测工作,1月下发《河南省疾病预防控制中心关于加强全省结核病耐药性监测工作的通知》(豫疾控〔2023〕11号)。7月12—15日举办全省结核病耐药监测点耐药监测技术与治疗管理培训班。对鹤壁、濮阳、商丘、驻马店、信阳等8个耐药监测点的患者纳入、信息收集、药敏试验等进行现场督导。全省共纳入1530例患者,其中初治患者1290例,复治患者240例,完成2023年度的病例纳入。

(供稿:马晓光、苏茹月、朱岩昆、王少华、石洁)

十四、结核病患者新冠病毒感染情况调查

为进一步了解全省结核病患者新冠病毒感染情况,加强结核病患者新冠病毒感染情况监测,探讨新冠病毒感染对结核病患者诊疗的影响,2023年在全省结核病定点医疗机构开展结核病患者新冠病毒感染情况调查。通过定期收集数据、汇总统计分析,掌握全省11 353例结核病患者的新冠病毒感染情况,撰写2次结核病患者新冠病毒感染调查工作分析报告,评估新冠病毒感染对结核病患者诊疗的影响。

(供稿:王伟东、张艳秋、谢春雨)

十五、肺结核医保政策落实

2023年,加强对肺结核医保政策落实情况的信息收集、汇总与分析。全年按季度收集《河南省肺结核医保政策落实情况表》4次,撰写报告4次。2023年全省执行按病种付费的肺结核患者有58 722人次,报销3132.54万元。8月16—18日,在郑州举办肺结核医保政策落实情况研讨培训班,形成《河南省肺结核医保政策研讨报告》。12月26—28日,在郑州举办医保支付方式等结核病防治政策研讨培训班。

(供稿人:何梦雅、张艳秋、李栋梁、王伟东)

十六、免费抗结核药品不间断供应

2023年2月,中心下发《开展2023年免费抗结核药品需求测算上报及2022年抗结核药品管理技术评估的通知》(豫疾控〔2023〕34号)。技术评估工作采取省辖市自查、省级复核的方式,累计核收41个市、县级药品管理技术评估表格,并完成药品管理技术评估报告。3—5月,对河南省2023年度招标采购计划进行集体讨论、市场调研、专家论证等流程,讨论修订招标采购供应方案,并上报中心党委会研究通过。6—12月组织开展招标采购工作,完成本年度采购计划的11个采购包任务。2023年按照省级抗结核药品供应计划,接收招标抗结核药品4批次,集中发放4次,共计接收、集中供应给各省辖市药品4923.59万片(粒)。12月,组织召开全省免费抗结核药品管理培训班,会议现场还组织省辖市药品管理人员进行2024年全省抗结核药品需求测算。

(供稿:孟澜涛、张艳秋、张东洁)

第十二节　消毒与病媒生物防制

一、重点场所消毒监测与评价

2023年在焦作市、周口市、南阳市、信阳市和许昌市等5个监测点组织开展重点场所消毒质量监测、消毒效果评价、消毒能力调查和科普宣传工作。共调查重点场所102所，包括托幼机构22所、养老机构20所、商场（超市）20所、宾馆20所、医疗机构20所。共监测样品10 426份（每类场所2000余份）。医疗机构物体表面、手术室空气、外科手和卫生手的合格率分别为96.34%、95.92%、93.37%、84.40%，其余机构监测项目尚无评价标准。共调查第三方消毒服务机构4个、市级和区县级疾控机构14个。12个疾控机构能独立开展消毒工作，仅有3个疾控机构有独立消毒实验室。疾控机构均储备有常量喷雾器、超低容量喷雾器和过氧化氢、含氯类、醇类、季铵盐类消毒剂等消毒药械。5个监测点各开展1次现场消毒效果评价，包括传染病疫源地终末消毒效果评价和医疗机构物体表面预防性消毒效果评价，经实验室检测，消毒效果均合格。5个监测点共开展消毒科普宣传16次，包括培训、新闻媒体宣传、公众号推文、制作和发放宣传用品、展板等。

（供稿：王安琪）

二、全国医院消毒与感染控制监测

2023年在郑州市、洛阳市、安阳市的5所哨点医院（郑州市心血管病医院、荥阳市豫龙卫生院、洛阳市中心医院、洛阳市第六人民医院和安阳市人民医院）开展全国医院消毒与感染控制监测工作，对医院感染发生情况、医疗器械清洗消毒灭菌效果、医务人员手卫生、医院环境微生物污染和消毒效果等开展主动监测。全年共监测样品562份，总合格率84.68%，2017—2022年，年度合格率依次为78.77%、81.84%、82.55%、83.82%、84.17%和88.31%，合格率呈逐年上升趋势；2023年，卫生手、物体表面、医疗用水和压力蒸汽灭菌器物理监测合格率均达到自2012年项目开展以来的最高水平。2023年，医疗用水、污水、压力蒸汽灭菌器生物监测、过氧化氢低温等离子体灭菌器的普通生物和生物PCD监测全部合格，其他监测对象合格率从高到低依次为：物体表面96.00%（96/100）、医务人员外科手95.00%（19/20）、无人手术室空气90.91%（20/22）、医疗器械清洗效果ATP生物监测90.36%（75/83）、卫生手88.00%（44/50）、内镜84.62%（22/26）、压力蒸汽灭菌器物理监测70.59%（12/17）、医疗器械清洗效果监测肉眼裸视法68.67%

(57/83)和放大镜法 65.06%（54/83）。当日内镜工作量均值 1.84 人/条，季度最高日工作量均值 2.63 人/条。手消毒剂日均消耗量为 7.41 mL/床（按照床位数统计）和 27.14 mL/人（按照医护人员数统计）。3 所三级医院总感染率为 0.50%，低于 2022 年的 0.97%；ICU 患者医院感染发病率为 1.76%，低于 2022 年的 2.79%；新生儿医院感染发病率为 0.82%，低于 2022 年的 1.42%；无医院感染暴发事件发生。

（供稿：张玉勤）

三、河南省医疗机构消毒质量监测网

2023 年，15 个省辖市开展医疗机构消毒质量监测工作，共监测各级各类医疗机构 343 所次，采集和检测样品 5522 份，合格 5127 份，总合格率为 92.85%。各监测项目合格率由高到低依次为：灭菌器（100.00%）、使用中的消毒剂（98.66%）、物体表面（96.95%）、室内空气（94.32%）、紫外线灯（92.60%）、医疗用水（90.54%）、内镜（88.16%）、医务人员手卫生（85.46%）、污水（65.59%）。

（供稿：张叶）

四、托幼机构消毒质量监测

2023 年，15 个省辖市共监测各级各类托幼机构 100 所，包括示范园、一级园、二级园、一般园和未定级别园。96.88% 的托幼机构有专人负责消毒工作，97.92% 的托幼机构消毒工作人员定期参加消毒相关培训。托幼机构配备的消毒剂主要为含氯消毒剂（90.63%）和醇类消毒剂（52.08%）；配备的消毒器械主要为紫外线灯（96.88%）、餐饮具消毒柜（84.38%）、喷雾器（39.13%）。2023 年共采集与检测样品 4497 份，包括物体表面 2981 份、工作人员手 798 份、紫外线灯 718 支。紫外线灯管辐照强度达标的有 594 支，合格率为 82.73%；辐照强度为 0 的灯管有 49 支，在不合格灯管中占 39.52%。274 个安装有悬吊式或侧挂式紫外线灯的场所中，仅有 79 个场所配备数量合格，合格率为 28.83%。

（供稿：王安琪）

五、全省消杀能力调查

为掌握全省疾控和社会服务机构消杀能力水平，促进全省消杀能力提升，2023 年，在全省范围内开展消杀能力调查，共调查市级和区县级疾控机构 175 个、消杀公司 69 家。疾控机构消杀部门设置率为 56.8%，全省共有消杀技术人员 1054 人，平均 6.02 人/家；

共有专职消杀人员480人,平均2.74人/家,专职消杀人员占职工总数的2.73%,人员构成特点为:性别以男性为主(75.16%)、年龄以30—50岁为主(64.72%)、从事消杀工作年限以"<5年"为主(55.81%)、学历以专科及以下为主(61.29%)、职称以中级及以下为主(87.64%)。全省疾控机构业务工作开展率分别为消毒方案指南制定71.11%、实施现场消毒86.67%、医疗机构消毒监测48.89%、托幼机构消毒监测43.33%、其他机构消毒监测21.67%、消毒技术指导92.78%和消毒知识宣传90.00%;58.89%的疾控机构具备消毒监测能力,43.89%的疾控机构具备消毒效果评价能力;消毒工作有上级政策的占55.00%,只有15家疾控机构有专项经费保障,占8.33%,2023年市级经费额度平均6.11万元/家,区县级经费额度平均0.46万元/家;从全省疾控机构共收集到消毒工作重点难点问题274个,前3位依次为缺少经费(占32.48%)、人员不足(占29.56%)、技术能力待提高(占17.15%)。调查消杀公司69家,共有工作人员1509人,平均21.87人/家;共有消杀设备6818台,平均98.81台/家;消杀公司工作范围为:94.2%可开展病媒生物治理,66.70%可开展病媒生物治理效果评价,78.26%可开展病媒生物防控教育宣传,91.3%可开展现场消毒处置,52.17%可开展消毒过程评价,31.88%可开展消毒效果评价,57.97%可开展卫生清洁消毒健康教育宣传;共有65家消杀公司参与新冠疫情防控消毒工作。

(供稿:张玉勤)

六、重要病媒生物生态学监测

2023年在全省开展病媒生物监测工作。蚊总密度指数为10.10只/(灯·夜),淡色库蚊为优势种,占比86.93%。蚊虫密度季节消长呈单峰分布,8月份蚊虫总密度最高,为15.46只/(灯·夜)。不同生境中,牛棚、猪圈、养殖场的蚊密度高。蝇总密度为4.02只/笼,家蝇、麻蝇为河南省优势种群,分别占比55.67%、10.71%。季节消长呈单峰分布,6月份蝇总密度最高,为6.39只/笼。共捕获鼠类746只,总捕获率为0.59%,小家鼠为优势种,占比65.15%。鼠类密度季节变化不大。不同生境中,重点行业和农村自然村的鼠密度高于居民区。蟑螂密度为0.06只/张,德国小蠊为优势种,占比97.85%。蟑螂密度季节变化不大,分别在5月、9月有1个高峰,峰值分别为0.06只/张、0.09只/张。不同生境中,农贸市场密度最高,为0.14只/张。

(供稿:樊金星)

七、登革热媒介伊蚊监测

2023年在全省开展登革热媒介伊蚊监测工作。全省布雷图指数法共调查8654户

（次）居民住家，检查出伊蚊阳性小型积水1182处，布雷图指数为13.66；5—10月各月布雷图指数分别为5.38、8.91、14.22、24.36、18.82、10.08，8月为密度高峰。诱蚊诱卵器法共布放并有效回收2714个诱蚊诱卵器，伊蚊阳性404个，诱蚊诱卵器指数为14.89；5—10月诱蚊诱卵器指数分别为4.52、16.78、23.27、26.09、12.83、4.91，7月、8月为活动高峰。

（供稿：赵奇）

八、病媒生物抗药性监测

2023年在开封市、洛阳市、安阳市、南阳市和驻马店市等5个国家级监测点开展淡色库蚊、家蝇、德国小蠊抗药性监测工作。5个监测点的淡色库蚊种群对常见杀虫剂的抗药性普遍较低，多数为低抗或敏感，仅开封种群对溴氰菊酯、驻马店种群对高效氯氰菊酯为高抗，南阳、驻马店种群对氯菊酯、溴氰菊酯为中抗。洛阳、安阳家蝇种群对常见杀虫剂的抗药性普遍较高，多数为高抗，两地家蝇种群对敌敌畏低抗，洛阳种群对残杀威低抗。开封德国小蠊种群对受试的氯菊酯产生可能抗性，对敌敌畏产生抗性，对残杀威敏感；南阳种群对氯菊酯、敌敌畏产生抗性，对残杀威敏感；驻马店种群对敌敌畏产生可能抗性，对氯菊酯、残杀威敏感。

（供稿：赵奇）

九、病媒生物病原学监测

2023年，郑州市、安阳市、洛阳市、漯河市、开封市、焦作市、三门峡市、南阳市对1546只鼠类标本进行巴尔通体、恙虫病东方体、汉坦病毒、新布尼亚病毒检测，共有39只鼠类标本检出巴尔通体阳性，分布在洛阳市、三门峡市与开封市；郑州市、洛阳市、新乡市、南阳市、永城市共对1058批25 523只蚊虫进行登革热病毒、流行性乙型脑炎病毒、西尼罗河病毒、黄热病毒、基孔肯亚热病毒、辛德毕斯病毒检测，结果未发现阳性。

（供稿：岳思宁）

十、卫生杀虫（鼠）剂使用情况调查

根据中国疾病预防控制中心传染病预防控制所《关于收集统计卫生杀虫剂使用情况的通知》，组织开展2022年度全省卫生杀虫（鼠）剂使用状况调查。累计对全省各级疾控机构、爱卫办、PCO公司、城市管理、环卫和相关政府机构共512个单位使用的卫生杀虫（鼠）剂使用情况进行调查。2022年全省使用卫生杀虫（鼠）剂664 711千克（升），杀虫

(鼠)类别共18种,主要有拟除虫菊酯类、有机磷酸酯类、有机氯类、杀菌剂、保幼激素类、氨基甲酸酯类、抗凝血类和其他杀鼠剂。杀虫(鼠)剂主要用于常规防控、卫生城市创建、大型活动保障、病媒生物传染病防治4个方面。

(供稿:张文豪)

十一、河南省预防医学会消毒与感染控制分会

7月19日,河南省预防医学会第二届消毒与医院感染控制专业委员会第二次全体委员会议在许昌召开,全体委员就未来学术活动开展、学科发展、科研课题、学组建设、科普宣传等建言献策,为专委会的发展提供更多更好的思路。为弘扬消毒与医院感染控制文化,7月20日,专委会承办第四届河南省"爱感控·致青春"青年演讲比赛和消毒与医院感染控制学术交流会,来自全省35支代表队的83名参赛选手逐鹿省决赛,郑州人民医院的演讲作品《"郑"在感控,审"肾"前行》和郑州大学第一附属医院的演讲作品《请听我们说》获得一等奖,并作为河南省代表队在中华预防医学会医院感染控制分会举办的"爱院感·致青春"全国总决赛中分别荣获二等奖和三等奖。

(供稿:张叶)

第十三节 公共卫生技术服务与管理

一、食品安全风险监测

2023年,根据《关于印发河南省实施2023年国家食品安全风险监测计划工作方案的通知》(豫卫食品〔2023〕3号)、《河南省卫生健康委员会关于印发2023年河南省食品安全风险监测工作方案的通知》(豫卫食品函〔2023〕2号)以及《关于印发2023年校园学生餐营养成分及食品安全专项监测方案的通知》(豫卫食品函〔2023〕10号)的要求,中心统筹引领全省各级疾控机构和医疗机构通力协作,开展2023年河南省食品安全风险监测工作。

根据监测工作要求,全省共设置3046家食源性疾病监测医疗机构,通过食源性疾病监测报告系统共上报病例信息239 648例;通过食源性疾病暴发事件监测系统共上报103起食源性疾病暴发事件报告;选择郑州市儿童医院等31家医院作为食源性疾病主动监测哨点医院开展食源性疾病主动监测工作,上报病例信息数6594份,对腹泻病人生物标本开展7种病原体的筛查,共检出并报送致病病原体643株。

食品中化学污染物监测国家计划部分，采集上报样品3211份，上报监测数据91 122项；省专项监测共采集监测样品2795份，获取监测数据6851项。微生物及致病因子监测国家计划部分检测样本3172份，累计上报监测数据12 392条，共检出致病菌1097株，对683株进行毒力基因检验；省专项监测共监测样品1233份，获得监测数据4859项次，检出致病菌82株，对65株进行毒力基因检验。

小麦、小麦粉及其制品中生物毒素应急监测共完成监测样品702份，获取监测数据6318项次。凉皮等食品中椰毒假单胞菌酵米面亚种应急监测共计完成采集、检测样品219份。

校园学生餐营养成分及食品安全专项监测在周口、洛阳、安阳设立监测点，由周口、洛阳、安阳市疾病预防控制中心承担检测工作，监测学生餐样品共计90份。

（供稿：付鹏钰、李杉、袁蒲、杨丽、韩涵）

二、人群合理膳食指导

2023年，中心根据《健康中国行动（2019—2030年）》《河南省人民政府关于推进健康中原行动的实施意见》、原卫生部颁布的《各级疾病预防控制机构基本职责》和《疾病预防控制工作绩效评估标准（2012版）》的要求，组织全省各级疾控机构开展全省人群合理膳食指导工作。全省162个县（区）2473个乡镇（街道）共计完成123 857户126 833人的人群合理膳食指导任务，同时完成74 725份《中国居民膳食指南》知晓率调查，并在9市63个县（区）完成2802户的控油限盐膳食干预，全人群合理膳食指导覆盖率以县区计达到100%，以乡镇街道计达到100%。

（供稿：周昇昇、付鹏钰）

三、居民营养与健康状况监测

根据《国家卫生健康委办公厅关于印发中国居民慢性病与营养监测工作方案的通知》（国卫办疾控函〔2020〕609号）和中国疾病预防控制中心《2022年中国居民营养与健康状况监测总体方案》要求，2022年组织全省10个监测点（郑州市二七区、郑州市荥阳市、开封市祥符区、平顶山市郏县、洛阳市涧西区、鹤壁市淇县、安阳市滑县、新乡市辉县市、驻马店市确山县、济源市）开展覆盖全生命周期人群（0—5岁儿童、6—17岁儿童青少年、18岁及以上成人、孕妇、乳母）的营养与健康状况监测工作，计划完成10 120名当地常住居民的监测任务。受2022年新冠疫情严重影响，仅鹤壁市淇县完成部分现场调查，其余调查点均于2023年启动现场调查，并按照国家项目组要求于2023年7月前全部完成调查工作。全省共调查11 235人，包括2岁以下儿童1098人、2—5岁儿童1504人、6—17岁儿童青少年 2630 人、18 岁以上成人 5001 人、孕妇 452 人、乳母 550 人,完成率为 110%。

(供稿:周昇昇、付鹏钰)

四、食源性疾病(食物中毒)等突发公共卫生事件流行病学调查

根据突发公共卫生事件管理信息系统报告,2023 年接到 1 起食物中毒事件报告,发病 13 人,无死亡。中心每月组织专家对食物中毒相关情况进行整理分析,及时给出食物中毒事件风险评估管理建议,并多次派专家赴现场进行流行病学调查及技术指导。每逢节假日和重大活动期间,均安排专业技术人员做好食物中毒值班。

(供稿:袁蒲、韩涵、付鹏钰)

五、食物成分监测

按照《国家卫生健康委办公厅关于印发中国居民慢性病与营养监测工作方案的通知》(国卫办疾控函〔2020〕609 号)及《中国疾病预防控制中心营养与健康所关于印发中国食物成分监测 2023 年度工作方案的通知》(中疾控营便函〔2023〕72 号)要求,开展 2023 年反季节水果蔬菜营养成分监测及食物资源调查工作。共完成 36 份食物样品的 20 余种营养成分检测,完成率 103%,并通过数据系统填写上报。完成全省 18 个地市食物资源问卷调查,收集食物信息 1460 条,其中成品菜肴 333 份、预包装食品 440 份、原型食物 687 份,撰写详细调查报告,按时完成全年工作任务。

(供稿:叶冰)

六、特定健康问题哨点监测

按照国家要求,在平顶山市新华区、安阳市文峰区、焦作市解放区、驻马店市泌阳县、南阳市内乡县 5 个监测点开展以居民超重肥胖和特定人群贫血作为特定健康问题的哨点监测工作。每个监测哨点抽取 2 个街道(乡镇)、2 所高中(1 所普通高中和 1 所示范高中)和 1 所妇幼保健机构;在抽中的街道(乡镇)再抽取 2 个居委会(行政村)、1 所初中、1 所小学和 1 所托幼机构。

2023 年,全省 5 个监测点按要求完成入户调查和数据录入上报工作。共调查 9389 人,完成率为 111.8%。其中 0—5 岁 1313 人,6—17 岁 4936 人,18 岁以上 3140 人;完成国家项目组要求的各年龄组监测人数要求。全省共采集 108 份合格尿样,于 7 月 6 日前完成全部尿样中钠、钾、碘、肌酐的检测。

(供稿:钞凤)

七、中国营养健康影响因素队列调查及干预

按照《中国疾病预防控制中心营养与健康所关于做好 2022 年营养健康影响因素队列调查及干预的通知》(中疾控营便函〔2022〕103 号)要求,指导郑州市、鹤壁市、许昌市禹州市、开封市祥符区、安阳市滑县、信阳市罗山县 6 个调查点开展"营养健康影响因素队列调查及干预"社区调查、询问调查、膳食调查、体格检查和生物样品采集工作。共完成调查 509 户 1277 人,体检人数 1134,采血人数 1061 人份;收集大便 1047 人份、晨尿 1149 人份、随机尿 1085 人份、唾液 1110 人份、加速度计数据 153 人份、口腔脱落细胞 53 人份,并按要求将生物样本交接给国家项目组指定的第三方检验机构进行检验。

(供稿:叶冰)

八、第七次"中国总膳食研究"

2023 年第七次"中国总膳食研究"在鹤壁市(城市点)、洛阳市涧西区(城市点)、开封市祥符区(农村点)、许昌市禹州市(农村点)、平顶山市宝丰县(农村点)、南阳市唐河县(农村点)6 个市/县开展。主要工作内容为食物聚类及采样量计算、食物样本采集以及食物单样、混样制备;母乳、血液、尿液采集;采样明细单、志愿者问卷调查及知情同意书的填写、样品的冷链保存及运输。

2023 年 9 月 18—21 日,6 个调查点按照国家项目组要求完成食物样品采集、运输、采样明细单交接、食物样品现场烹调、混样和制备工作,共制备 53 个食物的单样(每个食物国家 2 大瓶+省级 5 小瓶)、12 大类食物的混样(谷类、豆类、薯类、肉类、蛋类、水产类、奶类、蔬菜类、水果类各 3 大瓶,糖类、饮料类、酒类各 15 小瓶)和调味品留样(共 12 大瓶);招募符合条件的志愿者 202 名,采集母乳 202 份、母亲静脉血 202 份、尿液 202 份;并将样品于零下 20℃妥善保存。完成全部志愿者问卷调查及知情同意书的填写工作。

(供稿:钞凤)

九、营养健康知识知晓率调查

为深入推进《健康中原行动(2020—2030 年)》和《河南省国民营养计划实施方案(2018—2030 年)》的贯彻落实,了解全省居民营养健康知识水平,评价居民营养健康知识知晓情况,按照国家卫生健康委食品司、中国疾控中心和省卫生健康委的统一安排,2023 年组织郑州市中原区等 18 个相关调查县(区),开展全省居民营养健康知识知晓率调查。调查覆盖全省 20 个调查点中 60 个乡镇(街道)120 个行政村(居委会),合计调查

8343人,其中男性4048人(48.5%),女性4295人(51.5%)。

(供稿:冯寅花)

十、食物消费状况调查

按照国家卫生健康委食品司及国家食品安全风险评估中心工作安排,2023年组织平顶山市新华区、鹤壁市山城区、南阳市唐河县开展3岁以下婴幼儿食物消费状况调查,组织平顶山市新华区、南阳市唐河县开展肉制品采购与消费行为调查。在每个调查点抽取16个居委会/村委会共计48个居委会/村委会开展了调查工作,其中3岁以下婴幼儿食物消费状况调查共调查762户762人,肉制品采购与消费行为调查共调查302人,圆满完成国家工作方案要求。

(供稿:冯寅花)

十一、城乡饮用水水质监测

2023年,全省城乡饮用水水质监测继续覆盖全省所有县区(县级市)城区和100%乡镇,监测点设置原则上保持稳定,城市监测点设置1514处,覆盖所有城区;农村监测点设置4000处,覆盖全部乡镇。枯水期按照《生活饮用水卫生标准》(GB 5749—2006),开展水质常规指标和氨氮指标监测,其中,放射性指标不作要求,阴离子合成洗涤剂、挥发酚类、硒、四氯化碳、氰化物根据各地水质状况作为选测的指标。丰水期按照《生活饮用水卫生标准》(GB 5749—2022)开展常规指标监测,其中,放射性指标不作要求。每个监测点于枯水期和丰水期各采集并检测水样1次。

17个省辖市和济源示范区按照年初计划和时间节点全部完成城区和乡镇监测点现场调查、水样采集、实验室检测、数据上报和数据审核等工作。全年共监测水样13 533份,总完成率为122.72%,城市水共监测166个县(市、区),县(市、区)覆盖率为100%;农村水共监测1748个乡镇,乡镇覆盖率为100%。其中枯水期监测水样6830份,完成率为123.87%;丰水期监测水样6703份,完成率为121.56%。

2023年全省城乡饮用水水质监测综合指标总体达标率为91.30%(较2022年提升6.50%),其中城市水达标率为96.20%(较2022年提升6.45%),农村水达标率为89.76%(较2022年提升6.56%)。常规监测指标中总大肠菌群、菌落总数、氟化物、硫酸盐达标率较低,分别为97.49%、99.04%、97.10%、99.28%,这四项指标为影响我省城乡饮用水水质的主要风险指标。

(供稿:张欣烨、张杰)

十二、人体生物监测

2023年,全省6—36月龄婴幼儿人群(每个监测点婴幼儿24名)人体生物监测工作及第三轮3—79岁人群(随访人群及新增人群)人体生物监测工作均在全省8个监测点(郑州市金水区、郑州市登封市、开封市龙亭区、焦作市中站区、焦作市博爱县、驻马店市确山县、南阳市社旗县、洛阳市宜阳县)开展,进行问卷调查、体格检查及生物样本采集。

全省6—36个月婴幼儿国家人体生物监测,完善全年龄人群环境化学物质内暴露监测体系,为国家提出环境污染健康防护政策提供科学依据。

(供稿:杨似玉、张杰)

十三、空气污染对人群健康影响监测与防护

2023年,在郑州、安阳、开封、新乡、焦作继续设立10个监测点。本年度是河南省开展空气污染对人群健康监测的第11年,空气污染对人群健康影响监测工作以人为本,通过空气污染物的监测并对成分进行分析及人群健康的调查,及时了解全省空气污染状况及对人群健康影响的状况。并通过对空气污染对人群健康影响的监测,预测其发展趋势。及时了解全省地市疾病预防控制中心PM2.5成分分析检测能力及空气污染物监测基本情况。

(供稿:王永星、张杰)

十四、公共场所健康危害因素监测

2023年,继续在郑州、周口、许昌、漯河4个省辖市对8类重点公共场所开展现场问卷调查和健康危害因素监测工作。4个城市完成两轮公共场所监测工作,监测系统上报202家公共场所基本情况调查问卷,2421人次从业人员健康状况调查问卷,23 158项次检测指标现场和实验室检测结果。此项工作能及时了解全省公共场所卫生状况,为制定污染控制策略、促进公共场所健康管理提供科学依据和技术支持;巩固和锻炼全省公共场所监测队伍,建设和完善全省公共场所监测工作体系。

(供稿:闫晓娜、张杰)

十五、城市污水监测

为动态了解污水样本阳性率和病毒载量变化,评估覆盖区域人群新冠病毒感染疫情

流行强度、变化趋势,跟踪病毒变异构成情况,为疫情研判和防控工作提供数据支撑,郑州市和洛阳市负责开展城市污水新冠病毒监测工作,郑州市航空港区负责开展入境航班污水新冠病毒监测工作,中心负责组织协调、技术指导、收集审核和报送监测信息,确保圆满完成监测任务。

郑州市共上报114个污水样品,其中阳性98个,阳性检出率为85.96%;洛阳市共上报92个污水样品,其中阳性67个,阳性检出率为72.83%。郑州市航空港区每周采集污水样本和下客通道物表样本,共上报102个污水样本,其中阳性17个,阳性检出率为16.67%;上报96个下客通道物表样本,其中阳性27个,阳性检出率为28.13%。

(供稿:赵秋艳、张欣烨、张杰)

十六、农村水厂卫生学评价

为了解全省农村饮水安全工程卫生学现状,切实保障农村饮用水安全,中心公共卫生研究所组织公共卫生、水利、环境保护等领域专家对郑州市、安阳市、鹤壁市等8个地市10个县区的10处农村饮水安全工程进行卫生学评价,对水厂的选址、布局、水源选择、水处理工艺等方面进行卫生学评价,评价饮水安全工程建成运营后可能产生影响水质的风险因素,提出合理科学且具有可行性的卫生学建议,促使农村饮水安全工程长期有效运转,保障农村居民饮水安全。

(供稿:彭靖、张欣烨、张杰)

十七、环境健康宣传

2022年3—9月,中心举办第二届河南省"环境健康杯"征文绘画比赛,本次比赛以"气候变化与健康"为主题。2023年3月,经过环境健康领域专家和中小学教师对征文类和绘画类作品的主题内容、文字水平、色彩搭配及创新亮点等方面进行初审和复审,最终评选出:一等奖8名、二等奖16名、三等奖24名、优秀奖100名,优秀组织奖8个,优秀辅导教师奖10名。

11月7日,在郑州市举办第三届河南省"环境健康杯"征文绘画比赛启动仪式,进一步加深公众对室内空气质量与人群健康相关知识的理解,提高公众对室内空气质量的关注度,在日常生活中养成良好生活习惯的同时,积极学习健康防护知识,增强自我保护意识和文明健康意识。

(供稿:张欣烨、张杰)

十八、学生常见病和健康影响因素监测与干预

2023年4月底前,补做完成2022年度学生常见病和健康影响因素监测现场工作、数据审核及上报。全省17个省辖市和济源示范区共158个县区共计完成176家省、市、区(县)管理部门学校卫生工作情况调查,1234所学校和幼儿园37.6万名儿童青少年常见病监测,学生近视相关影响因素和行为影响因素问卷调查25.7万份,890所中小学校卫生工作情况调查,5316间教室教学环境卫生监测。

2023年10月底,全省158个县区完成2023年学生常见病和健康影响因素监测现场工作,县区覆盖率100%。全省完成176家卫生管理部门学校卫生工作基本情况调查,1289所学校/幼儿园39.6万名儿童青少年学生常见病监测,学生近视相关影响因素、行为影响因素问卷调查27.2万份,889所中小学校卫生工作情况调查,5313间教室教学环境卫生监测。

以"健康知识进校园"等六项干预行动为抓手,面向学生、家长、教师和公众开展多形式的学生健康科普宣教活动。全年常见病干预学校1124所,覆盖学生90.3万人,发放宣传折页85.7万份、海报1.6万张、宣传册33.8万份。

(供稿:王丽茹、许凤鸣)

十九、儿童口腔疾病综合干预

根据国家卫生健康委要求在全省开展适龄儿童口腔健康教育、口腔健康检查、窝沟封闭和局部用氟等口腔疾病综合干预工作。2023年1—6月,补充完成2022年度窝沟封闭任务,为28 162名适龄儿童进行口腔健康检查,对22 831名适应证儿童的70 786颗"六龄牙"实施了窝沟封闭。7—12月,全省42个窝沟封闭项目县区共对341所小学的81 903名儿童进行了口腔检查,对其中65 472名符合适应证的儿童实施了窝沟封闭,封闭六龄牙202 785颗,超额完成2023年国家卫生健康委规定的封闭17万颗六龄牙的项目任务(完成率119.3%)。

2023年1—3月,补充完成2022年度第二次用氟防龋任务,为42 773名儿童实施两次局部用氟防龋(完成率148.5%),截至2023年3月31日,2022年局部用氟任务已全部完成。4—12月,全省11个局部用氟项目县区共对217所幼儿园的51 827名学龄前儿童实施口腔健康检查,对50 810名儿童实施一次局部用氟防龋措施,一次用氟完成率141.1%,对42 152名儿童进行两次局部用氟防龋,两次用氟完成率117.1%。

项目县区为378所小学的11.3万名小学生发放"健康口腔从保护牙齿开始"宣传折页,为8.7万名小学生发放"爱牙总动员"画册。各地共举办口腔健康教育活动1451

场,覆盖18.6万人次。使用规范化PPT和教师指导用书在小学、幼儿园及其他地点如医院、广场、社区等举办693次口腔健康教育课,对象有学生、教师、学生家长及村民等共12.1万人次。利用微信群、公众号、多媒体讲课等途径播放"健康口腔助成长"4个短视频,共覆盖16.5万人次。

(供稿:李凤娟、王旭)

二十、农村义务教育学生营养健康状况监测和指导

为了解和评价实施"学生营养改善计划"对学生营养健康状况的影响效果,全省29个监测县开展农村义务教育学生营养健康监测工作。2023年共计上报县基本情况表29份(100.0%)、学校基本情况表703份(108.2%)、学生问卷5039份(112.5%)、家长问卷6283份(104.7%)、血红蛋白调查表6283份(104.7%)、学生体育测试表7234份(120.6%)以及学生体格检查表11.3万份。学生血生化和粪便样本采集已全部完成,所有样本已寄送中疾控营养所指定的监测机构,所有上报数据均完成省级数据审核。

(供稿:刘晶晶、王延鑫)

二十一、学校卫生信息化建设

2023年9月,学生常见病和健康影响因素监测信息系统全面上线使用,各监测县区实现学生常见病监测无纸化、数据自动采集并上报,极大提高工作效率;建立儿童青少年一人一档的电子化健康档案,监测儿童青少年近视、龋齿等常见病和生长发育状况。将各级疾控机构、医疗机构、学校等相关用户纳入全省统一监测系统,有效提高用户之间信息传递速度和效率,实时掌握工作进度,提高管理效率。信息系统集数据采集、存储、汇总、统计分析、评价和反馈于一体,且数据统计分析可视化;实现大数据采集分析、监测预警、家长实时接收监测结果反馈及健康教育等功能,构建以省、市、区(县)为单位的学生—家庭—学校—卫生部门四位一体的联动防控监测干预与管理网络。

(供稿:王丽茹、王延鑫)

二十二、卫生宣传日主题活动组织开展

2023年2月,制定并下发《河南省疾病预防控制中心关于开展2023年"中国学生营养日"等宣传活动的通知》(豫疾控〔2023〕21号),以"5·20"中国学生营养日、"6·6"爱眼日、"9·20"爱牙日等宣传日为契机开展主题宣传活动。全省各级行政部门和疾控中心、医院、企业、社区、学校、幼儿园及养老院等机构共同组织开展活动1500余次,参与活

动的专业技术人员约1.2万人次,发放学习、生活用品和折页、画册等各类宣传品101.7万份,电视、报纸和网站、公众号等媒体信息发布共9109次,各级机构在宣传活动的组织开展中配套经费投入共计297.7万元,覆盖人口167.9万人。

(供稿:王旭、王丽茹)

二十三、"阳光运动 快乐儿童"优秀摄影作品征集活动

为提升学生科学用眼意识与行为素养,推动家庭和学校鼓励儿童青少年更多地参与到户外运动中去,2023年3月在全省范围内举办"阳光运动 快乐儿童"优秀摄影作品征集活动。至活动结束全省共统计收到投稿作品1800余件,各省辖市疾控中心根据稿件主题原创性、清晰度等情况对稿件进行初筛后上报。邀请多位健康教育和摄影领域的专家对投稿作品进行评审,在对参与活动的稿件主题内涵、构图创意和视觉效果方面进行了三轮评审后,分别确定出单图、套图组一、二、三等奖共38名,优秀奖50名,同时还根据各地上报稿件数量、质量等组织情况,评选出30家优秀组织单位。

(供稿:王旭、王丽茹)

二十四、食品安全风险监测检验

2023年食品中化学污染物监测国家计划部分共采集上报样品4279份,上报监测数据91 126条;省专项监测共采集监测样品2195份,获取监测数据3851条,完成率101.9%;完成对郑州市、安阳市、驻马店市等三地市小麦和小麦粉样品交链孢毒素复检工作。食品中微生物及其致病因子监测国家计划部分完成监测样品3172份,完成计划数(3040份)的104%,检测17种微生物共计12 392项次,检出致病菌1097株;省计划部分完成监测样品1233份,完成计划数(1220份)的101%,检测微生物共计4859项次,检出致病菌82株。食源性疾病主动监测和专项监测31家哨点医院上报腹泻病例信息6594条,完成计划数的(5580条)的118%,检出并报送致病菌643株;对1351株致病菌进行WGS测序并将测序数据通过国家食源性疾病分子溯源网络(TraNet)上报;对803株沙门氏菌和致泻大肠埃希氏菌进行29种抗生素耐药试验并通过TraNet上报药敏测试结果。

(供稿:廖兴广、苏永恒、李永利)

二十五、卫生检验技术培训和质控考核

对基层集中开展6次卫生检验技术培训学习,累计培训学员近500人次。对17个省

辖市及济源示范区疾控机构、部分县级疾控机构、31家哨点医院实验室开展5项卫生检验技术实验室质量控制考核工作,各单位考核结果均为合格或满意,并及时下发《河南省疾病预防控制中心关于2023年食品安全风险监测化学污染物及有害因素监测实验室间比对结果的通报》(豫疾控函〔2023〕38号)。

(供稿:张榕杰、苏永恒、李永利)

二十六、全省疾控实验室检测能力调查

面向全省范围,包括郑州中国铁路有限公司疾控中心在内的19个地市和行业疾控机构,以及157个县区级疾控中心(包括19个县级市、78个县、60个区),采用全省普查的方式,通过调查单位基本情况、检验项目开展情况、主要仪器设备装备情况、能力验证/质量控制考核情况、参加上级部门组织培训情况等,进一步了解全省疾控中心实验室检测能力的现状。该项调查形成《河南省疾控系统人力资源与实验室能力建设调查报告》。

(供稿:廖兴广、刘俊华)

二十七、GB 4789.6—2016国标修订

卫生检测检验中心微生物实验室承担《食品安全国家标准 食品微生物学检验 致泻大肠埃希氏菌检验》(GB 4789.6—2016)的修订工作,国家食品安全风险评估中心、中国检验检疫科学研究院作为成员单位参与修订。已完成资料收集和分析比较,确定修订方案。根据专家建议,加大验证菌株筛选范围和进一步数据分析。该项目经国家标委会批准,项目延期至2024年6月30日。

(供稿:李永利、崔莹)

二十八、动物实验室修缮

根据前期调研、设计、造价,与中标方签订《河南省疾病预防控制中心动物房维修项目工程施工合同》,明确工程造价范围、工期、验收条件等,协调各方,保证工程进度,该项目已于2023年年底完成施工。

(供稿:袁鹏)

第十四节　疫苗临床研究

一、6项研究通过国家药监局注册核查

2023年,共完成国家药监局审核查验中心对6个已完成项目的药品注册临床试验现场核查,所有迎检项目均通过核查,通过率100%。

通过注册核查的6个项目分别为北京生物Sabin株脊髓灰质炎灭活疫苗(Vero细胞)批间一致性及序贯免疫临床试验、成都欧林生物AC-Hib联合疫苗Ⅲ期临床试验、大连科兴水痘减毒活疫苗扩大使用人群临床试验、北京科兴5人份Sabin株脊髓灰质炎病毒灭活疫苗(Vero细胞)Ⅲ期临床试验、兰州生物13价肺炎球菌结合疫苗Ⅲ期临床试验、上海生物水痘减毒活疫苗Ⅲ期临床试验。

二、3款创新疫苗获批上市

由中心承担临床试验的赛诺菲巴斯德四价流感裂解疫苗(6—35月龄)、中慧元通四价流感亚单位疫苗(3岁以上)、兰州生物三价重配轮状病毒减毒活疫苗分别于2023年2月21日、4月17日、5月17日获批上市,其中四价流感亚单位疫苗(3岁以上)、三价重配轮状病毒减毒活疫苗均为国内首款。

三、组织开展13次疫苗临床试验专家库质量检查

2023年是河南省疫苗临床试验质量检查专家库成立的第1年,在注册核查前、数据库锁定前等重要节点,疫苗中心统筹协调全省现场资源,共启用13次疫苗临床试验专家库,涉及14个研究现场,组织开展对13个项目的质量控制检查,保证项目质量,确保数据真实、可靠,通过国家注册核查。

四、举办基地管理培训班及座谈会

2023年,举办全省疫苗临床研究基地管理培训班及全省疫苗临床研究现场座谈会2个重要会议,全省19个现场主要领导和骨干研究者共计90余人参会,中心党委书记郭万申在培训班上作重要讲话,对过去进行总结反思,对现状进行梳理剖析,提振了现场

士气;中心主任郝义彬参加座谈会,聆听基层声音,并提出工作要求,明确不断加强全省研究基地管理,推动全省疫苗临床研究事业高质量发展。

五、制定疫苗临床试验管理制度和现场管理办法

2023年,在中心党委的正确指导下,为全面加强全省疫苗临床试验规范化管理,推进全省疫苗临床试验事业健康发展,首次在中心层面制定并发布《河南省疾病预防控制中心疫苗临床试验管理制度》《河南省疫苗临床试验现场管理办法》。

(供稿人:冯光伟)

第十五节 预防接种门诊

2023年预防医学门诊部现有正式职工15人(借调人事处、省疾控局各1人),崖聘12人。

一、以学促做,强化党建

预防医学门诊部紧紧围绕中心党委的部署和要求,深入开展学习贯彻习近平新时代中国特色社会主义思想主题教育工作。采用领导干部带头学和个人自学相结合的方式,原原本本精读原著,认真研读党的二十大报告和党章,研读习近平总书记关于卫生健康工作重要论述等,结合工作职责需要,撰写心得体会。开展"人人讲党课"主题教育活动。利用PPT示图、文字讲解、感悟分享、现实事件分析等多种形式交流所思所感所悟,检验学习成果。承办"学习贯彻习近平新时代中国特色社会主义思想主题教育"研讨交流暨"赶考路上有我"主题演讲比赛,与15个支部的参赛选手同学习共交流,坚持不懈用习近平新时代中国特色社会主义思想武装头脑、指导实践,不断提高履职尽责的能力和水平,为新时代新征程疾控事业高质量发展贡献力量。

二、贡献力量,助力文明单位建设

一是细化服务标准,公开服务承诺,开展服务理念培训。开展"文明优质服务月活动",充分利用专业优势,深入群众开展"及时疫苗接和 共筑免疫屏障""生活无限好'带疱'请勿扰"等系列科普活动,普及接种知识,加强宣传教育,为提升群众预防意识、推进疫苗接种、健康教育、传染病防治等方面贡献疾控力量。二是门诊部组织牵头积极参与

"学雷锋见行动 无偿献血我先行"活动,创造历年献血量之最,为临床用血提供有力保障。三是积极倡导弘扬正能量,涌现一批任高翔、芮春军等先进典型。

三、满足群众需求,承担社会责任

疫苗接种是预防医学门诊部的核心业务,保障动物咬伤暴露后处置及狂犬疫苗接种工作有序开展的同时,门诊部勇于承担社会责任,采购紧缺四价、九价HPV疫苗,多方协调增加疫苗种类,如流感疫苗、甲肝疫苗、乙肝疫苗、肺炎疫苗、带状疱疹疫苗、破伤风疫苗、破伤风免疫球蛋白、微卡(注射用母牛分枝杆菌)等,并具备特殊罕见疾病如出血热等疫苗储备,疫苗种类齐全,应急接种能力强,满足群众多样化接种需求。

四、强化规范管理,确保预防接种无恙

规范接种管理,确保接种安全,提高免疫规划服务水平:一是严格落实依法执业。做好医疗机构资质延续,包括《医疗机构许可证》《放射诊疗许可证》《室间质评合格证书》等年审校验工作。做好医师定期考核工作。预防接种环节各项工作严格按照《中华人民共和国疫苗管理法》《预防接种工作规范》《疫苗储存和运输管理规范》等相关规律、规范执行。二是修订完善各项工作制度、内部控制管理、考核制度、工作人员工作质量及管理考核办法,制定疑似预防接种异常反应紧急处置预案等,保障接种安全。三是合理设置各功能分区,将预检登记室和接种室分开,狂犬疫苗接种区域和二类疫苗接种区域分开,达到相对独立,避免人多拥挤嘈杂,减少杜绝接种事故的发生。四是组织、参加业务培训,提高服务能力、水平。多次组织疫苗相关业务学习及急救知识相关培训,熟练掌握疫苗接种相关知识、急性过敏性休克处置流程、常见急救药品使用方法等,提高业务能力水平,满足门诊疫苗种类增多、接种量大幅提高及疫苗安全接种需求。

五、多方发力,拓宽业务范围

化验室购置新仪器,开展新项目。购进全自动生化分析仪、化学发光仪及酶免工作站、全自动血液细胞分析仪并调试完成,开展新的检测项目如肝功能(8项)、肾功能(3项)等共40余个检测项目。积极推进预防性体检工作,顺利正常开展对外服务。联合中心免疫规划所、性病艾滋病所、寄生虫所及各专业实验室等,开展集疫苗接种、动物致伤暴露处置、寄生虫、性病艾滋病检测、传染病防控为一体的疾控特色预防服务体系。完成地下室对外出租。

六、筑牢安全生产防线,保障高质量发展

门诊部按照安全生产月相关要求,结合前期省卫健委等职能部门提出的整改要求,对工作区域全面排查、梳理整改,各种消防设施安装到位、安全宣传警示标牌清晰美观。多次开展消防安全知识培训和疏散逃生、火灾演练,毫不松懈抓好安全生产各项工作,以高水平安全保障高质量发展。

七、多样化宣传途径,提高影响力

放置宣传立牌、门口安装LED显示屏、利用"河南疾控"微信公众号发布宣传文章及增设疫苗预约通道等途径加大宣传力度,疫苗接种量及门诊部影响力大幅提高。

八、体恤员工,排忧解难

解决老院区工作人员就餐难问题、安装电动车充电桩,满足老院区工作人员生活需要,为老院区工作人员提供交通便利条件,提升职工幸福感和凝聚力,消除后顾之忧。

九、实现门诊数字化信息化

完成门诊数字化信息化建设,优化工作流程,适应现代化门诊建设需求,为群众提供更优质、高效的服务。

(供稿:张二兵)

第十六节　信息化建设

一、积极构建省级疾控大数据中心

依托河南省疾控综合业务信息平台建立疾控数据仓库,2023年共接入汇集存储1 802 773条传染病、突发公共卫生事件、死因、职业健康、地方病等不同种类业务数据,加速疾控数字化。5月29日,调整完成中心电子政务外网转换对接策略,并开发"河南省疾控综合业务信息平台"中"全省传染病大数据可视化系统"有关互通接口程序。2023年

5月30日,首次实现全省省域内传染病数据多维度可视化系统与国家疾控局指挥中心大屏系统的实时对接展示,推进疾控数据智慧化共享。

(供稿:许璐)

二、医防数据融合应用共享

2023年4月以来,调研全省622家二级以上医疗机构传染病数据对接需求情况,初步建立全省医院信息系统与传染病监测系统信息交换共享模式,首次研制《河南省辖区医疗机构传染病数据与疾控信息平台对接共享技术方案》和《信息平台互联互通接口技术标准规范》,设计提出全省医疗机构信息系统与疾控传染病监测信息平台网络通、数据通、业务通的信息化技术实现方法路径,进一步改善解决医卫信息交换协同难度大、效率低、成本高的问题,保证医院和疾控信息平台数据互通共享的标准统一、流程规范和安全高效,并首次成功实现与全省16家医院原始传染病数据实时智能互通交换同时上行至中国疾病预防控制信息系统,促进我省医防信息共享联动。

(供稿:许璐)

三、全省疾控系统视频会商应用能力全面增强

2023年12月底,完成纵向贯通省—国家和省—市—县疾控视频会商系统升级建设,全面扩展全省疾控系统视频会议的覆盖范围,实现省中心上行联通国家疾控局、中国疾控中心、省卫生健康委和下行联通全省18个地市、166个县区疾控中心及12个市级结防所实时进行远程视频会商功能,并形成省主中心和市分中心的两级疾控视频会议管理调度中心,促进全省疾控机构视频会议全对接、全汇聚、全共享应用。

(供稿:许璐)

四、科学有序开展全省疾控信息化能力建设情况调研

2023年4月,制定调研方案和调查问卷,采用网上和现场相结合的方式开展完成全省186家疾控机构全覆盖调研,调查数据及时完整率达到100%,立体直观展现各地市、县(区)疾控中心信息化建设真实现状和准确掌握具体需求建议,并着力现场解决问题难点和提出对策方法,为疾控信息化建设的规划编制、问题研究和科学决策提供高质量基础信息,统筹推动全省疾控信息化建设快速发展。

(供稿:许璐)

五、全省中疾控信息系统网络安全保障建设

持续加强对全省疾控虚拟专网（VPN）的动态监测、配置实施、运行管理和应急保障，3月23日，完成与国家疾控中心重新协商建立省—国家两条VPN隧道。8月份，印发《关于加强中国疾病预防控制信息系统网络安全保障工作的通知》文件，指导各地从管、用、维等方面加固网络安全防护措施，切实提高我省中疾控信息系统网络安全防护能力，促进全省中疾控信息系统安全体系建设。2023年分别应急处置解决商丘、新蔡、鹿邑、焦作、汝州、鹤壁、济源、洛阳、兰考、长垣、周口等地VPN系统故障问题，并为各地提供VPN技术支持和指导，保证国家—省—市VPN隧道运行正常，保障全省各级疾控中心、4600多家医疗机构能够及时安全传输传染病疫情等信息。完成全省1万个各级各类中疾控信息系统用户数字证书更新，编制印发《河南省中疾控信息系统用户VPN及数字证书使用管理手册》，召开全省中疾控信息系统数字证书管理员使用培训会，指导各地系统用户数字证书的规范操作使用，进一步提升数字证书用户在使用数字证书中解决问题的能力。

（供稿：许璐）

六、网络信息安全保障

全面开展强化中心重要数据分级分类和安全保障能力专项工作，率先在全省疾控系统实施完成中心门户网站应用基础软件国产化适配替代，并综合采取监测预警、风险分析、等保测评、测试演练、检验评估、应急处置、宣传实践等多种安全防御保护措施，基本建立涵盖中心网络安全、数据安全、应用安全、终端安全等的全业务链安全，有力提升中心关键网络和重要数据安全防护水平。2023年2月，信息中心制定中心涉疫重要数据安全保障专项工作方案，完成中心近60名重点人员电脑安全检查和防护策略加固；5月再次全面深入排查中心涉疫数据安全保护状况，梳理建立中心重要部门和疫情防控组人员数据库，加固优化中心各部门涉及重要数据收集、存储、使用、传输、归档等环节共183名人员终端电脑有关开机密码、开启操作系统防火墙、关闭高危端口、安装防病毒软件、开启系统日志审核策略、设置锁屏等安全措施，并对中心重点人员涉疫数据安全管理应用提出要求和建议。9月，对中心251名重点人员办公电脑进行病毒查杀。10月，完成中心17个信息系统网络安全等级保护评测及备案工作。通过监测预警、攻防演练、整改加固和应急值守等措施，中心圆满完成春节、全国两会、第十九届杭州亚运会等重要节假日和活动的网络安全保障工作，同时通过中心OA办公系统发布网络信息安全风险提示公告，组织中心全体人员参观网络安全馆等多种形式，开展网络安全教育，提升中心职

工网络安全意识。网络安全主题教育实践活动。2023年共编写中心网络安全监测报告365期,有效处理各类中高危安全漏洞可能引发的网络安全风险事件76起,自主捕获互联网恶意程序样本131个,监测并遏制阻断各类网络安全攻击317 287次,同比(812 495次)减少60.95%,确保中心无重大网络安全事件发生,并受到省公安厅通报表扬,充分发挥全省疾控网络安全保障引领示范作用。

(供稿:许璐)

七、持续强化中心网络基础保障支撑

2023年信息中心建立标准化、流程化、数据化的运维管理机制,提升日常运维工作效率、服务品质和网络质量,保障中心网络不间断稳定运转。2023年,巡检中心数据机房、各楼层网络交换设备和视频会议相关设备运行状况共1201次,提供会议室各类视频会商系统技术保障服务179次,提供各类网络使用和门户网站、办公OA系统和虚拟化平台应用技术服务共2215次,第一时间监测发现并主动快速解决各类网络设施运行故障异常22起。

(供稿:许璐)

八、信息化助力疾控业务工作

2023年,信息中心积极助力疾控业务工作向信息化模式转型,以信息技术创新为驱动,多层次多方位调研掌握中心28个部门信息化应用现状和需求期望,全面为中心多部门有关抗病毒治疗点地图、学生常见病和健康影响因素监测、实验室信息管理、数字化门诊、疫苗信息管理等多业务应用系统建设提供信息资源规划、信息技术服务和安全可靠支撑,极大提升疾控各项业务高质量工作效能,进一步提高疾控信息化建设水平。

(供稿:许璐)

九、河南省中国疾病预防控制信息系统用户管理与标准编码和人口数据维护

2023年3月,完成地市和省直管县28名系统管理员登记备案。开展完成河南省中国疾病预防控制信息系统用户账号清查,完成65个待审核账号、270个待分配权限账号整改。2023年,共为中心有关部门和地市创建用户账号24个并制作颁发CA数字证书,分配新的业务系统60次,账号延期101个,确保用户能够正常使用中国疾病预防控制信息系统,实现河南省中国疾病预防控制信息系统规范管理。标准编码维护按照"应维尽维""代码一致"原则,完成10个省管县所辖265个乡镇街道以及428家医疗机构归并

到所辖地市,新增 3 个开发区,260 家医疗机构新增丙肝监测、精神卫生等业务职能维护以及 520 家医疗机构信息维护。12 月,完成开封市 2 个县区、安阳市 3 个县区人口数据调整。

(供稿:陈正利)

十、河南省疾控综合信息填报与国家卫生健康统计年报

2023 年,完成疾控综合管理信息系统组织机构信息、机构人员信息、信息化建设管理、房屋建设、实验室管理、检验能力、财务收支等内容的填报,全省疾控机构信息报告率与完整率均为 100%。完成中心机构基本情况、人员、房屋与基本建设、设备(万元以上)、收入与支出、资产与负债、人才需求计划、医用设备等 110 余项内容卫生健康统计年报。

(供稿:陈正利)

第三章　科学管理

第一节　综合目标管理考核

为推动中心各项工作职责的全面履行,科学评价各部门工作情况,中心推行综合目标管理责任制,制定综合考核管理办法(试行)。按照年初签订综合目标管理责任书、年中统筹推进重点任务与一般目标、年末开展综合目标考核的流程有序开展工作,通过综合目标管理与考核有效推动整体工作水平提升。2023年年初,各职能处室、业务部门提出年度综合目标,确定年度重点任务与一般目标,按照三级管理的原则,中心领导与各部门负责人签订综合目标管理责任书,将责任目标层层分解,落实到个人。依照《河南省疾病预防控制中心关于开展2023年综合目标考核的通知》,2023年7月11—14日、2024年1月17—22日,中心分别对各部门进行了半年和全年综合目标考核。考核组坚持公开、公平、公正和实事求是的原则,兼顾职能管理和业务管理两类目标,结合新的工作形势对考核内容适当扩充,从职能管理与服务评价、部门年度工作总结、重点工作、一般工作、部署任务督查情况、职能管理测评、部门述职情况等多个维度综合评价,同时将半年考核成绩纳入全年考核测评。2023年度综合目标考评结果显示,宣传科、免规所分别为职能科室和业务科室的第一名。

(供稿:王艺康)

第二节　宣传工作

一、及时主动回应公众关切

积极组织一线专家参加人民网、河南卫视、河南电视台都市频道、民生频道、公共频道、河南新闻广播、交通广播、河南广播电台等多家主流媒体的现场科普直播、录播和采访近300人次,有效提高了公众对新冠疫情防控知识和其他重点疾病防治知识的知晓率,提升了全省疾控系统的社会认知度。结合社会热点健康问题,积极策划、主动回应,先后组织专家接受新华社、央广网、央视新闻、《河南日报》、大河网、《医药卫生报》等中央和省级主流媒体采访,对疫苗接种、流感防控、艾滋病防控、呼吸道合胞病毒等进行科普解答,起到了较好的正面宣传和舆论引导效果。

(供稿:刘占峰)

二、加强与主流媒体合作

疫情防控、新冠疫苗接种、重点传染病防控工作等信息先后被中央人民广播电台、人民网、河南卫视、河南日报、河南新闻广播等省内外主流媒体所宣传报道,省级以上主流媒体累计报道超 1000 次。中心积极与新闻媒体开展合作,就重点防病日和重点传染病防控等重要议题,及时组织权威专家通过媒体发声,主动联合媒体策划宣传活动,宣传的数量、频次、深度不断提升,基本做到了电视有影、广播有声、网络有文,为公众提供了获取健康知识和疾控重点工作信息的权威来源,也使公众对于疾控工作有了更深入的了解,起到了很好的宣传效果。

(供稿:刘占峰)

三、加强宣传队伍建设

坚持全省疾控系统"宣传一盘棋",不断壮大中心通讯员队伍和河南疾控系统通讯员工作队伍,实现全省宣传信息互通互联,科学高效开展宣传工作,不断持续提升疾控宣传工作谋划能力、创新能力,提高各级疾控机构参与宣传的积极性和主动性。全省疾控系统通讯员先后配合中心开展全省疾控工作者先进事迹征集、全省疾控系统优质新闻宣传稿件(线索)征集、疾控历史文化资料及实物征集等多个活动;及时向中心报送有价值的新闻信息和宣传资料,做好《河南疾控》报等信息报送工作,强化大宣传理念,形成宣传合力,全面展示疾控形象,持续提升社会影响力。

(供稿:王建坡)

四、积极发挥中心自有宣传平台作用

通过"河南疾控"微信公众号、今日头条号等编辑发布科普文章和信息近 3000 篇,总阅读量超 2.2 亿次,内容覆盖疫苗接种、传染病防控、热点健康问题等公众关心的领域,成为提供权威疾控信息、满足群众健康需求的重要渠道。在节假日、疾病预防日等关键时间节点,及时发布科普文章和健康风险提示,起到了较好的科普宣传和舆论引导作用。编辑《河南疾控》25 期,积极宣传中心和全省疫情防控、工作动态、党的建设等信息,不仅成为大家获取中心各部门和各地权威信息的重要渠道,还成为展示全省疾控工作动态和形象的重要平台。"河南疾控"微信公众号已成为河南省最具影响力的官方自媒体之一,持续排名全国疾控系统第 1 名,全国卫生健康类公众号前 3 名,成功跻身全国 350 万个微信公众号前 10 强。

(供稿:李浩源)

五、全面筑牢意识形态防线

加强意识形态宣传工作,牢牢守住思想舆论高地。推进宣传阵地建设,充分发挥中心自有新媒体影响力,通过"河南疾控"微信公众号、人民日报健康号等发布主题教育信息、党的二十大知识、习近平总书记系列重要讲话和重要论述等相关信息110余条,总阅读量超500万,为意识形态工作的开展营造了良好的舆论氛围;巩固壮大主流舆论,紧紧围绕省委省政府、省卫生健康委和省疾控局重点要求,健全宣传工作制度,创新宣传方式手段,持续唱响主旋律,传播凝聚正能量;持续强化管网治网,建立完善网络意识形态安全治理防控体系,加强新媒体管理,持续开展舆情监测和风险评估,推动营造清朗有序的网络舆论环境。

(供稿:王建坡)

六、强化对外合作交流

2023年,多次向广东、江苏、上海、浙江等地分享介绍新媒体运营经验;在清华大学出版社出版的《大健康IP实战教程》一书中,以《"河南疾控":探索官方号"出圈"路径》为题专题介绍了中心新媒体健康传播经验,篇幅达5页;与中国疾控中心艾防中心探索建立新媒体运营合作机制,双方不断加强交流合作和学习沟通,探讨提升新媒体工作经验,对"中国疾控艾防中心"微信公众号的运营管理状况、发布内容、用户属性等进行评估,并形成《"中国疾控艾防中心"微信公众号运营和传播效果评估报告》。

(供稿:刘占峰)

第三节 职称评审

2023年,中心经河南省高级专业技术职务任职资格评委会评审通过主任医师、主任技师、正高级经济师共计10人,副主任医师、副主任技师共计15人。2023年,中心聘任主任医师、主任技师共计12人,副主任医师、副主任技师、高级工程师、高级工艺美术师共计23人,主管医师、主管技师、馆员、人力资源师共计19人,医师、技师、药师、助理工程师共计15人。

(供稿:韩静梅)

第四节　档案管理

一、工作情况

(1) 持续完善档案管理制度。2023年4月,通过中心内网发布《关于开展2023年度专业技术人员档案整理的通知》,通过建立各部门联络员制度,开展有组织、分批次整理各部门专业技术档案工作。

(2) 完成年度档案整理工作。2023年全年档案工作包含:一是整理归档中心专业技术档案全宗310个;二是整理归档中心2022年度发文共计342份;三是整理2023年电子版、纸质收文共计1856份;四是收集完成中心2023年培训会议材料90余套;五是为中心职工提供档案查阅服务50余次。

(3) 加强对档案工作的指导与检查。2023年,配合省档案局、省卫健委完成对中心的档案工作统计及检查。重点对综合档案室、人事、疫苗中心档案进行指导检查,针对档案规范整理、保管、防灾等共性问题,及时与部门负责人进行沟通,抓紧落实问题整改。

(4) 持续加强档案室防灾减灾检查。档案室的安全及险情处置历来是档案工作的重要内容之一。为了有效预防、及时控制和迅速消除档案室突发事件的危害,加强对档案室的每周例行检查。重点关注档案保管状况和房屋安全状况,将各类灾害对档案的危害降到最低。

二、成绩和经验

(1) 强化观念。档案由保管为中心变为以利用为中心,积极为中心各项业务发展提供良好的服务。

(2) 注重检索。注重对文件材料的系统编目,提高档案利用效率。

(3) 降低库存。集中统一销毁中心保密文件。防止涉密文件的超范围扩散,减少各部门档案库存压力。

(供稿:马称)

第五节　预防医学会管理

一、基本情况

依据年度工作目标,具体任务是完善预防医学会组织网络,助推市级学会正常活动,扩大预防医学会的区域影响力;吸纳公共卫生、临床医学、中医药、健康相关专业等组建分支机构,敦促相关专委会按要求及时进行换届改选;加强《现代疾病预防控制》质量保障体系建设,严格执行"三审三校"制度,确保期刊内容导向和出版质量,持续提升期刊影响因子,为跻身核心期刊奠定基础;履行好学术交流、科普宣传等基本职能,办好1—2个高水平、高质量学术会议;继续扎实做好河南省疾控人才培养项目和其他政府委托工作,加强培训工作管理;探索"数智学会建设",对专委会和会员信息进行数字化管理,维持河南省预防医学会微信公众号活跃度,提升品牌影响力。

二、业务工作

(一)重点工作

1.完善预防医学会组织网络,助推市级学会正常活动;吸纳公共卫生、临床医学、中医药、健康相关专业等组建分支机构,敦促相关专委会按要求及时进行换届改选

建立18个省辖市预防医学会交流群,加强对省辖市预防医学会的沟通交流与指导。年初下发《河南省预防医学会2023年工作要点》,要求各省辖市预防医学会、各专业委员会按照要求开展工作。2月下发《关于做好2023年应换届专业委员会换届工作的通知》,对应换届未换届和逾期未换届专业委员会提供必要的指导和帮助。

2023年度经河南省预防医学会第六届常务理事会审议,讨论通过神经系统畸形防治专业委员会、认知与运动障碍预防与控制专业委员会2个专委会成立和卫生检验专业委员会更名的申请。

截至2023年年底,2022年第三次常务理事会批复准予成立的9个专业委员会均已成立。2023年成立11个专业委员会,分别是脊柱疾病防治专业委员会、过敏病预防与控制专业委员会、艾滋病防治专业委员会、甲状腺疾病预防与控制专业委员会、出生缺陷防治专业委员会、神经系统畸形防治专业委员会、认知与运动障碍预防与控制专业委员会、口腔预防医学专业委员会、骨质疏松症预防与控制专业委员会、全科医学专业委员会和

肝胆胰疾病预防与控制专业委员会。女性生殖健康专业委员会学组成立盆底功能障碍性疾病防控学组和妊娠期止血与血栓性疾病防控学组。7个专业委员会进行换届改选,分别是小儿先天性心脏病防治专业委员会、微生态专业委员会、女性盆底功能障碍性疾病防治专业委员会、肿瘤预防和控制专业委员会、糖尿病预防与控制专业委员会、皮肤性病专业委员会和检验专业委员会。

2023年通过各种形式的宣传,吸收会员1872名。

2.加强《现代疾病预防控制》质量保障体系建设,严格执行"三审三校"制度,确保期刊内容导向和出版质量,顺利完成杂志更名工作

2023年3月经国家新闻出版署批准(国新出审〔2023〕230号),《河南预防医学杂志》刊名变更为《现代疾病预防控制》,主办单位由河南省预防医学会变更为河南省疾病预防控制中心和河南省预防医学会。

杂志按照《出版管理条例》和《报纸期刊质量管理规定》等要求,严格落实"三审三校"制度,不断加强对选题、内容、印制各环节的审核把关,始终坚持刊物质量至上原则,规范期刊编辑管理,提高办刊层次。

期刊采取多种方式对职工进行培训,每年组织人员参加国家和省级编辑专业人员培训进行专题培训;邀请著名专家来本刊编辑部现场授课培训;邀请优秀单位编辑部审读本刊杂志,进行交流学习。在日常工作中,采取一对一编辑交流、每周例会制度、每月点评会、微信工作群等多种多样的形式,交流工作中的问题和方法,有机渗透针对编校质量的培训。

进一步完善审稿专家库,系统共录入相关专业审稿专家200多名,为确保稿件审查质量提供了保障。充分利用微信公众号传播科技创新、学术成果、编校知识、热点话题等内容。2023年收稿817篇,编辑出版发行期刊12期,共发表论文224篇。

3.履行学术交流、科普宣传等基本职能,办好1—2个高水平、高质量学术会议

2023年开展一系列的学术活动,成功举办演讲比赛、各类专业知识培训,利用网络媒体、电台、学校等开展科普宣传,组织专家开展到基层巡讲、义诊、送药等活动。

打造精品学术活动,发挥学术交流和知识培训主渠道作用。2023年学会办积极发挥学会纽带作用,努力搭建全省一流学术交流平台,共举办各类学术交流会30余场,数万名专业技术人员参加了培训和交流。如举办小儿先天性心脏病防治学术交流会,脊柱疾病防治学术研讨会,过敏病预防与控制学术研讨会,幽门螺杆菌、微生态与消化疾病论坛,艾滋病防治学术研讨会,女性盆底功能障碍性疾病学术年会,甲状腺肿瘤高峰论坛,出生缺陷防治学术研讨会,2023年神经系统畸形防治学术交流会,肿瘤防控学术会议,皮肤性病学术会议,首届"质量与创新"中州检验论坛,认知与运动障碍预防与控制学术会议,第一届中原肝胆胰肿瘤学术会议,中华医学会第七次全国公共卫生学术会议,公共卫生眼科学术会议,消毒与医院感染控制学术交流会,第十六届晋冀鲁豫流行病学学

术会议，帕金森病与运动障碍疾病学术论坛，健康教育学术交流会，口腔专业"种植与预防"学术活动，放射卫生学术会议，实验室生物安全技术培训班，阿尔茨海默病规范化预防和诊疗培训班，全科医学学术会议，河南省骨质疏松防治论坛，2023年精神卫生学术交流年会，启动宫颈癌三级预防巡讲，胃肠疾病名医名家走基层活动等。

积极协调各专委会开展本省预防医学领域科普知识宣传活动，推进全民健康行动。消毒与医院感染控制专业委员会举办河南省第四届"爱感控·致青春——青年演讲比赛"，以弘扬广大医院感染管理科技工作者的奉献精神，传播医院感控管理文化，激发广大青年工作者爱岗敬业的工作热情。妇科疾病预防与控制专委会举办了宫颈癌三级预防巡讲，赴全省进行宫颈癌防控宣讲。女性生殖健康专委会举办女性生殖健康科普演讲比赛，进一步激发全省妇产医务工作者对健康科普工作的热情。放射卫生专委会举办河南省首届职业技能竞赛，进一步加强人才队伍能力建设，激发广大专业技术人员的干事创业热情，以更加强烈的责任担当、更加饱满的精神状态、更加务实的工作作风，积极投身健康河南建设的伟大实践。医学寄生虫专业委员会以"4·26"疟疾日为契机，在全省范围内深入开展以"谨防输入性疟疾，持续巩固消除成果"为主题的形式多样的宣传活动。环境健康专业委员会组织开展第三届河南省环境健康宣传系列活动启动暨河南省"环境健康杯"征文绘画比赛。进一步加深公众对室内空气质量与人群健康相关知识的理解，提高公众对室内空气质量的关注度，增强自我保护意识和文明健康意识。自2023年11月中旬起，艾滋病防治专业委员会开展了为期1个月的艾防系列媒体宣传活动。参加新闻媒体宣传（大象新闻网《大医生来了》，大河网"健康半月谈"，河南新闻广播《河南之声》，河南交通广播、河南音乐广播和河南农村广播联合录制的《健康河南》节目等）"河南百千万志愿者高校艾防宣讲暨艺术巡展""防艾专家进校园""防艾专家进企业"等系列活动，充分利用了高校、企业、新媒体平台开展艾防知识宣传，为艾滋病防治知识的普及发挥重要作用。甲状腺疾病预防与控制专业委员会深入郑州市黄河路社区，开展肿瘤防治科普进社区活动，旨在让更多公众了解肿瘤预防、筛查的最新理念和措施，以及为肿瘤患者提供规范和前沿的诊疗及康复护理理念。放射卫生专业委员会编写并拍摄"不可替戴"科普视频，制作"矿山里的隐形杀手"连环漫画，参加第三届全国职业健康传播作品大赛。结核病防治专委会利用"结核病防治宣传日"等重大卫生活动时机，组织有关结核病诊疗专家和卫生科技人员，深入社区、学校、集市等公共场所，采用"专家义诊、健康体检、卫生咨询、专题讲座、发放宣传材料"等多种形式，并首次在"3·24"期间开展点亮"大玉米"等全省标志性建筑活动大力普及结核病防治知识，为增强广大人民群众的结核病防护意识发挥积极作用。

积极开展向政府建言献策、健康扶贫、义诊活动，提升学会形象，扩大学会影响力。预防医学会办公室（实管办）党支部计划开展"知名专家进乡村 健康服务入万家"义诊活动，特邀郑州大学附属医院、河南省人民医院、河南省赛斯口腔医院等眼科疾病、糖尿病、呼吸系统疾病、口腔疾病、高血压疾病知名专家于11月赴上蔡县庙王村为老百姓义诊。脊柱疾病防治专业委员会主任委员参加国家"高原脊柱健康"项目专家医疗团队走进四川省甘孜藏族自治州进行义诊,活动受到当地政府和百姓的欢迎。另外,脊柱疾病防治专业委员会在省内周口市、新乡市、驻马店市和焦作市等多地开展健康义诊等活动30余次,获得热烈反响。老年病防治专委会开展大型老年病健康宣教386次,老年病防治义诊283次,涉及脑血管病、帕金森病、阿尔茨海默病和认知障碍、头痛眩晕、冠心病、老年心衰、心律失常、高血压等老年疾病,产生了巨大的社会影响。脑卒中预防与控制专业委员会在全省范围内开展了"心脑防治百县巡讲,血管健康千村同行"活动。工作开展以来,取得了非常显著的效果:共筛查高危患者7万余人,河南省各基地医院共举行科普宣传468场,受益群众24.4万人;举行义诊609场,受益群众13.3万人;在医院、社区、村镇举行健康讲座87场,听众达2万余人。

(二)一般工作

1. 继续扎实做好河南省疾控人才培养项目和其他政府委托工作,加强培训工作管理

协助省卫健委制订《2023—河南省疾病预防控制人才培养培训工作方案》。2023年2—8月开展河南省疾控机构人才培养现状及需求调研活动,得出了疾控系统工作人员培训需求、频次、时间、形式和内容等方面的具体需求。

完成为期半年的第二期河南省疾控机构骨干人才培训工作,64名学员顺利毕业。与华中科技大学合作举办了2023年疾控综合能力提升培训班(3期),培训187人;与四川大学合作举办了2023年河南省卫生检验技术培训班(2期),培训88人。

积极组织中心人员参加中华预防医学会组织的疾控体系2023年领军人才领导力提升项目和青年精英高级研修项目。推荐中心技术人员23人赴中国疾控中心等上级机构学习。

2. 探索"数智学会建设",建设河南省预防医学会会员委员信息管理系统,维护河南省预防医学会微信公众号,及时更新内容

完成河南省预防医学会会员委员信息管理系统项目询价,签订合作协议。进行河南省疾控中心门户网站中河南省预防医学会相关栏目和信息的更新与维护,及时将最新的学会信息向社会公众展示。本年度公众号发布信息37条,确保平均每十天发布1条信息推送,以维持公众号活跃度。可比于2022年共发布信息2条,2023年较2022年信息发布增长率达1750%。微信公众号关注用户从2022年的178人增加到2023年12月的1032人,增长率达480%。

（三）其他工作

1. 理论学习

落实中央、省委、省卫健委和中心部署要求，围绕"学思想、强党性、重实践、建新功"，积极参加省卫健委和中心组织的学习贯彻习近平新时代中国特色社会主义思想主题教育系列活动，立足学会办（实管办）工作实际，创新载体形式，落实"规定动作"，丰富"自选动作"，一体推进理论学习、调查研究、推动发展、检视整改，推动主题教育走深走实。

2. 党史学习教育

按照中心能力作风建设年台账安排，组织开展中心副主任韩志伟讲党课和党员干部自学等活动。另外还通过期刊业务能力培训、期刊编校和管理学习、学会管理能力学习、疾控综合能力提升培训班、省疾控机构骨干人才培训班等一系列活动。

3. 年检社团

4—6月，按照省民政厅要求，积极准备2022年度社团年检工作，网上系统审核通过，纸质材料已递交。

4. 年度核验

5—6月，根据省委宣传部和省新闻出版广电局通知要求，及时上报《河南预防医学杂志》2022年度社会效益评价报告和工作报表，完成年度核验工作。

5. 教育项目

积极组织专业委员会执行已经获批的2023年度继续教育项目，2023年度执行2项国家级继续医学教育项目和3项省级继续医学教育项目。

三、工作成绩

（1）《河南预防医学杂志》成功更名为《现代疾病预防控制》。

（2）支持引导各专委会积极开展丰富多彩的学术交流、科技培训、科普宣传、政府建言献策、下基层义诊等活动。

（3）通过开展疾控机构人才培养现状及需求工作，获得新冠疫情发生以来全省疾控系统人才培训的一手资料，重点关注被调查者近3年参加培训的内容和对哪些内容有继续培训的需求，能够接受和实现的培训频次、培训方法和比较认可的培训方式等核心信息。通过这些信息，掌握培训覆盖情况，了解疾控人员的实际需求，为后续优化培训工作，开展高质量人才培养提供参考。

（供稿：李洁）

第六节　财务管理

一、预决算管理

顺利完成2022年度决算工作;完成财政部财务决算报表、卫健委决算报表、财政部财务会计报表、固定资产信息系统数据、资产年度报表、内部控制报告的上报工作;完成2022年度决算公开和2023年度预算公开工作。

二、绩效评价管理

顺利完成2022年度单位整体绩效评价工作;完成2022年度中央转移支付资金,其中包含基本公共卫生服务补助、重大传染病防控、中医药事业传承与发展、医疗卫生机构能力建设、卫生健康人才培养培训5个项目的绩效自评表和自评报告的上报工作;完成2023年年中绩效监控工作;完成2024年预算项目的绩效目标设置工作。

三、会计基础

2023年根据政府会计制度的要求,完成资金支付、财务审核和会计核算等日常工作;在全省疾控机构开展会计基础工作规范化管理活动,进一步强化财务人员综合素质的提升;按照财政预算一体化会计核算的要求,2023年采取会计核算并行的方式,在用原来的记账件进行核算的同时在预算一体化平台也进行会计核算,学习熟练使用一体化系统开展会计核算工作,进一步落实省财政厅关于将会计核算纳入预算一体化的要求。

四、规划管理

积极协调省财政厅申请追加综合能力提升项目资金,配合中心应急作业中心项目办公室,参与项目合同的修订、签署意见、项目建设推进会和周推进工作会;积极推动社会化技术服务工作的开展,6月向省卫健委、省财政厅报送《关于对外提供社会化服务的请示》;9月收到省财政厅、省卫健委批复,同意中心开展社会化服务项目;10月向省疾控局报送开展社会化技术服务项目889项;12月完成中心拟开展664项社会化技术服务项目的价格修订和上会准备。

五、支出管理

严格执行各类支出管理办法,完善各类制度规范财务行为,加强支出管理。一是制定《财务审核规范》,进一步规范差旅费、劳务费的报销管理。二是加强审核控制,加大监督力度。配合信息化平台的管理,加大审核力度,严格对事前申请的执行情况进行审核,坚持重大事项集体决策制度,坚持厉行节约,反对浪费,严格按照规章制度审核,严格控制大额现金的支付,推进公务卡的强制执行。

六、收入管理

加强票据管理,提高收费服务质量,实现收费窗口零投诉;加强对各收费环节的内部控制和监督检查,为老区水电费收费窗口、美沙酮门诊办理POS机,并为老区水电收费办理了工行物业云系统,保证各项收费应收尽收;积极筹措资金,保证中心重大项目推进和重点业务的开展。

七、工资福利发放

积极与人事处、工会配合,及时完成每月人员工资、绩效工资和各种福利费发放工作;完成中心2022年度个人所得税汇算清缴工作。

八、独立开户项目资金管理

按照独立开户专项资金和账户资金性质,严格执行相应的财务管理制度,严格执行和控制项目预算,配合相关部门做好财务督导和完工报告,监督完工项目资金结转及后续使用;加强对专户核算项目的管理,完成协会账户的纳税申报和年度审计,加强党费和工会经费账户的会计核算。

九、内部控制制度建设

2023年5月召开内部控制相关会议,研究调整中心内部控制领导小组,制定《内部控制工作方案》;6月中旬完成内部控制报告,根据内部控制完成情况,梳理中心内部控制中存在的问题,并向中心领导提出完善内部控制建设的意见和建议;落实审计整改情况,根据审计厅审计提出的问题组织召开审计问题整改推进会,制定审计问题整改台账,明确责任部门和责任人,逐条逐项积极开展整改落实工作。

(供稿:尹诗瑶)

十、财务管理

(一)收入情况

根据省财政厅批复我中心的综合财务收支计划,2023年收入预算为18 136.9万元,包括基本支出12 533.7万元,项目支出5603.2万元。2023年实际收入总额56 893.99万元,其中:财政补助收入54 663.08万元,事业收入1758.39万元,其他收入472.52万元,本年疫苗临床试验收入根据财政要求按照"收支两条线"管理上缴财政,由财政按比例返还至中心财政账户。

(二)支出情况

2023年中心总支出56 416.15万元,比2022年的总支出56 677.59万元,下降261.44万元,降幅达0.05%,基本与2022年度持平。基本支出12 718.56万元,比2022年的支出12 726.45万元,下降7.89万元,降幅达0.06%。主要包括:人员经费支出10 732.23万元,比2022年的支出10 647.73万元,增加84.5万元,增幅为0.79%;日常公用经费支出1986.33万元,比2022年的支出2078.72万元,下降92.39万元,降幅达4.44%。项目支出43 697.59万元,比2022年支出43 951.14万元,下降253.55万元,降幅达0.58%。

(三)财务状况

2023年年底中心资产总额50 936.03万元,与2022年年底的62 231.55万元相比,减少11 295.52万元,降幅达18.15%。其中流动资产21 113.57万元,非流动资产26 151.87万元,受托代理资产3670.59万元分别占资产总额的41.45%、51.34%和7.21%。2023年年底负债总额13 175.97万元,与2022年年底的15 804.14万元相比,减少2628.17万元,降幅达16.63%。2023年年底净资产总额37 760.06万元,与2022年年底的46 427.41万元相比,减少8667.35万元,降幅达18.67%,其中累计盈余32 503.59万元,专用基金5256.47万元。

(供稿:张黎)

第七节　内部审计

一、开展各项内部审计

2023年,审计科通过集中开展各项内部审计,查找存在问题和漏洞,针对性地提出整改措施,督促相关部门健全完善管理制度,逐步规范运营管理,保障资金财产安全,促进中心业务健康有序发展。

(1)2023年2—6月,审计科组织对中心2019—2022年度财务收支、内部控制和预决算管理、财务管理等情况进行审计。重点审计中心2019—2022年度资产、负债、净资产、收入、支出、结余、专项资金预算执行等方面的财务工作情况。

(2)2023年2—6月,为进一步加强对中心举办会议培训资金的使用监督管理,深入贯彻落实党中央"厉行节约、过紧日子"的精神,审计科组织人员分别对中心2019—2020年度和2021—2022年度培训、会议费支出情况开展专项审计工作。

2023年7—8月,审计科组织人员开展中心2023年上半年培训会议费支出情况专项审计工作。此外,审计科不定期对中心举办的会议培训进行现场抽查监督。

(3)2023年7月,为进一步加强中心内部审计监督,拓展内部审计覆盖面,完善内部管理,结合中心实际工作需要,审计科对中心3个业务部门性病艾滋病防治研究所、卫生检测检验中心和健康教育所2022年度专项资金情况开展专项审计,主要对专项资金预算执行等方面的财务工作情况进行审计。

(4)中心重大项目监督管理。2023年,审计科充分发挥内部监督管理的作用,积极参与对中心3号楼实验室改造项目、卫生应急作业中心建设等工程项目执行过程的监督工作。加强与项目监理公司的对接联络,对重大项目实施过程中经济活动的真实、合法、效益进行监督、控制和评价。依据工程量清单计价规范、施工合同、投标报价文件等要求,协助相关部门对工程进度款进行审核,2023年度共完成11次工程进度款的审核工作。

二、中心合同管理

审计科作为中心合同的管理部门,2023年,审计科持续严格按照相关法律法规和规章制度,加强对中心合同的管理。进一步细化完善"部门合同管理台账模板",明确各部门和专职合同管理员职责,强化合同全过程管理。对各部门签署的拟加盖合同专用章的合同进行审核登记备案,并对中心内网合同信息登记系统流程进行审核,适时对中心各部门合同履约执行、合同管理情况进行监督检查。2023年共计审核登记备案621项合同。

7月,对中心各部门2022年度签订的合同履约执行情况进行检查,通过对各部门签订合同执行过程资料、合同管理台账、合同档案等方面的检查,督促各部门完善合同管理台账,强调建立部门合同管理台账的重要性,真正将中心合同管理制度落到实处。

三、推动审计问题整改和结果运用

针对审计发现问题,为进一步加强审计发现问题整改落实,审计科及时督促相关部门,明确职责,细化流程,以问题为导向,举一反三,认真落实整改。积极参与整改工作专题讨论,从体制机制、岗位职责、廉政风险等方面深入分析、认真总结,通过建立审计问题整改台账等方式,推动审计发现问题及时进行整改到位,从而推动建立审计整改长效机制。

四、配合外部审计

审计科积极配合上级部门对我中心开展的外部审计工作。加强与省审计厅、省卫健委审计人员的沟通交流,听取上级的指导意见。

(供稿:辛民)

第八节 安全保卫、物资管理与后勤保障

一、安全保卫

(1)持续推进"平安疾控"建设,协助中心领导与各处所、直属科室签订《安全生产目标责任书》。

(2)坚持每日巡检,对重点部位进行安全防范排查,发现安全隐患及时电话通知相关责任人处理。监控室24小时值守。每季度开展反恐演练。全年中心办公区无任何违法犯罪现象。

(3)严格落实安全保卫制度,对出入中心的外部人员和车辆进行询问和信息登记,并及时告知车辆进入单位后的规范停放地点,若违反停放制度,贴条警告。

（4）1—3月完成2023年冬春火灾防范工作并写出总结上报省卫健委；4月修订《中心灭火疏散应急预案》；5月完成火灾警示宣传教育活动；6月完成安全生产月宣传教育活动；7—8月做好夏季防汛安全工作，确保安全度汛；9月完成高层建筑消防安全专项整治巩固提升工作；10月配合东区分局反恐办、辖区派出所开展防恐演练；11月完成"119"消防宣传月活动。

（5）利用中心内网、大厅电子屏幕、宣传条幅、宣传展板不断加强安全教育，定期发布安全提醒。

二、危险化学品管理

与中心各处所、直属科室签订《2023年危险化学品安全管理目标责任书》，要求严格执行《河南省疾病预防控制中心危险化学品管理办法》，加强化学危险品请购、验收、库存保管、领取使用、登记，做到专柜存放和专人管理。定期排查中心药品试剂库房、业务所和门诊部的危险化学品，确保安全。

有毒有害医疗废弃物管理工作方面：医疗废物实施分类管理，使用双层包装密封运送，与生活垃圾分开，定点存放。日常做好交接登记，按照医疗废物管理职业安全防护要求，采取有效的职业卫生防护措施。医疗废物管理小组每月定时或不定时到各科室、医疗垃圾暂存处检查制度落实情况，发现问题及时反馈整改。

三、应急物资储备与库房管理

（1）完善各类库房规章制度、工作操作流程、岗位职责。全年开展科室业务Ⅱ类培训学习4次，召开中心资产管理员工作会议2次，培训新入职人员资产管理工作1次。做到职责明确，管理有序，提升工作效率。

（2）使用电子化记账软件管理库房物资，全面完成低值易耗品、试剂、药品、生物疫苗等物资的电子化物资管理，与招标采集工作高效、准确衔接，为财务工作提供凭证票据。每月通过联机实现与财务账务相符、账账相符。

（3）严守库房安全底线，按照各类库房的使用性质，做好温度、湿度、光照度、通风的养护。全年集中查库12次，及时防范化解安全风险。5月，拆除报废冷库，修补库房下沉、开裂地坪；6月初，按照省卫健委安全检查组"三个一"要求，将库房门更换为甲级钢制防火门，有效降低火灾隐患。10月开展"119"防灾救灾培训和演练。

（4）认真核对疫苗出入库物资和单据，做好疫苗出入库工作。

（5）严格对各类有形物资进行验收并做好记录。

四、职工食堂管理

(1) 优化就餐环境,规范文明服务。每周召开食堂全体人员工作会议,每月组织从业人员培训学习,各岗位人员每学期定期做健康检查,持证上岗。

(2) 不断健全管理制度,强化安全。严格执行《中华人民共和国食品卫生法》等法律法规,流程层层把控,监督有效,职工食堂全年未发生安全事故。

(3) 通过实地考察学习吸取经验,结合职工意见研发新菜品,每周合理安排菜肴,并增加一系列风味面点、各地特色小吃、饮料、冰激凌、水果点心等。

(4) 举办以"浓情端午节,中华民族魂""冬至吃饺子"为主题的各种活动。

(5) 响应政府扶贫号召,根据上级相关文件要求,每月采购部分农产品。

五、公共设施维护修缮

(1) 完成中心园区形象提升项目、自行车棚改造项目、绿化提升项目、一楼大厅接待室的修缮改造工作。

(2) 为解决中心园区停车难的问题,在 3 号楼和 4 号楼之间空地上规划 70 个停车位,于 5 月 15 日正式启用。

(3) 开展后勤管理工作主题调研。根据中心党委会《关于印发大兴调查研究实施方案的通知》《关于印发"三学三问"工作实施方案的通知》要求,调研组于 5—6 月先后到信阳市疾控中心、平桥区疾控中心、永城市疾控中心、商丘市梁园区疾控中心、濮阳市疾控中心、范县疾控中心开展后勤管理工作主题调研,从安全保卫、固定资产管理、公共设施修缮三个方面与各地疾控中心互相交流学习、取长补短,并形成调研报告。

(4) 做好夏季集中供冷和冬季集中供暖工作。夏季集中供冷前,提前联系设备厂商对制冷设备进行维保,检查楼顶制冷设备运行情况;冬季集中供暖前,提前做好阀门倒换和管道试水。

(5) 完成日常基础设施的维护修缮。全年对中心纬五路 48 号院更换公共照明、声控照明、光控照明 50 多个,门诊配电安装与维修 30 多次;对新院区完成照明更换维修、空气开关更换维修、线路故障维修、停电故障排查及送电等电路维修共计 260 多次;完成水路管网、热水器维修 220 多次;完成客梯维修 10 次;协助食堂维修冰激凌机、食堂电视、1 号楼楼顶的油烟净化系统各 1 次,为全体职工做好后勤保障。

六、固定资产与通用专用仪器设备、低值易耗品管理

（1）严格规范资产流程，紧把资产配置关口，不断加强资产管理力度，审核处理"资产采购申请"与"内部处置申请"106次。完善资产管理系统流程、改进系统问题42次。

（2）规范资产管理制度。根据相关法律法规、规章制度，紧密结合中心实际情况，经过多次讨论和细化研讨，修订《河南省疾病预防控制中心资产管理办法（2023版）》。

（3）梳理资产管理相关规章制度、流程细则、单据资料，汇编印制《中心资产管理工作手册（2023版）》上传至中心内网，明确岗位职责。

（4）开展资产管理工作调研。在中心副主任带领下，赴开封市、兰考县、顺河区疾控中心开展资产管理和调拨物资管理情况调研，吸取先进工作经验，并就存在的问题进行研讨，完成调研工作。

（5）完成年度资产盘点。本次资产盘点工作通过自查、抽查结合的方式盘点了资产系统25 329件资产。

（6）完成2022—2023年度报废资产处置申报工作。4月27日按时将中心拟处置782件国有资产的正式文件及附件材料上报省卫健委、省财政厅。6月收到省财政厅关于同意中心处置的批复文件。9月事务管理科对782件资产进行处置，处置收入上缴财务。11月完成系统内782件资产账目删除，做到账物相符。

（7）开展资产专项核查。对实验室5个科室的所有专业仪器设备及药品试剂耗材台账开展专项检查，详细核对每台专业仪器设备使用人、存放地点、使用情况信息，更新资产系统相关信息。

（8）做好仪器设备维修。在日常工作中注重检修和保养同时做好，并建立维修档案登记，逐步降低故障率。全年共维修办公设备71件，专业仪器设备8件。自修无花费7件（其中仪器设备1件、办公设备6件）。多次前往信息中心机房检修设备。

（供稿：崔为国、史予苏、赵雯婧、范锦予、任高翔、冯夏辉）

第九节　招标采购

2023年，招标办在中心领导的正确带领下，以合法合规的开展招标采购为工作主线，以确保中心艾滋病药品设备及试剂项目、免费抗结核药项目、疫苗二类增补项目、中心视频会商项目的顺利完成为年度招标工作重点，进一步优化和规范招标办工作流程和具体要求，认真落实中心内控工作机制，持续推进部门各项招标采购工作，确保中心各部门项目资金的执行力度。全年共组织完成43项招标采购项目。

中心重点招标采购项目内容如下：

（1）2023年8月至2024年1月，完成本年度艾滋病防治重大传染病采购项目招标，项目编号：豫财招标采购-2023-965。该项目预算2233.9720万元，共计12个包，完成12个包。自8月底接到立项资料后，随即在河南省政府采购网发布采购意向并与招标公司签订委托协议，9月中旬省财政厅通过申报项目并在政府采购网发布招标公告、11月初发布中标公告，完成9个包。12月5日进行二次公开招标，完成3个包。中标单位按规定时间陆续收到中标通知书并按合同约定履约。

（2）2023年8月至12月，完成2023年艾滋病性病丙肝相关检测试剂采购项目，项目编号：豫财单一采购-2023-137。该项目预算5082.5468万元，共计14个包，完成14个包。自8月底接到立项资料后，随即在河南省政府采购网发布采购意向并与招标公司签订委托协议。9月招标公司组织进行进口和单一来源论证并在河南省政府采购网进行公示。11月初省财政厅通过申报项目并在政府采购网发布招标公告、12月初发布中标公告，完成14个包。中标单位按规定时间陆续收到中标通知书并按合同约定履约。

（3）2023年5月至12月，完成本年度结核病药品采购项目，项目编号：豫财招标采购-2023-578、豫财竞谈-2023-65。该项目预算2055.2100万元，共计11个包，完成11个包。自5月26日接到立项资料后，随即在河南省政府采购网发布采购意向并与招标公司签订委托协议。7月24日在政府采购网发布招标公告、8月29日发布中标公告，完成4个包。第二次招标从8月底到10月初完成1个包。第三次招标方式申请变成竞谈，截至2023年12月中旬完成剩余的6个包并发布中标公告。中标单位按规定时间陆续收到中标通知书并按合同约定履约。

（4）2023年6月至7月，完成2023年非免疫规划疫苗增补供应商入围资格采购项目（第一批），项目编号：0635-2301N0780，共入围16家公司。

2023年6月至7月，完成2023年度河南省非免疫规划疫苗拟采购品入围项目，项目编号：0635-2301N1229，共入围44家公司。

（5）2023年3月至8月，完成本年度视频会商能力升级建设项目，项目编号：豫财招标采购-2023-407。自接到立项资料后，4月在河南省政府采购网发布采购意向，5月中旬与招标公司签订委托协议，7月初在省财政厅申报项目并在政府采购网发布招标公告、8月末公布中标公告，中标单位按规定时间收到中标通知书并按合同约定履约，为12月底省疾控局在中心召开全省疾控系统工作视频会议提供设备保障。

（6）全年陆续开展、完成其他37项招标项目，较为圆满地完成本年度采购各项任务。

（供稿：熊浩然）

第十节　生物安全管理与质量控制

一、实验室生物安全管理

（1）按照《河南省人间传染的一级、二级生物安全实验室及实验活动备案管理办法（试行）》规定，组织中心各部门生物安全实验室向郑州市卫生健康委申请并顺利通过二级生物安全实验室及实验活动备案。

（2）依托"河南省实验室生物安全培训基地"，完成全省病原微生物实验室安全人员培训项目第二期、第三期生物安全培训和师资培训。

（3）中心实验室生物安全管理委员会办公室组织其成员及相关实验室负责人对中心各部门开展病原微生物活动的实验室进行生物安全隐患排查。

（4）按照《河南省卫生健康委员会安全稳定风险研判交办单》的要求，制定中心实验室生物安全自查表（QRD 1164—2023），拟订实验室生物安全自查督导计划，要求各实验室每月组织开展生物安全自查并上报自查结果。

（5）每季度或根据实验活动开展频率组织中心各部门实验室进行监督检查，对检查出来的问题限期整改，并追踪落实整改到位，确保实验室生物安全落到实处。

（6）举办全中心实验室生物安全相关法律法规及标准培训班，对《生物安全法》《中华人民共和国传染病防治法》《病原微生物实验室生物安全管理条例》《人间传染的病原微生物名录》《实验室生物安全通用要求》（GB 19489—2008）等内容进行培训。

（7）按照《河南省人间传染的病原微生物菌（毒）种或样本运输管理办法》，对省内单位运输至中心的高致病性病原微生物菌（毒）种或样本办理运输证。

二、实验室质量管理

（1）迎接并通过中国合格评定国家认可委员会委派的10名专家组成评审组对我中心进行实验室认可复评+变更评审，于2023年7月4日获得实验室认可决定书，获得17类754个参数认可能力，11名授权签字人通过CNAS考核。

（2）开展质量管理体系宣贯，内容涵盖中心质量管理体系简介、《检测和校准实验室能力认可准则》（CNAS-CL01:2018）解读、《检验检测机构资质认定能力评价 检验检测机构通用要求》（RB/T 214—2017）和质量管理体系概念解析。

（3）组织实验室参加国家市场监管总局、国家卫生健康委食品司、中国疾病预防控制中心、北京市临床检验中心、宁波海关技术中心、大连中食国实检测技术有限公司等机构组织的32次能力验证、测量审核、实验室比对和质量考核,完成外部质控。

(4)按照《年度实验室内部质量控制计划》《年度中心实验室质量监督计划》,质量监督员对检验检测及相关工作过程中可能出现的质量问题进行监督,对监督发现的问题及时加以纠正,并进行记录、存档,确保三年为周期的内部质控覆盖率≥85%。

(5)按照实验室认证认可的要求和《年度实验室管理体系内部审核计划》开展实验室内部审核和管理评审,督促各部门维持质量体系顺畅运行,及时发现问题,实施改进或修正措施,逐步完善质量体系,保持体系的稳定运行。

(6)按照工作计划时间进度及各部门实验室报检仪器设备情况,委托第三方检定校准机构对中心各部门实验室进行检定校准,并编辑发布《实验室仪器设备档案整理指南》《仪器设备档案目录》《仪器设备档案编号规则》,确保实验室仪器设备全部规范建档。

(7)按照《质量手册》《程序文件》要求,对出具的21份(套)检验检测报告和相关记录表格进行质量控制。

(8)每季度组织对实验室内务管理检查,及时发布检查结果,提高各部门实验室内务管理水平,保障实验室检验检测质量。

(9)根据《全国公共卫生信息化建设标准与规范(试行)》(国卫办规划发〔2020〕21号)、《实验室信息管理系统管理规范》(RB/T 028—2020)等信息管理要求,以信息化手段推动疾控机构实验室管理模式转变,建立其协调统一、标准规范、运转高效的检验检测信息化体系,规范检验检测行为,提高检验检测能力和管理的实验室信息管理系统。

(10)依据《中共河南省疾病预防控制中心委员会"三学三问"工作实施方案》,对全省疾控系统实验室开展质量管理体系现状和运行情况调研,掌握全省疾控系统实验室质量管理概况。

(供稿:炊慧霞)

第十一节　离退休职工管理

一、狠抓党建工作,做好政治理论学习,持续加强党的建设

2023年,离退休党支部在中心党委的正确领导下,高举习近平新时代中国特色社会主义思想伟大旗帜,深入学习贯彻党的二十大精神。按照中心党委的部署,遵循"巩固基础、强化重点、着眼全局"的工作思路,坚持贯彻落实党的领导核心作用,认真贯彻落实上级党委文件和会议精神,把党建工作作为重中之重,不断加强思想政治建设、组织建设、反腐倡廉建设。

离退休党支部共有支委成员4人，共分五个党小组。截至2023年12月31日，离退休党支部共有党员133人，其中在职4人。

（1）认真落实"三会一课"制度，按时收缴党费。充分利用现有老干部活动室等场所开展各项活动，每月10日组织党员开展政治学习。形式灵活多样，采用集中和自学相结合的方式，充分利用网络平台，考虑到离退休人员的特殊性，年龄偏大、居住偏远的党员可根据天气、自身健康状况采取各种形式的学习方式。认真抓好党员的日常管理，加强和规范党组织的建设，提高党的凝聚力和战斗力，确保离退休党员队伍的思想稳定。

（2）积极参加省卫健委和中心组织的深入开展贯彻习近平新时代中国特色社会主义思想主题教育。一是认真学习主题教育方案，领会方案精神要义，做到主题教育落到实处。充分了解此次主题教育的总体要求，做到"学思想、强党性、重实践、建新功"。二是积极参与省卫健委习近平新时代中国特色社会主义思想主题教育读书班。三是及时组织离退休党员集中学习习近平治国理政论著，学习习近平新时代中国特色社会主义思想学习纲要，全面准确理解党的二十大精神的丰富内涵和外延，深刻领会把握党的二十大主题。

（3）以案促改，警钟长鸣。按照中心党委要求，召开专题党员会议，用实例以案促改。深入贯彻落实习近平总书记在党的二十大报告中关于"坚持不敢腐、不能腐、不想腐一体推进，同时发力、同向发力、综合发力"的重要论述和党的二十大精神，增强"四个意识"、坚定"四个自信"、做到"两个维护"。通过以案促改，不断以治标促进治本，进一步营造风清气正的政治生态。

（4）组织党建知识答题。6月13日，党支部利用组织离退休党员政治学习之际，发放迎"七一"学习党的二十大精神知识问答答卷55份，回收答卷52份，成绩均在80分以上。

（5）关心关怀离退休老党员。在"七一"之际，中心副主任韩志伟一行慰问离退休老党员，关心老党员的身体和生活情况，并听取其对中心的各项意见和建议。

（6）开展"纪法常相伴，守护夕阳红"活动。根据中心"明方向、立规矩、正风气、强免疫"专题纪律教育工作方案，为提醒教育引导老干部老党员谨记工作职务有期限、遵纪守法不退休，自觉做到离岗不离党、退休不褪色，12月22日开展"纪法常相伴，守护夕阳红"活动。温馨提醒老党员老干部谨记，工作职务有期限、遵纪守法不退休，学纪、明纪、守纪，今后仍要一如既往带头坚守政治信仰，遵守党纪法规，自觉做党纪法规的"明白人"，做良好家风的"引路人"，做清风疾控的"守护人"。在新征程中不断强化自我修炼，坚定理想信念，以更加稳健的步伐，把光和热发挥在党和人民最需要的地方。

二、切实落实政治待遇,丰富老同志政治生活

认真学习并掌握中央老干部政治待遇的相关政策,并把落实老干部政治待遇作为一项重要工作内容,不折不扣地执行中央的有关政策,切实把老干部的政治待遇落到实处,充分体现出中心党委和领导班子对离退休老同志的关心关爱。

(1)积极参加中心重大活动。组织离退休老同志代表参加中心重大活动,4月组织离退休人员参加主题教育培训班;5月23日,参加中心党委扩大学习会,听郭万申书记讲党课;5月30日,参与中心职工代表大会。

(2)坚持每年征订报刊。坚持为离退休干部和原中心领导班子成员征订一报一刊。

(3)做好老同志的思想工作。认真做好离退休老同志来访工作,及时做好老同志思想工作。

三、积极落实生活待遇,确保老同志老有所安

(1)积极协调落实相关待遇。协调人事处、财务处按时足额发放离退休费用等工资福利待遇。通知并帮助老同志及时做好每年的社保资格认证工作,确保养老金及时发放。

(2)落实健康关心关爱工作。组织离退休人员参加健康体检,帮助异地居住的退休老同志办理异地转诊看病及异地体检报销事宜;协助人事部门做好离休、退休厅级和正高级人员优诊卡的办理发放工作;认真落实走访慰问制度,做好春节等重大节日的慰问工作,及时探望生病住院的离退休老同志,协助家属做好去世老同志善后工作。

(3)做好日常帮扶服务工作。4月帮助离退休老同志办理老年免费乘车卡年审工作;及时解决老同志反映的水、电、暖维修以及生活中遇到的困难问题;做好离退休老同志生日蛋糕卡和春节、端午节、重阳节等节日福利的发放工作;帮助困难遗属申请遗属补贴。

(4)理发室一直坚持为退休职工和家属义务理发。农历二月二,离退休党支部开展"你我志愿理千丝,人间共迎春天来"义务理发活动,得到社区及老同志们的一致好评。

(5)10月组织离退休老同志参观泰康养老社区。实地考察居住环境、硬件设施、服务项目等情况,学习探索康养服务新模式,真正为老同志办实事,解难事,把服务落到实处,深受老同志欢迎和好评。

四、文体活动丰富多彩,确保老同志老有所乐

组织好离退休老同志参加一些力所能及的文体活动,既锻炼了身体,又愉悦了心情,同时也增进了友谊。

(1)保障文体活动场所完好。做好对老干部活动室、乒乓球室和门球场的维修维护,确保离退休人员日常活动环境安全、舒适、整洁。

(2)组织开展书画作品展览及唱红歌活动。为迎接"七一",6月13日组织8名退休人员开展红歌联唱活动;6月上旬组织离退休职工书画评比活动,共评出一、二、三等奖各1名,并对获奖作品进行装裱悬挂在书画室供老同志参观;摄影协会组织优秀摄影作品评选,共评出7幅优秀作品,悬挂在老干部学习室供大家欣赏。

(3)体育比赛活动丰富多彩。4月,参加省老年体协举办的团体门球比赛和三人赛,取得三人赛第一名的好成绩。6月,先后开展台球、双升和乒乓球、军棋、象棋等比赛,并对前3名同志进行奖励。

(4)丰富离退休人员的精神文化生活。10月26日,克服人员少任务重的困难,开展九九重阳,赏秋登高活动。组织离退休人员30余人去绿博园游览秋景感受金色收获。

五、正能量引导,好人好事层出不穷

离退休党支部通过各种方式进行正能量宣传和引导,鼓励、引导离退休老同志在身体许可的情况下发挥余热。退休党员尚乐园、李新民、邢宝才等坚持多年义务为离退休老同志和部分家属理发。退休党员马洛成坚持常年义务为老干部门球场打扫卫生。退休党员赵庆法、李东方、张千里等常年义务管理活动器材。

(供稿:任华)

第四章　对外交流与科研培训

第一节　对外交流

结合全省实际需求积极开展对外合作交流项目,2023年正在履行的对外合作项目共42项,新增8项。2023年中心积极推进中赞疟疾防控合作项目,与哈密签订结对帮扶协议书,深度开展豫琼帮扶合作。在2022年度全省卫生健康合作交流工作先进集体和先进个人的评选工作中,中心获得"对外合作交流工作先进集体"荣誉称号;赵玉玲、尹玥同志分别获得"2022年度对外合作交流工作先进个人"荣誉称号。

第二节　科研成果与科研项目

2023年获批国家疾控局标准项目1项,中疾控标准项目1项;省科技厅项目9项,其中包括省重点研发专项1项。省卫健委项目44项;档案局项目3项。以中心为第一署名单位发表131篇论文,其中SCI论文6篇。获河南省医学科学技术奖7项,河南医学科学技术普及奖1项,河南省档案学优秀成果(论文)1项。

一、科研成果

科研成果详见表4-1至表4-5。

(一)河南省医学科学技术奖一等奖

表4-1　河南省医学科学技术奖一等奖

序号	获奖人	所在部门	获奖项目	颁奖单位
1	马红霞	传染病预防控制所	河南省主要肠道病毒演变规律及相关疾病的防控	河南省医学会

（二）河南省医学科学技术奖二等奖

表4-2　河南省医学科学技术奖二等奖

序号	获奖人	所在部门	获奖项目	颁奖单位
1	丰达星	免疫预防与规划所	河南省扩大免疫规划阶段风疹流行病学和病原学特征	河南省医学会
2	穆玉姣	传染病预防控制所	河南省儿童细菌性腹泻病原流行规律调查与分子分型技术应用	河南省医学会
3	石洁	结核病预防控制所	河南地区耐多药结核杆菌吡嗪酰胺耐药性及分子机制研究	河南省医学会
4	李杉	公共卫生研究所	河南省食品中有害元素风险监测和评估技术应用	河南省医学会
5	张洁	卫生检测检验中心	HPLC-UV-DAD 和 LC-MS-MS 法测定食品中维生素的含量	河南省医学会

（三）河南省医学科学技术奖三等奖

表4-3　河南省医学科学技术奖三等奖

序号	获奖人	所在部门	获奖项目	颁奖单位
1	李凤娟	公共卫生研究所	河南省儿童口腔健康流行特征监测与评估	河南省医学会

（四）河南省医学科学技术普及奖二等奖

表4-4　河南省医学科学技术普及奖二等奖

序号	获奖人	所在部门	获奖项目	颁奖单位
1	杨金	地方病预防控制所	舌尖上的"碘"	河南省医学会

(五)河南省档案学优秀成果(论文)

表 4-5　河南省档案学优秀成果(论文)

序号	获奖人	所在部门	获奖项目	颁奖单位
1	孔帅蕾	行政办	信息化时代疾控档案管理探析——以河南省疾病预防控制中心为例	河南省档案学会

二、科研项目

科研项目详见表 4-6 至表 4-10。

(一)国家疾控局综合司疾病预防控制标准项目

表 4-6　国家疾控局综合司疾病预防控制标准项目

序号	项目负责人	所在部门	项目名称	经费/万元
1	刘颖	寄生虫病预防控制所	疟疾病管理指南	5

(二)中国疾控中心卫生健康标准评估项目

表 4-7　中国疾控中心卫生健康标准评估项目

序号	项目负责人	所在部门	项目名称	经费/万元
1	杨金	地方病预防控制所	WS/T 104—2014 地方性克丁病和地方性亚临床克丁病诊断	1

(三) 河南省科技厅项目

表4-8 河南省科技厅项目

序号	项目负责人	所在部门	项目名称	经费/万元
1	郝义彬	慢性非传染性疾病防治研究所	河南省儿童青少年高血压多组学致病机制和前瞻性干预队列研究	150
2	张文豪	消毒与媒介生物控制研究所	钌双核配合物荧光标记检测生物胺含量及其基因毒性研究	10
3	石洁	结核病预防控制所	iTRAQ标记质谱技术研究结核分枝杆菌利福平依赖的蛋白质调控机制	5
4	袁鹏	卫生检测检验中心	Ln3+掺杂核壳纳米荧光探针的构建及其食管癌早期识别性能评介	10
5	宋云	传染病预防控制所	河南省新型冠状病毒变异株监测与分子流行病学特征分析	3
6	张雅兰	寄生虫病预防控制所	应用免疫蛋白质组学筛选与鉴定肝毛细线虫早期诊断抗原	3
7	梁妍	性病艾滋病防治研究所	基于德尔菲法构建老年人HIV感染风险评估工具的研究及应用	3
8	刘洋	性病艾滋病防治研究所	河南省丙型肝炎监测系统评估及应用研究	3
9	李东晓	传染病预防控制所	蜱传病原体鉴定及传播模式研究	3

(四) 河南省卫健委项目

表4-9 河南省卫健委项目

序号	项目负责人	所在部门	项目名称	经费/万元
1	崔艳	性病艾滋病防治研究所	河南省男男人群HIV暴露前预防效果评估	3
2	姬晓宇	性病艾滋病防治研究所	河南省HIV/AIDS抗病毒治疗低病毒血症现况及影响因素研究	3
3	杨丽	公共卫生研究所	两类典型膳食来源亚硝酸盐暴露评估及对河南省居民健康风险研究	3

续表 4-9

序号	项目负责人	所在部门	项目名称	经费/万元
4	张玮钰	性病艾滋病防治研究所	河南省两家三甲医疗机构新报告梅毒病例的随访观察研究	3
5	赵升	免疫预防与规划所	河南省甲型流感病毒暴发疫情病原学特征研究	3
6	朱岩昆	结核病预防控制所	基于 SLMTA 的河南省结核病实验室质量管理体系的构建及评价	3
7	刘倩	免疫预防与规划所	百日咳鲍特菌流行株毒力抗原基因多态性研究	3
8	僧明华	免疫预防与规划所	河南省急性呼吸道感染病例人副流感病毒基因特征和分子进化研究	3
9	衡婧雅	地方病预防控制所	河南省居民膳食碘营养调查与健康状况分析研究	3
10	任亭亭	性病艾滋病防治研究所	差异表达基因在 HIV/AIDS 耐药及传播中的分子机制	3
11	周昇昇	公共卫生研究所	河南省居民营养与慢性病知识知晓情况及其影响因素研究	3
12	杨金	地方病预防控制所	碘缺乏地区人群碘营养水平与甲状腺疾病关系的队列研究	3
13	毋碧聪	传染病预防控制所	河南省禽流感相关环境中低致病性禽流感病毒分布和基因特征分析	3
14	冯寅花	公共卫生研究所	河南省居民进餐时间现状调查及其与 2 型糖尿病的关联性研究	3
15	杜文琼	结核病预防控制所	γ-干扰素释放试验在学校结核病疫情处置筛查中的应用研究	3
16	王长双	免疫预防与规划所	身份证实名核验接种模式的建立与评价	3
17	许梦琦	审计科	疾控机构内部控制评价体系构建研究	3
18	韩志伟	行政办	基于污水流行病学的典型病毒和抗生素类药物的分布特征及其风险评估	3
19	聂轶飞	传染病预防控制所	河南省新型人禽流感病毒环境流行状况及感染危险因素调查	3
20	陈东方	卫生检测检验中心	枣仁茯苓胶囊食用安全性及改善小鼠睡眠作用研究	3

续表 4-9

序号	项目负责人	所在部门	项目名称	经费/万元
21	郑丹薇	结核病预防控制所	荧光原位杂交联合智能阅片技术在提高结核病患者发现与鉴别诊断中的应用研究	3
22	聂玉刚	性病艾滋病防治研究所	河南省老年男性人群HIV感染状况及影响因素研究	3
23	潘静静	传染病预防控制所	河南省新冠病毒新变异株演变及流行病学特点研究	3
24	李宁	性病艾滋病防治研究所	河南省男男性行为感染HIV者流行病学特征及传播网路研究	3
25	樊盼英	性病艾滋病防治研究所	基于EPP/Spectrum的河南省艾滋病疫情预测模型构建研究	3
26	路明霞	免疫预防与规划所	河南省老年人疫苗接种现状及选择偏好研究	3
27	岳思宁	消毒与媒介生物控制研究所	GC-MS/MS检测医院污水中季铵盐消毒剂残留关键技术研究	3
28	炊慧霞	实验室管理办公室	河南省食源性疾病病原谱的建立和李斯特菌病的分子病原学特征研究	3
29	范威	传染病预防控制所	新发再发传染病应急处置能力评价、技术需求和能力提升	3
30	付鹏钰	公共卫生研究所	河南省食源性疾病时空聚集性分析及其风险评估	3
31	刘颖	寄生虫病预防控制所	单细胞测序在利什曼原虫感染犬只中的应用研究	3
32	袁源	性病艾滋病防治研究所	河南省HIV分子网络构建	3
33	王燕	科研外事科	核黄素对实验性糖尿病小鼠抗炎及免疫功能的影响	3
34	徐瑾	免疫预防与规划所	呼吸道合胞病毒感染流行病学和分子流行病学研究	3
35	马笑菲	实验室管理办公室	河南省疾控系统生活饮用水水质检测能力调查与质量控制	3
36	朱琳	传染病预防控制所	H3N8亚型禽流感病毒分子进化及致病机制研究	3

续表 4-9

序号	项目负责人	所在部门	项目名称	经费/万元
37	张二鹏	卫生检测检验中心	蘑菇毒素确证检测方法及非靶向筛查技术研究与应用	3
38	李艳芬	卫生检测检验中心	银白色葡萄球菌 MLST 分型、毒力分析及耐药性预测	3
39	胡晓	传染病预防控制所	儿童及成人病毒性腹泻病原谱与分子流行病学研究	3
40	李懿	传染病预防控制所	基于多组学研究探析新布尼亚病毒感染神经胶质瘤细胞的分子机制	3
41	张寒雪	慢性非传染性疾病防治研究所	基于风险评估的心血管代谢性疾病干预效果评估研究	3
42	安伟锋	健康教育所	河南省 2018—2023 年成年人健康生活方式变化趋势研究	3
43	王梦微	慢性非传染性疾病防治研究所	河南省儿童青少年慢性病相关健康危险行为聚集模式及变化趋势研究	3
44	唐聪	科研外事科	河南省青年群体乙型病毒性肝炎流行特征分析及血清学调查研究	3

（五）河南省档案局项目

表 4-10　河南省档案局项目

序号	项目负责人	所在部门	项目名称	经费/万元
1	朱焕文	人事处	基于省级疾控中心人力资源系统的人事档案数据智能灾备体系建设研究	3
2	孔帅蕾	行政办	重大工程、重大活动和突发公共卫生事件档案管理模式研究——以河南省疾病预防控制中心为例	3
3	王轲	慢性非传染性疾病防治研究所	互联网+背景下河南省慢性病信息档案建设	3

三、论文发表

论文发表详见表4-11至表4-15。

(一) SCI 论文

表4-11　SCI 论文

序号	作者	所在部门	文章名称	期刊信息
1	郭永豪	免疫预防与规划所	The effectiveness of 20 μg hepatitis B vaccine used for the prevention of HBV vertical transmission	*Scientific Reports*（2022年第12卷第1期），影响因子4.995
2	冯光伟	疫苗临床研究中心	Safety, immunogenicity, and lot-to-lot consistency of amultidose Sabin strain-based inactivated pol	*International Journal of Infectious Diseases*（2023年第130卷），影响因子12.073
3	贺志权	寄生虫病预防控制所	Insecticide resistance of Anopheles sinensis after elimination of malaria in Henan Province, China	*Parasites & Vectors*（2023年第16卷第1期），影响因子3.200
4	杨成运	寄生虫病预防控制所	Reemergence of visceral leishmaniasis in Henan Province, China	*Trop. Med. Infect. Dis*（2023年第8卷第6期），影响因子2.900
5	张明瑜	免疫预防与规划所	Epidemiological Survey and Genetic Characterization of Type 3 Vaccine-Derived Poliovirus Isolated fr	*Advances in Parasitology*（2023年第11卷第1期），影响因子10.485
6	冯光伟	疫苗临床研究中心	Safety, tolerability, and immunogenicity of aCpG/Alum adjuvanted SARS-CoV-2	*Human Vaccines & Immunotherapeutics*（2023年第19卷第2期），影响因子4.800

（二）中华系列中文核心期刊论文

表4-12 中华系列中文核心期刊论文

序号	作者	所在部门	文章名称	期刊信息
1	黄丽莉	疫苗临床研究中心	冻干人用狂犬病疫苗（Vero细胞）在9—65岁健康人群中的安全性与免疫原性研究	《中华预防医学杂志》2023年第57卷第2期
2	宋云	传染病预防控制所	河南省一起新型冠状病毒肺炎本地聚集性疫情全基因组溯源及传播路径模拟实验分析	《中华预防医学杂志》2022年第56卷第12期
3	王笑阳	传染病预防控制所	基于高通量测序技术的发热伴血小板减少综合征病毒全基因组多重PCR测序方法的建立与评价	《中华微生物学和免疫学杂志》2022年第42卷第12期
4	僧明华	免疫预防与规划所	河南省急性呼吸道感染病例人副流感病毒3型血凝素-神经氨酸酶基因特征分析	《中华微生物学和免疫学杂志》2023年第43卷第4期
5	宋云	传染病预防控制所	河南省首起奥密克戎COVID-19疫情全基因组特征与溯源分析	《中华微生物学和免疫学杂志》2023年第43卷第4期
6	原春生	地方病预防控制所	2019年河南省饮水型地方性砷中毒监测结果分析	《中华地方病学杂志》2023年第42卷第4期
7	韩志伟	地方病预防控制所	2020年河南省适碘地区居民碘营养状况分析	《中华地方病学杂志》2023年第42卷第4期
8	滕妍利	地方病预防控制所	2017—2020年河南省生活饮用水碘含量调查结果分析	《中华地方病学杂志》2023年第42卷第4期
9	朱琳	地方病预防控制所	2020年河南省儿童和孕妇碘营养状况调查分析	《中华地方病学杂志》2023年第42卷第4期
10	黄丽莉	疫苗临床研究中心	A+C群脑膜炎球菌多糖结合疫苗对婴幼儿人群的免疫原性研究	《中华预防医学杂志》2022年第56卷第12期
11	李洁	预防医学会	河南省2020年1—69岁人群丙型肝炎流行状况调查	《中华流行病学杂志》2023年第44卷第7期

续表 4-12

序号	作者	所在部门	文章名称	期刊信息
12	石洁	结核病预防控制所	β-内酰胺酶抑制剂阿维巴坦和瑞来巴坦联合不同β-内酰胺类药物对耐多药结核分枝杆菌体外活性研究	《中华结核和呼吸杂志》2023年第46卷第8期
13	陈泽倩	传染病预防控制所	濮阳市首例发热伴血小板减少综合征病例流行病学调查及基因组特征分析	《中华微生物学和免疫学杂志》2023年第43卷第8期
14	杨金	地方病预防控制所	2017和2019年河南省水源性高碘地区儿童碘营养及病情监测结果分析	《中华地方病学杂志》2023年42卷第6期
15	刘倩	免疫预防与规划所	河南省7519名健康人群破伤风抗体水平调查	《中华微生物学和免疫学杂志》2023年第43卷第9期
16	李懿	传染病预防控制所	2022年河南省两起发热伴血小板减少综合征聚集性疫情流行病学及病原学调查	《中华预防医学杂志》2023年第57卷第10期
17	王彦霞	疫苗临床研究中心	四价流感亚单位疫苗在≥3岁健康人群中的免疫原性和安全性：一项随机、盲法、阳性对照设计的Ⅲ期临床试验	《中华医学杂志》2023年第103卷第44期
18	原春生	地方病预防控制所	2021年河南省饮水型地方性氟中毒监测结果分析	《中华地方病学杂志》2023年第42卷第11期
19	杨泳慧	科研外事科	四价流感病毒亚单位疫苗在3—64岁人群中的免疫原性评价	《中华微生物学和免疫学杂志》2023年第43卷第11期

（三）北大中文核心期刊

表 4-13　北大中文核心期刊论文

序号	作者	所在部门	文章名称	期刊信息
1	李卉	慢性非传染性疾病防治研究所	河南省60岁及以上老年人糖尿病患病、知晓、治疗和控制率的流行现状	《中国健康教育》2022年第38卷第12期

续表 4-13

序号	作者	所在部门	文章名称	期刊信息
2	王少华	结核病预防控制所	河南省363株非结核分枝杆菌分离鉴定及耐药分析	《中国人兽共患病学报》2023年第39卷第2期
3	赵东阳	疫苗临床研究中心	国产ACYW135群脑膜炎球菌多糖结合疫苗儿童12月龄加强免疫安全性和免疫原性的Ⅲ期临床试验	《中国疫苗和免疫》2022年第28卷第6期
4	杨成运	寄生虫病预防控制所	郑州市1例内脏利什曼病病例流行病学调查	《中国血吸虫病防治杂志》2022年34卷第6期
5	孔江南	免疫预防与规划所	2020年河南省0—79岁健康人群白喉抗体水平调查	《中国疫苗和免疫》2022年第28卷第5期
6	蒋甜甜	寄生虫病预防控制所	2016—2020年河南省土源性线虫感染监测结果分析	《中国寄生虫学与寄生虫病杂志》2022年第40卷第6期
7	张欣烨	公共卫生研究所	河南省农村学校饮用水重金属空间分布特征和健康风险评估	《中国学校卫生》2023年第44卷第2期
8	纪鹏慧	寄生虫病预防控制所	2011—2021年河南省输入性三日疟流行病学特征分析	《中国寄生虫学与寄生虫病杂志》2022年第40卷第6期
9	谭洁冰	疫苗临床研究中心	9—45岁女性接种一款重组二价人乳头瘤病毒疫苗安全性和免疫原性的开放性Ⅰ期临床试验	《中国疫苗和免疫》2023年第29卷第1期
10	李杉	公共卫生研究所	河南省小学生膳食中铝暴露水平评估	《中国学校卫生》2022年第43卷第12期
11	潘静静	传染病预防控制所	河南省入境超14天首次核酸阳性和出院后复检阳性新冠肺炎感染者分析	《现代预防医学》2022年第49卷24期
12	朱岩昆	结核病预防控制所	河南省1074株结核分枝杆菌药敏特征分析	《现代预防医学》2022年第49卷18期
13	杨似玉	公共卫生研究所	安阳市空气质量健康指数构建及分析——基于空气污染与呼吸系统疾病间暴露-反应关系	《现代预防医学》2022年9月第49卷18期
14	穆玉姣	传染病预防控制所	河南省人源产ESBLs鼠伤寒沙门菌单相变异株的分子特征研究	《中国人兽共患病学报》2022年第38卷第12期

续表 4-13

序号	作者	所在部门	文章名称	期刊信息
15	蒋甜甜	寄生虫病预防控制所	河南省带绦虫病与囊尾蚴病流行趋势及防治历程	《中国血吸虫病防治杂志》2022年第34卷第5期
16	冯化飞	慢性非传染性疾病防治研究所	2021年河南省居民脑卒中流行病学特征分析	《现代预防医学》2023年第50卷第05期
17	贺志权	寄生虫病预防控制所	河南省部分地区中华按蚊对杀虫剂抗药性的监测	《中国寄生虫学与寄生虫病杂志》2023年第41卷第1期
18	王少华	结核病预防控制所	2013—2018年河南省5个耐药监测点结核分枝杆菌耐药性	《中国感染控制杂志》2023年第22卷第6期
19	裴书君	传染病预防控制所	CVA6高通量测序方法的建立及应用	《现代预防医学》2023年第50卷第9期
20	潘静静	传染病预防控制所	河南省新型冠状病毒Omicron变异株感染者临床症状影响因素分析	《中华疾病控制杂志》2023年第27卷第3期
21	王丹	寄生虫病预防控制所	1例蓝氏贾第鞭毛虫感染者的虫种分子鉴定及基因溯源	《中国寄生虫学与寄生虫病杂志》2023年第41卷第3期
22	吴玲玲	卫生检测检验中心	2017—2021年河南省肉与肉制品食源性致病菌监测及部分肠杆菌耐药特征分析	《中国食品卫生杂志》2023年第35卷第5期
23	范雷	慢性非传染性疾病防治研究所	2018年河南省成人高血压流行现状及变化情况分析	《中国健康教育》2023年第39卷第4期
24	蒋建国	结核病预防控制所	2006—2022年河南省老年肺结核时间序列分析及短期预测	《疾病监测》2023年第38卷第7期
25	李致远	免疫预防与规划所	2022年河南省0—6岁儿童国家免疫规划疫苗接种率调查	《中国疫苗和免疫》2023年第29卷第2期
26	邓艳	寄生虫病预防控制所	《钩虫检测及虫种鉴定标准钩蚴培养法》（WS/T 791—2021）解读	《中国血吸虫病防治杂志》2023年第35卷第3期
27	张雅兰	寄生虫病预防控制所	2010—2021年河南省棘球蚴病网络报告病例流行病学分析	《中国血吸虫病防治杂志》2023年第35卷第2期
28	毋碧聪	传染病预防控制所	河南省2021年境外输入新型冠状病毒全基因组测序分析	《郑州大学学报》2023年第58卷第5期

续表 4-13

序号	作者	所在部门	文章名称	期刊信息
29	付鹏钰	公共卫生研究所	河南省居民膳食中铜摄入含量及其风险评估	《中国食品卫生杂志》2023年第35卷第6期
30	赵奇	消毒与媒介生物控制研究所	河南省家蝇种群对拟除虫菊酯类杀虫剂敏感性测定和击倒抗性基因突变研究	《中国媒介生物学及控制杂志》2023年第34卷第3期
31	索文帅	传染病预防控制所	2005—2021年河南省人间布鲁氏菌病流行特征与时空分布分析	《中华地方病学杂志》2023年第42卷第7期
32	许凤鸣	公共卫生研究所	河南省中小学生视力状况与户外活动相关分析	《中国健康教育》2023年第39卷第7期
33	王炳源	慢性非传染性疾病防治研究所	河南省心脑血管疾病发病预测模型的建立与评估	《疾病监测》2023年第38卷10期
34	王奇	性病艾滋病防治研究所	河南省MSM中HIV暴露后预防及时情况及相关因素	《中国艾滋病性病》2023年第29卷第7期
35	刘玉婷	寄生虫病预防控制所	河南省常见蚊种中沃尔巴克氏体感染分子检测及系统进化分析	《中国血吸虫病防治杂志》2023年第35卷第4期
36	刘颖	寄生虫病预防控制所	新型冠状病毒感染疫情对我国输入性疟疾防控的影响	《中国血吸虫病防治杂志》2023年第35卷第4期
37	卢素格	卫生检测检验中心	咖啡及其制品中3种糠醛类化合物的气相色谱-串联质谱测定法	《环境与健康杂志》2023年第39卷第9期
38	李东晓	传染病预防控制所	COVID-19确诊病例及灭活疫苗接种者不同时期血清IgA、IgM、IgG抗体检测结果比较	《中国公共卫生》2023年第39卷第9期
39	李亚飞	传染病预防控制所	河南省居民2023年新型冠状病毒重复感染相关基础性疾病患病情况调查	《中国公共卫生杂志》2023年第39卷第10期
40	周瑞敏	寄生虫病预防控制所	河南省自赤道几内亚输入的恶性疟原虫抗药性基因多态性分析	《中国寄生虫学与寄生虫病杂志》2023年第42卷第5期

续表 4-13

序号	作者	所在部门	文章名称	期刊信息
41	陈伟奇	寄生虫病预防控制所	河南省两次重点寄生虫病调查中土源性线虫感染影响因素差异分析	《现代预防医学》2023年19期
42	姬晓宇	性病艾滋病防治研究所	河南省HIV/AIDS患者低病毒血症发生情况及影响因素分析	《疾病监测》2023年第38卷11期
43	张文豪	消毒与媒介生物控制研究所	饮用水源水中低分子量醛酮的固相萃取-高效液相色谱测定法	《环境与健康杂志》2023年第40卷8期
44	纪鹏慧	寄生虫病预防控制所	河南省信阳地区家畜寄生蜱感染巴贝虫的分子流行病学调查	《中国寄生虫学与寄生虫病杂志》2023年第41卷5期
45	张伟	疫苗临床研究中心	2月龄—6岁儿童接种吸附无细胞百日咳（三组分）白喉破伤风联合疫苗的安全性I期临床试验)	《中国疫苗和免疫》2023年第29卷第6期

（四）国家级期刊论文

表 4-14　国家级期刊论文

序号	作者	所在部门	文章名称	期刊信息
1	刘佳	疫苗临床研究中心	HIV Digital Vaccine Strategy: Proposal for Applying Blockchain in Preventing the Spread of HIV	JMiR Research Protocols 2023年第1卷第6期
2	孔帅蕾	行政办公室	把三关,斩六将,守四心,练就公文审核独门秘籍	《秘书之友》2023年第1期（总439期）
3	庄严	结核病预防控制所	结核病糖尿病共病患者临床特征分析	《医药论坛杂志》2022年第43卷第22期
4	张欣烨	公共卫生研究所	河南省某农村饮水安全工程的卫生学评价	《中国卫生检验杂志》2022年第32卷第24期
5	许梦琦	财务处	中国事业单位内部控制有关研究的可视化分析	《中国乡镇企业会计》2023年第1期
6	苏永恒	卫生检测检验中心	郑州市售蜂蜜中氯霉素和甲硝唑监测分析研究	《中国卫生检验杂志》2023年第33卷第7期

续表 4-14

序号	作者	所在部门	文章名称	期刊信息
7	彭尧	健康教育所	融媒时代健康科普作品评价指标和方法	《中国航班》2022 年 11 月第 33 期
8	张沛	结核病预防控制所	2016—2021 年河南省 TB/HIV 双重感染流行特征分析	《中国防痨杂志》2023 年第 45 卷第 4 期
9	王长双	免疫预防与规划所	关于实名制预防接种的探讨	《中国公共卫生管理》2023 年第 39 卷第 4 期
10	王长双	免疫预防与规划所	基于疫苗全程电子追溯体系的河南省国家免疫规划疫苗损耗分析	《中国初级卫生保健》2023 年第 37 卷第 3 期
11	刘吉起	消毒与媒介生物控制研究所	大型洪涝灾害后卫生消毒的应对措施与问题探讨	《中国消毒学杂志》2023 年第 40 卷第 7 期
12	庄严	结核病预防控制所	2016—2020 年安阳市学生肺结核疫情趋势及特征	《中国卫生工程学》2023 年第 22 卷第 5 期
13	陈泽倩	传染病预防控制所	发热伴血小板减少综合征患者死亡危险因素研究进展	《国际病毒学杂志》2023 年第 30 卷第 5 期
14	周瑞敏	寄生虫病预防控制所	河南省输入性恶性疟抗药性监测及其演变规律	《中国科技成果》2023 年第 23 卷第 24 期
15	李凤娟	公共卫生研究所	河南省儿童口腔疾病综合干预项目地区学生口腔健康行为现状分析	《北京口腔医学》2023 年第 31 卷第 5 期

（五）省级期刊论文

表 4-15　省级期刊论文

序号	作者	所在部门	文章名称	期刊信息
1	吕宛玉	免疫预防与规划所	2019—2021 年河南省育龄期妇女乙型病毒性肝炎表面抗体血清学调查	《河南预防医学杂志》2023 年第 34 卷第 1 期
2	潘静静	传染病预防控制所	ARIMA 季节性模型在河南省猩红热发病预测中的应用	《河南预防医学杂志》2022 年第 33 卷第 12 期

续表 4-15

序号	作者	所在部门	文章名称	期刊信息
3	史鲁斌	免疫预防与规划所	2017—2021年河南省水痘流行病学特征	《河南预防医学杂志》2022年第33卷第11期
4	贺志权	寄生虫病预防控制所	新型冠状病毒肺炎疫情防控形势下河南省输入性疟疾病例监测分析	《河南预防医学杂志》2022年第33卷11期
5	吕宛玉	免疫预防与规划所	2013—2020年河南省急性弛缓性麻痹病例流行特征	《河南预防医学杂志》2022年第33卷第12期
6	王炳源	慢性非传染性疾病防治研究所	中国居民健康期望寿命指标应用现况的系统综述	《河南预防医学杂志》2021年第32卷第1期
7	杜文琼	结核病预防控制所	2011—2020年河南省学生肺结核流行特征	《河南预防医学杂志》2022年第33卷第11期
8	李金月	传染病预防控制所	河南省病原微生物菌（毒）种保藏中心的建设与规划	《现代疾病预防控制》2023年第34卷第3期
9	刘露	性病艾滋病防治研究所	河南省外来妇女分布及HIV感染状况调查	《河南预防医学杂志》2023年第34卷第2期
10	冯化飞	慢性非传染性疾病防治研究所	2019年河南省国家监测点急性心脑血管事件监测结果	《河南预防医学杂志》2022年第33卷8期
11	冯化飞	慢性非传染性疾病防治研究所	2021年河南省心脑血管事件流行病学特征分析	《河南预防医学杂志》2022年第33卷第9期
12	庄严	结核病预防控制所	新型冠状病毒感染疫情前后河南省周口市结核病患者发现变化特征	《现代疾病预防控制》2023年第34卷第3期
13	张沛	结核病预防控制所	从猪肉中分离的两株携带mcr-1肺炎克雷伯菌	《河南预防医学杂志》2022年第33卷第10期
14	杨建辉	免疫预防与规划所	河南省脊髓灰质炎疫苗转换前后急性弛缓性麻痹病例监测结果分析	《河南预防医学杂志》2023年第34卷第1期
15	王丽茹	公共卫生研究所	2021年河南省8847名5—6岁学龄前儿童屈光状态调查	《现代疾病预防控制》2023年第34卷第6期

续表 4-15

序号	作者	所在部门	文章名称	期刊信息
16	李艳芬	卫生检测检验中心	河南省食源和人员革兰氏阴性菌耐药特征和分子分型研究	《河南预防医学杂志》2022年第33卷第9期
17	康锴	慢性非传染性疾病防治研究所	河南省成人代谢综合征流行现状及影响因素	《河南预防医学杂志》2022年第33卷第7期
18	李凤娟	公共卫生研究所	河南省适龄儿童第一恒麻牙窝沟封闭5年效果	《现代疾病预防控制》2023年第34卷第3期
19	蒋建国	结核病预防控制所	应用ARIMA模型对河南省肺结核流行趋势预测分析	《现代疾病预防控制》2023年第34卷第7期
20	蒋建国	结核病预防控制所	2022年河南省公众结核病核心信息知晓情况及影响因素分析	《现代疾病预防控制》2023年第34卷第9期
21	杜冰会	免疫预防与规划所	2017—2021年河南省乙型肝炎疫苗疑似预防接种异常反应监测分析	《河南预防医学杂志》2023年第34卷第1期
22	杜冰会	免疫预防与规划所	2017—2021年河南省肺炎球菌疫苗疑似预防接种异常反应监测	《现代疾病预防控制》2023年第34卷第4期
23	王长双	免疫预防与规划所	2017—2021年河南省免疫规划信息管理系统数据质量分析	《河南预防医学杂志》2023年第34卷第1期
24	豆巧华	免疫预防与规划所	2021年河南省1—79岁人群乙型病毒性肝炎表面抗体水平监测	《河南预防医学杂志》2023年第34卷第1期
25	苏茹月	结核病预防控制所	2022年河南省结核病检测专业知识水平及影响因素	《现代疾病预防控制》2023年第34卷第7期
26	王燕	免疫预防与规划所	2018—2021年河南省国家免疫规划疫苗损耗情况分析	《河南预防医学杂志》2023年第34卷第1期
27	李宁	性病艾滋病防治研究所	2016—2020年河南省吸毒人群艾滋病哨点监测结果	《现代疾病预防控制》2023年第34卷第4期
28	路明霞	免疫预防与规划所	2001—2020年河南省麻疹流行特征分析	《河南预防医学杂志》2023年第34卷第1期
29	马雅婷	免疫预防与规划所	2010—2020年河南省非免疫规划疫苗接种现状	《河南预防医学杂志》2023年第31卷第9期

续表 4-15

序号	作者	所在部门	文章名称	期刊信息
30	解魁	监察室	碰撞反应模式对 ICP-MS/MS 测定食品中二氧化钛含量的影响	《现代疾病预防控制》2023 年第 34 卷第 6 期
31	尤爱国	传染病预防控制所	河南省一起发热伴血小板减少综合征聚集性疫情的流行病学和病原学特征	《现代疾病预防控制》2023 年第 34 卷第 10 期
32	李卉	慢性非传染性疾病防治研究所	河南省 6 个筛查点心血管病高危人群干预效果评估	《现代疾病预防控制》2023 年第 34 卷第 10 期
33	苏茹月	结核病预防控制所	河南省第七轮结核病分子诊断技术能力验证结果分析	《实验与检验医学》2023 年第 41 卷第 3 期
34	杨泳慧	科研外事科	2017—2021 年 60 项疫苗临床试验项目伦理初始审查结果分析	《现代疾病预防控制》2023 年第 34 卷第 10 期
35	樊金星	消毒与媒介生物控制研究所	2021 年河南省疾控机构病媒生物控制工作能力调查	《现代疾病预防控制》2023 年第 34 卷第 9 期
36	李孟磊	应急办	基于 SWOT 分析模型下河南省卫生应急中心建设研究	《现代疾病预防控制》2023 年第 34 卷第 10 期
37	闫晓娜	公共卫生研究所	河南省鹤壁市某区公共场所室内空气中化学污染物健康风险评估	《现代疾病预防控制》2023 年第 34 卷第 10 期
38	王奇	性病艾滋病防治研究所	2021—2022 年河南省高危异性性行为 HIV 暴露后预防人群的行为特征	《现代疾病预防控制》2023 年第 34 卷第 8 期
39	王丹	寄生虫病预防控制所	三种快速诊断试剂盒检测疟原虫的效果评价	《现代疾病预防控制》2023 年第 34 卷第 11 期
40	袁鹏	卫生检测检验中心	液相色谱-电感耦合等离子体质谱法测定生活饮用水中三价铬和六价铬含量的方法学验证与评价	《现代疾病预防控制》2023 年第 34 卷第 11 期
41	许玉玲	传染病预防控制所	我国生物样本库与菌(毒)种保藏机构异同分析	《现代疾病预防控制》2023 年第 34 卷第 12 期
42	樊金星	消毒与媒介生物控制研究所	2022 年河南省病媒生物生态学监测分析	《现代疾病预防控制》2023 年第 34 卷第 12 期

续表 4-15

序号	作者	所在部门	文章名称	期刊信息
43	张杰	公共卫生研究所	河南省市县两级疾病预防控制机构实验室饮用水中砷检测能力验证及评价	《河南预防医学杂志》2022年第32卷第11期
44	张杰	公共卫生研究所	2018—2020年河南省安阳市不同气温下PM2.5对医院门诊量的影响	《现代疾病预防控制》2023年第34卷第11期
45	彭靖	公共卫生研究所	2021年河南省某农村环境卫生现状调查	《河南预防医学杂志》2023年第34卷第2期
46	杨似玉	公共卫生研究所	河南省安阳市空气质量健康指数构建——基于空气污染对人群死亡影响	《现代疾病预防控制》2023年第34卷第11期

四、学术委员会

全体学术委员会对各类科研项目申报进行评审，2023年共推荐申报81项。2023年度学术委员会召开7次学术委员会会议，就学术和科研工作方向、科研成果转化、推进科研激励落实、优化人才梯队、享受国务院政府特殊津贴人员推荐、中心首席专家推荐、省科技厅科技攻关和软科学项目评审、河南省优秀专家推荐、卫生健康中青年学科带头人选推荐等专项议题进行讨论，推动全中心学术工作向更高水平迈进。

五、伦理委员会

正式施行第5版（第1次修订/更新）SOP并及时在医学研究登记备案信息系统进行备案。医学伦理委员会受理并审查涉及37个项目的各类别伦理审查申请共341次。其中，新项目18项（疫苗项目10项、科研项目8项）。初始审查17次，初审后再审（科研项目）2次，复审13次；跟踪审查309次，具体为修正案43次，修正案复审1次，年度/定期跟踪审查70次，完成报告审查7次，违背方案审查165次，违背方案复审2次，涉及死亡的严重不良事件审查11次和可疑且非预期严重不良反应审查10次。出具2023年度河南省医学科技攻关计划联合共建项目、2023年度河南省重点研发专项、2024年度省科技攻关项目、2024年度河南省自然科学基金杰青项目课题申报前的伦理证明共39份。

六、教育教学

2023年接收各地市外来进修人员共40人。依托"河南省疾控人才培养计划"项目,中心选派24名专业技术人员赴中国疾病预防控制中心进行培训学习。审核完成卫生专技人员继续医学教育学分217人,录制2023年远程继续医学教育视频5个。申报国家级继续医学教育项目5项,省级项目4项。接收外来高校实习生共45人,联合河南省人民医院博士后科研工作站共同招收博士后研究人员1名。2023年积极与高校及相关机构开展教育教学合作交流。与郑州大学合作共建行业特色学院;与新乡医学院签署《河南省疾病预防控制中心与新乡医学院战略合作协议》。

七、图书管理

订阅2023年各类医学杂志25种。整理中文工具书400余本。

(供稿:宋晓启)

第五章　省辖市疾病预防控制机构

第一节 全省疾病预防控制机构人员基本情况

河南省疾病预防控制机构人员基本情况详见表 5-1,河南省疾病预防控制机构人员职称与学历情况统计表详见表 5-2(单位名称统一省去"疾病预防控制中心")。

表 5-1 人员基本情况统计

单位:人

单位名称	核定编制数	实有人数	合计	人员分布						性别		临时人员数
				管理岗位		专业技术岗位		工勤技能岗位		男	女	
				人数	%	人数	%	人数	%			
河南省	496	451	443	19	4.29	403	90.97	21	4.74	187	256	8
郑州市	404	350	350	121	34	216	62	13	4	132	218	
开封市	299	291	291	27	9.27	238	81.79	26	8.93	101	190	53
洛阳市	315	339	339	41	12.09	282	83.19	16	4.72	148	191	63
平顶山市	166	162	141	8	5.7	113	80.1	20	14.2	60	102	21
安阳市	335	266	266	16	6.02	220	82.7	30	11.28	143	123	28
鹤壁市	162	145	145	8	5.52	119	82.07	18	12.41	68	77	43
新乡市	201	152	152	24	15.8	126	82.9	2	1.3	66	86	31
焦作市	223	160	160	15	9.38	130	81.25	15	9.38	76	84	
濮阳市	110	97	97	1	1	92	95	4	4	61	36	12
许昌市	136	127	127	18	14.17	101	79.53	8	6.3	49	78	
漯河市	101	95	95	10	10.5	84	88.4	1	1.1	47	48	

续表 5-1

单位:人

单位名称	核定编制数	实有人数	合计	人员分布							性别		临时人员数
				管理岗位		专业技术岗位		工勤技能岗位		男	女	
				人数	%	人数	%	人数	%			
三门峡市	515	491	491	119	24%	271	55%	101	21%	222	269	119
商丘市	286	198	198	19	10	155	78	24	12	112	86	
周口市	239	420	420	8	1.9	298	71	114	27	206	214	
驻马店市	271	249	249	22	8.80	168	67.5	59	23.7	134	115	
南阳市	162	156	156	13	8.3	119	76	24	15	86	70	
信阳市	162	144	144	5	3.47	119	82.64	20	13.89	64	80	21
济源示范区	146	126	126	28	22.2	80	63.5%	18	14.3%	74	52	
郑州航空港经济综合实验区	30	30	30	28	93.3%	0	0	2	6.7%	5	25	
中国铁路郑州局集团有限公司疾控所	176	159	159	42	26.42	99	62.26	18	11.32	86	73	

表 5-2 职称与学历统计表

单位：人

单位名称	总人数	专业技术职称 卫生类 正高	副高	中级	初级及以下	其他 正高	副高	中级	初级及以下	合计	博士研究生 公卫	临床	其他	硕士研究生 公卫	临床	其他	本科 公卫	临床	其他	大专 公卫	临床	其他	中专 公卫	临床	其他	高中及以下	合计
河南省	451	51	104	75	108	2	12	28	23	403	6		17	128	6	100	58	5	83	3		22			2	13	
郑州市	350	21	35	70	78	1	1	12	132	350	1		1	47	5	55	31	18	117	1		53	0	0	15	6	350
开封市	291	11	37	87	74	0	1	16	12	238	0	0	0	26	5	30	23	27	112	2	4	46	0	0	3	13	291
洛阳市	339	16	35	100	84	0	8	26	13	282	0	0	0	49	4	52	16	15	150	3	15	23	2	1	5	5	339
平顶山市	162	7	22	37	28	1	4	8	6	113	0	0	1	8	1	15	19	23	25	3	10	4	0	0	3	5	113
安阳市	266	15	43	58	68	0	4	19	13	220	0	0	1	17	3	25	61	17	114	0	0	24	2	0	0	4	266
鹤壁市	145	8	16	45	38	0	1	4	7	119	0	0	0	4	1	12	50	4	41	7	8	12	0	0	2	4	145
新乡市	152	5	14	39	58	0	0	7	3	126	0	0	0	15	0	8	38	9	67	3	0	12	0	0	0	0	152
焦作市	160	9	37	44	32	0	1	1	6	130	0	0	0	6		10	38	13	70	1	1	19			1	2	160
濮阳市	97	22	21	24	14	2	2	5	4	92	0	0	0	15	2	8	35	10	20	2	1	1	2	0	1	0	97
许昌市	127	11	17	36	30	1	1	4	2	101	0	0	0	19	1	4	59	6	22	5	2	7	1	0		2	127
漯河市	97	5	11	32	30	1	1	2	3	84	0	0	0	4	1	2	34	6	30	2	6	10	1	0		0	84
三门峡市	491	5	35	85	125	0	0	14	10	274	0	0	0	17	1	3	47	40	129	20	38	80	6	0	22	22	456
商丘市	198	8	19	38	57	0	0	18	15	155	0	0	0	2	0	9	12	26	101	0	0	38	0	0	5	5	198
周口市	420	14	25	95	80	8	8	15	61	298	0	0	0	9	1	14	17	51	70	30		113	0	0	73	42	420

续表 5-2

单位：人

单位名称	总人数	专业技术职称										学历														
		卫生类				其他						博士研究生			硕士研究生			本科			大专			中专		高中及以下	合计
		正高	副高	中级	初级及以下	正高	副高	中级	初级及以下	合计		公卫	临床	其他	公卫	临床	其他	公卫	临床	其他	公卫	临床	其他	公卫	其他		
驻马店市	249	13	10	44	70	2	2	16	83	240		0	0	0	4	1	13	5	17	129	9	18	28	3	10	10	249
南阳市	156	6	20	35	50	0	2	4	2	119		0	0	0	10	0	9	29	18	44	7	1	28	0	5	5	156
信阳市	144	4	12	31	61			5	6	119					14		13	48	9	52		1	4			3	144
济源示范区	126	3	14	35	17	0	1	9	1	80		0	0	0	5	0	3	21	11	40	8	4	24	3	7	0	126
郑州航空港经济综合实验区	30	0	1	3	14	0	0	0	0	18		0	0	0	0	1	1	6	9	10	0	0	3	0	0	0	30
中国铁路郑州局集团有限公司疾控所	159	3	11	56	35	2	4	8	119						3		13	23	7	51	2	6	19	2	15	0	141

第二节 全省疾病预防控制机构 2023 年工作概况

一、郑州市疾病预防控制中心

2023 年是全面贯彻党的二十大精神的开局之年,郑州市疾病预防控制中心在市卫生健康委党组的正确领导下,以习近平新时代中国特色社会主义思想为指导,深入贯彻党的二十大及市委十二届三次全会、市委经济工作会议精神,全面落实国家及省、市卫生健康工作会议部署,以保障人民群众健康为中心,以推动健康郑州建设为重点,在全力做好新冠等重大疾病防控的同时,统筹推进各项业务工作,取得较好成效。

(一)压实责任,统筹兼顾,传染病综合防控能力显著提升

1. 新冠感染等疫情防控工作稳中有进

一是强化新冠疫情监测预警分析。开展发热门诊、哨点医院、社区队列、城市污水等新冠病毒感染疫情监测及测序工作,科学研判分析,准确把握疫情形势,为政府制定新冠疫情防控政策提供参考依据。二是重点关注罕见及新发传染病等重大传染病疫情。先后合理处置鹦鹉热、登革热、狂犬病等 284 起新发及重大传染病的早期监测与规范处置,未造成疫情蔓延和舆情风险。三是强化输入性疟疾病例的管理及传播媒介监测。严防输入病例再传播,防止输入再传播,巩固消除疟疾成果。

2. 突发公共卫生事件处置科学高效

一是建设适应后疫情时代的应急队伍。重新调整中心卫生应急队伍,市级应急小分队 14 支共 70 人,县(市、区)应急小分队 80 支共 450 人,实行值班备勤。二是持续开展应急培训、桌面演练及实战演练,全方位提升应急队伍的业务能力及实战能力。2023 年统筹指挥各区县(市)科学处置突发公共卫生事件 13 起,最大程度减少对公众健康造成的危害。

3. 免疫规划工作持续向好

一是完善落实市、县两级免疫规划接种率预警机制,通过系统监测、接种率调查和快速评估等多个维度,不断提升接种率监测评价水平,全市无脊灰成果持续巩固。二是集中开展适龄儿童免疫规划疫苗查漏补种,2023 年全市适龄儿童免疫规划疫苗接种率为 96.45%,高于全省平均水平,圆满完成市政府责任目标。三是建立健全预防接种单位准入及退出机制,预防接种服务水平全面提升。

4. 艾滋病防治工作全面推进

一是完成郑州市艾滋病疫情流行趋势及模型预测研究,疫情监测与分析研判工作进一步走深。二是指导20所高校的27个艾滋病防控项目通过省级评审,组织"省会青年学生艾滋病防治知识科普大赛",持续开展防艾专家进校园,高校防艾力量不断壮大。三是成功申报第五轮国家级艾滋病综合防治示范区并探索重点工作创新模式。

(二)围绕主责,多线运行,健康郑州建设落地见效

1. 慢性病防控工作有序开展

一是持续提升慢性病综合监测与管理质量。顺利完成新郑市、中牟县国家级慢性病综合防控示范区复审和新密市省级慢性病综合防控示范区复审工作,郑州市慢性病综合防控示范区建设水平全省领先。二是全市慢阻肺监测点医疗机构覆盖率87.74%,较2022年同期大幅提高。

2. 地方病防控屏障持续巩固

一是指导42个乡镇的117个地方性氟中毒病区村开展监测,100%达到控制标准;二是高质量完成16个县(市、区)的碘缺乏病现场监测工作,结果显示郑州市持续保持碘缺乏病消除状态;三是持续开展全省地方病规范化县建设工作,全市9个县(市、区)顺利通过全省规范化县验收。

3. 精神卫生工作卓有成效

一是督促各县(市、区)扎实做好严重精神障碍患者管理工作,及时将确诊患者录入河南省严重精神障碍信息系统。二是完成郑州市居民心理健康素养水平调查及孕产妇、老年人群筛查评估和预防干预服务工作,居民心理健康素养水平持续提高。

4. 健康管理和促进工作持续深入

一是做好各级各类监测工作,2023年郑州市居民健康素养水平样本率32.62%,提前达到2030年全市居民健康素养水平30%的目标。二是成功举办省、市第五届科普能力大赛,中心选送作品在国家儿童青少年健康主题表演类决赛中斩获第一。大赛期间组织在新媒体平台进行全程直播,上下联动,构建全方位宣传矩阵。

5. 健康危害因素监测工作如期完成

公卫所、微检所、理化所、质控所等科所发挥技术专长,协作配合,凝心聚力,高质量完成食品化学污染物、食品微生物、雾霾、公共场所微生物、市政供水以及国家致病菌识别网、流感等法定传染病、盐碘等81 000余项次监测检验工作,为居民健康安全保驾护航。

6. 公共卫生监督执法能力稳步提升

一是专项执法行动深入开展。开展"蓝盾护航行动""医疗美容行业专项治理"等专项执法检查,严惩违法行为,同时对处罚单位整改落实情况进行稽查,确保整改到位。二是"双随机、一公开"工作圆满完成。严格按照方案、程序、检查内容及违规处罚措施开展"双随机、一公开"工作,保质保量完成4299家被监管单位双随机任务。三是《卫生监督观察》政务新媒体影响力不断增强。加大新媒体平台建设及运营管理力度,打造"政能量"。2023年,"卫生监督观察"政务新媒体平台发布图文、短视频作品共计511件,新增传播受众2.7亿人次,全网订阅用户209万人。

7. 重大公共卫生项目建设加速推进

全力以赴保质量赶工期,郑州市医疗应急物资储备中心、公共卫生应急处置中心、检验检测中心三大项目进入快速进展阶段。截至2023年年底,郑州市医疗卫生应急物资储备中心项目多层仓库顺利完工,竣工验收资料正在收集;郑州市公共卫生应急处置中心和检验检测中心项目取得施工许可证,施工单位已进场搭设临建。

8. 健康服务质量持续提升

一是积极提升12320卫生健康热线服务能力,确保为群众提供精准的卫生健康政策解答。全年共接听各类热线77 000余次,接通率达99.56%。二是做好成人疫苗的宣传和接种工作,强化狂犬病暴露预防处置规范化门诊建设,安全有序完成疫苗接种工作。

(三)完善机制,服务大局,中心综合实力全面提升

1. 强化人事管理,加强队伍建设

一是推动机构改革,根据三定方案,整合疾控中心和卫生健康执法支队机构及职责。整合后中心核定事业编制404名,内设科室30个。二是强化人才队伍管理,科学引进人才。2023年共招聘专业技术人员7名,完成5名正高、3名副高人员的晋升聘任及二级岗位人员现聘考核,确保中心人力资源可持续发展。三是抓好继续教育和科研管理,完成市级继续教育培训项目7项。组织科研立项2项,申报成果奖项2项,荣获医学科技三等奖。四是成功举办职工技能大比武活动。郑州市代表队在全省现场流行病学调查处置技能竞赛中以全省第一名的总成绩获得团体一等奖,充分展现了全市疾控队伍昂扬向上的精神面貌和职业风采。

2. 深化文明创建,助力乡村振兴

一是持续发力,巩固深化省级文明单位创建成果。将精神文明创建工作列入年度目标管理考核主要指标,狠抓各项工作落实,持续保持"省级文明单位"荣誉称号。二是精准帮扶,巩固拓展乡村振兴成果。积极谋划产业新项目,村集体经济效益明显提升。办好惠民实事,破解群众急难愁盼问题,落实各项帮扶措施,得到广大村民好评。

3. 扩大宣传效应,树立良好形象

一是组建网评宣传队伍,密切关注网络舆情,积极引导舆论110余条。二是积极开展科普宣传。充分利用新闻媒体开展科普宣传,在河南日报、中原网等多家媒体上推送健康科普知识187篇,其中被健康郑州、学习强国采稿16篇,将百姓关心的疫苗注射、传染病、慢性病预防等健康知识进行了传播。

2023年,中心先后荣获"河南省疾病预防控制工作先进集体""河南省传染病预防控制工作先进集体""河南省地方病工作先进集体""河南省卫生检验先进集体""郑州市卫生健康系统优胜集体""营养食品卫生工作先进单位""环境卫生工作先进单位""平安建设工作基层创建示范单位"等多项荣誉称号,持续保持"省级文明单位"荣誉,实现了"十四五"稳步发展。

二、开封市疾病预防控制中心

2023年是全面贯彻落实党的二十大精神开局之年,也是疾控体系改革大幕开启之年。开封市疾病预防控制中心在市委、市政府的正确领导下,在市卫健委和省疾控中心的关心爱护与大力支持下,始终坚持以习近平新时代中国特色社会主义思想为指导,认真贯彻落实党的二十大和国家、省、市卫生健康工作会议精神,坚持人民至上,坚持问题导向,统筹疾病防控、卫生应急、健康教育等疾控主业,健全完善公共卫生体系,持续巩固拓展主题教育成果,推动全市疾控工作高质量发展。

(一)坚持固本铸魂,党建引领各项工作高质量发展

1.夯实领导班子政治理论基础

中心党委认真落实"第一议题制度",持续加强党委理论学习中心组(扩大)学习,持续贯彻落实习近平总书记视察指导河南和开封工作时的重要指示批示精神。全年集中学习11次,撰写学习心得、发言材料46篇,调研报告12篇,深刻领悟"两个确立"的决定性意义,更加坚决地服从和维护以习近平同志为核心的党中央权威和集中统一领导。

2.聚焦主题教育走深走实

中心党委坚持把学习贯彻习近平新时代中国特色社会主义思想主题教育与全面从严治党相结合,与中心业务"两手抓、两促进",推动主题教育取得实效。一是理论学习筑根本。坚持以抓好理论学习为先导,不折不扣落实读书班、党委理论学习中心组学习、第一议题学习、专题党课等规定动作;开展中心组集体学习、专题研讨、党课教育、赴康平社区现场教育,力推主题教育往实里走。二是调查研究找差距、解难题。围绕提升开封市居民健康素养水平的调查等课题,开展"大走访、大调研、大排查、大攻坚"活动。领导班子组织10次调研,形成19份调研报告,协调解决19条问题,班子成员深入科室、县区疾控中心开展调研,建立班子工作清单和个人任务清单,聚焦辖区社区突出问题,为群众办好实事。三是检视整改强治理、抓长远。贯彻全面从严治党,检视整改查摆出理论学习、党的建设等方面存在问题,明确整改任务,建立整改台账,细化责任分工,完成时限,及时了解掌握整改进展情况。

3. 加强支部党员思想建设,促进整体素质不断提升

中心党委始终把党的思想政治建设作为首要任务抓实抓好。坚持用好党委理论学习中心组(扩大)学习制度、支部常态化政治理论学习制度,组织全体党员及时学习习近平总书记系列重要讲话,切实把中心党员群众的思想行动统一到党中央的决策部署上来。坚持以高质量的理论学习武装全体党员,通过集中开展学习研讨、专题党课、知识测试、红色教育、"我为群众办实事"等工作,真正实现"理论学习有收获、思想政治受洗礼、干事创业敢担当、为民服务解难题、清正廉洁作表率"的目标。

4. 落实意识形态工作责任制

把做好意识形态工作作为履行党委主体责任的一项重大政治任务,加强对中心网站、宣传栏、文艺活动等各类宣传平台管理,强化微信公众号、微博等网络新媒体的监管,严格落实"三审三校",充分发挥舆论正面引导作用;健全论坛、讲座、年会、报告会、研讨会等阵地管理制度,强化督查机制;积极开展学雷锋志愿服务等精神文明创建活动,中心干部职工意识形态保持向上向好态势。

5. 加强人才队伍建设,培养事业发展中坚力量

党委坚持党管干部、党管人才,注重实绩、以德选人的原则,把勇于担当、敢于作为的干部放到重要岗位锻炼。一是集聚英才,不断加大公开招聘和引进各类人才工作力度。2023年,中心通过公开招聘、招才引智发展大会共招聘专业技术人员18人,其中硕士研究生8人,本科生10人,为疾控事业人才队伍建设注入新的活力。二是强化服务保障人才成长沃土。积极开展人才巡回帮扶服务团,加大继续医学教育和公需科目培训,组织参加全省职业健康、流行病学调查、病媒生物防制岗位的技能比武,延伸疾控人才培养机制,创新校企人才联合培养,深化高级职称岗位"传帮带"工作模式,帮助年轻干部和新进人员快速成长。三是持续深化科研项目开发与成果产出。参与国家十三五重大专项合作项目"乙肝疫苗免疫30年长期保护效果研究",大气重污染成因与治理攻关项目"河南省空气污染对人群健康影响",中国肝炎防治基金会项目"开封市MSM人群乙肝感染现状及危险因素调查"等8个科研项目。

6. 创文巩卫、群团建设、健康扶贫等工作成绩斐然

中心成立以主要领导为组长的创文领导小组,层层签订创建责任书,形成层层抓落实的创建机制;先后组织开展61次志愿服务活动,树立开封疾控志愿服务良好形象;充分发挥工会等群团作用,举行新职工入会仪式、退休职工"光荣在岗30年"荣休仪式以及"文明科室""文明职工""优秀志愿者""岗位学雷锋标兵""身边好人"等文明创评活动,大力弘扬正气,开展先进典型选树工作;落实老干部"两个待遇"、特殊困难老干部及遗属的关怀帮扶,全方位提升老干部服务保障工作水平;领导班子带领中心党员和志愿者到帮扶村(小岗村),与村委开展乡村振兴主题党日活动,定期深入农户开展走访调研、座谈,协助工作队落实中央和省市县脱贫攻坚决策部署,巩固拓展脱贫攻坚成果;召开统战工作会议,强化党外人士队伍建设,注重发挥党外人士监督作用;支持人大代表、政协委员履职尽责,鼓励其发挥专业特长,为经济社会发展建言献策,切实把建议和提案转换为行业发展举措。

7. 精细谋划项目节点,完成新址建设加速度

中心党委高度重视迁建项目建设工作,把项目建设工作作为党委重点工作来抓,成立项目领导小组和综合协调、招标工作、财务管理、廉政监督四个工作小组,明确各小组工作职责任务,落实到人。2023年年底顺利完成业务综合楼、实验楼两栋楼主体建筑双封顶的目标任务。

8. 加大重点部位排查,有力防范化解各类安全风险

一是健全完善风险研判工作机制。完善安全员管理规范,每月组织风险研判、隐患排查,及时发现问题、解决问题,建立整改台账。二是落实落细安全生产职责分工。组织全员参加安全生产培训、逃生演练,确保全员掌握消防安全知识及实操;组织完善、制定紧急避险预案8次,严格执行毒麻等危险品双人、双锁管理,监控设备全天候运行,全年无安全生产事故发生。三是加强信访安全稳定。落实信访稳定一岗双责,畅通信访沟通渠道;密切关注影响中心和谐稳定的因素,按期接访回复市长热线反映问题15条,全年无信访事件发生。

9. 聚焦服务全局,综合管理保障职能更加突出

一是采购与招标行为更加健全。完善并执行编写中心新版药械采购制度、采购合同跟踪制度,健全采购账目电子台账,合法合规完成中心内部招标采购项目。二是财务支撑决策更加精准。及时准确核算财政拨款、补助收入、项目支出等各项费用,实现零差错;提高资金使用率及预算执行率,及时评估中心风险点并做出内部控制报告,建立在线实时审计系统,有效实现财务管理平稳运行。三是综合管理与服务更加有序。严格落实公务用车信息化管理制度,坚持定点维修、定点保养管理制度;积极响应市委拆墙透绿专项行动,拆除围墙187米并补种绿植,工作推进及时受到市领导高度认可;实现国家、省、市、县(区)四级视频会商系统互联互通,构建扁平化调度管理会议系统;开创性启动中心医疗保障定点机构资质申请工作,争取为参保群众提供更多适宜的医疗服务。

(二)坚持压力传导、正风肃纪,不断营造风清气正政治生态

中心党委时刻把抓党风廉政建设的主体责任扛在肩上、落实在行动上,制定中心党委《全面从严治党和党风廉政主体责任清单》,细化明确党委领导班子主体责任、党委书记第一责任人责任、党委成员"一岗双责"3类责任清单29项职责任务,压实科室负责人对职责范围内廉政风险排查防控责任、党员干部教育监督责任;坚持全面从严治党和党风廉政建设与业务工作同部署、同推进、同考核,党委会3次研究全面从严治党工作,召开2次党风廉政建设工作会议,开展专项以案促改活动;纪委持续强化政治监督和日常监督,推动党风廉政建设工作制度化、规范化。

（三）坚持统筹谋划、实干笃行，加快推进疾控事业发展驶入快车道

1. 夯实卫生应急处置能力

制订完善第二波新冠病毒感染疫情、猴痘等卫生应急预案；及时调整、充实省级传染病防控卫生应急队伍，组织重点传染病防控、突发中毒事件、突发核和辐射事件、洪涝灾害后饮用水与环境卫生技能等 11 轮次 500 余人的卫生应急理论培训，以及应急桌面演练、防汛实战演练，全面提升卫生应急队员的突发公共卫生事件处置能力；加强对应急物资管理，及时更新补充应急物资用品，确保一旦发生突发公共卫生事件能立即启用。

2. 持续提升传染病防控能力

科学有效应对重大传染病监测工作，在 9 项国家级、省级、常规监测基础上承担不明原因肺炎、人感染 H7N9 禽流感等应急监测；及时有效处置首例皮肤炭疽聚集性疫情；规范开展传染病疫情报告管理工作，全市传染病报告及时率 99.95%；规范处置传染病监测预警信号，及时处置率达 100%；加强传染病疫情分析与研判，组织开展 43 周新冠病毒基因测序和结果分析研判工作，及时掌握全市流行毒株的变迁以及优势毒株，提出针对性的防控建议；加强业务指导督导，提高综合防控工作质量与效率。

3. 持续保持艾滋病低流行态势

着力开展新增性传播病例及密切接触者精准溯源调查，做好单阳配偶随访检测；加强新增羁押人员等高危人群干预检测；尝试设立艾滋病尿液自检设备，普及高校学生艾滋病检测意识；全面启动丙肝消除工作，对既往病例进行摸底排查和转介，提高丙肝核酸检测和治疗率；开展艾防知识"五进"宣传、艾防知识有奖问答活动，普及艾防知识效果显著；培育指导我市 4 所高校 11 个社团成功申报国家级、省级高校艾防基金项目以及社会组织 NGO 组织参与开展艾滋病防治工作，营造全社会参与艾防工作的浓厚氛围；率先在全省实验室信息系统完成对全市 46 家 HIV 筛查实验室质控考评工作。

4. 免疫规划工作稳步提升

全面贯彻落实国家扩大免疫规划各项措施，预防接种信息系统管理覆盖率 100%，0—6 岁目标儿童国家扩大免疫规划疫苗接种率达到要求；圆满完成集中查漏补种工作，补种率 99.09%，取得良好的社会效益和经济效益；加强 AFP 病例监测，维持无脊灰状态；无麻疹确诊病例；甲肝发病率持续保持较低水平，5 起流感样病例暴发疫情均得到及时有效处置，全市报告 AEFI 病例均按照《全国 AEFI 监测方案》要求进行规范处置；全市 10 个县（区）疾控中心、110 家儿童预防接种门诊、29 家产科接种点配备疫苗全程可追溯设备，冷藏车冷链运转管理使用完好率达到 100%。

5. 深化慢性病防控综合管理

强化"一老一小"等重点慢性病监测项目，组织参与全省儿童青少年慢性病流行病学调查项目及健康老龄化水平调查（兰考项目点），创新培植出固定调查人员、流动调查监

测的成人慢性病及危险因素监测新型工作模式,得到省疾控中心项目组高度认可;积极推进全民健康生活方式行动,开展"三减三健"专项宣传活动,完成健康支持性环境复审233处,复审完成率100%;指导并督促示范区、祥符区积极稳步推进国家级和省级慢病示范区复审工作。

6. 持续巩固地方病和寄生虫病防治效果

坚持以村为单位开展病区饮用水水碘、水氟和水砷含量监测,病区村改水率为100%;全市无氟骨症患者,更新绘制全市行政村生活饮用水水碘含量分布图、全市水氟含量分布图,为科学调整防控措施提供依据;积极开展碘缺乏病监测,孕妇碘营养水平、成人碘营养水平均处于碘适宜;中心疟疾诊断实验室顺利通过疟疾诊断实验室省级验收;指导祥符区、杞县顺利通过2023年度全省地方病防控规范化建设工作评审验收。

7. 健康危害因素监测和控制工作创新开展

全面启动全市131家二级以上医疗机构HIS系统与国家食源性疾病病例监测系统对接,实现食源性病例监测直报,超额完成111个行政区划的居民合理膳食指导工作;多措并举开展城乡饮用水、水质安全、空气污染(雾霾)对人群健康影响监测等与人民群众健康生活密切相关的监测,超额完成城乡饮用水水质监测项目,开展的环境健康宣传进社区、进学校、进公共场所活动反响强烈;超额完成儿童口腔疾病综合干预国家级项目点的适龄儿童窝沟封闭筛查目标,全市10个县区学生常见病和健康影响因素监测信息化系统全覆盖;压实推进重点职业病监测与风险评估、职业病危害因素监测、医用辐射防护监测、放射性危害因素等工作,指导我市企业获推参加省级健康企业评选,开展职业健康检查机构质量控制,为卫生行政部门制定相关政策提供有力数据支持。

8. 消毒与病媒生物控制扎实推进

聚焦全市网点医疗机构、托幼机构的消毒质量监测,以及蚊、蝇、鼠、蟑的病媒生物生态学监测,持续进行蚊、蝇、蟑螂抗药性监测,提高病媒生物的防控效果;顺利完成国家级病媒生物抗药性实验项目,为全市巩卫工作提供科学理论依据。

9. 检验检测"一锤定音"引领作用日益深化

一是在既往流感、麻疹等传染病监测基础上,率先在全省开展重症肺炎患者42种呼吸道病原体检验检测工作;着力推进国家级新冠病毒哨点监测工作;猴痘应急检测能力日趋成熟;圆满完成国家致病菌识别网监测、食源性疾病、全市卫生健康系统随机监督抽查等检验监测任务;结合开封市特点开展蔬菜、小麦、食品等项目监测,为食品安全风险评估、风险预警、食品安全标准制定、修订提供科学数据支持。二是圆满完成全省食源性疾病耐药监测药敏试验质控等10多项质控及国家致病菌识别网实验质量考核,流感等5项核酸和血清学检测能力考核结果优秀,组织实验室生物安全备案和资质认定评审考核,防范生物材料泄露和事故发生风险,质量控制标准查新替换126条,检验工作的规范化、标准化程度得以增强。

10. 守牢全民健康素养水平主阵地

一是通过微信公众号"健康开封""开封疾控"普及健康科普知识,《汴梁晚报》刊登健康科普知识、制作健康教育宣传品,结合重大卫生宣传日、健康巡讲"进校园"系列讲座活动等形式,拓宽健康科普与传播网络。二是依托基本公卫健康素养促进行动项目,开展覆盖基层基本公卫人员培训与考核,顺利完成全市健康素养8个市级代表性监测点调查,全市健康素养水平达30%以上;指导开封市儿童医院等3家医院顺利通过健康医院创建项目。

2023年,中心先后被中国疾控中心评为"全国地方病防治机构氟砷检测实验室质量控制考核先进单位",被省卫生健康委评为"职业健康工作先进单位""食品安全风险监测工作先进单位""卫生应急工作先进集体",在艾滋病防治、免疫规划、学校卫生、环境健康征文绘画等工作中被省疾控中心授予先进单位荣誉称号,在全省职业健康技能比武、流行病学调查技能比武中分别荣获团体二等奖、三等奖的优异成绩。

三、洛阳市疾病预防控制中心

2023年是极不平凡的一年。这一年,洛阳市疾病预防控制中心党委带领全体干部职工奋勇向前,成功创建河南省文明单位标兵;勇于创新,首次获批河南省医学科技攻关计划省部联合共建项目,"媒介生物传染病病原学重点实验室"获批建设,成功举办"创新与高质量发展大会";激励先进,培育人才,基层传染病监测预警体系建设试点取得成效,慢病综合示范区实现省级全覆盖,多名专业技术骨干,在国家、省、市比赛中屡创佳绩;注重搭建平台,营造氛围,不断激励青年人立足岗位、干事创业,在疾控事业高质量发展的大舞台上展现出朝气蓬勃的青年力量。

(一)凝心聚力,务实笃行,党风廉政建设持续推进

始终把领悟"两个确立"决定性意义、增强"四个意识"、坚定"四个自信"、做到"两个维护"作为政治建设首要任务。坚持党管宣传、党管意识形态,扎实开展主题教育,严格落实"三会一课"制度,党委班子凝聚力进一步加强,各党支部的组织力和战斗力进一步提升,党员向心力进一步巩固。

认真落实有关会议和文件精神,抓牢全面从严治党"两个责任",层层签订《党风廉政建设责任书》,使"不敢腐"的氛围基本形成;聚焦医药领域腐败问题集中整治,结合单位实际制定下发实施方案,建立三级廉政谈话制度,针对审计反馈的问题,制定《财务报销制度》《药品采购和出入库管理制度》《宣传品制作管理制度》等制度,使"不能腐"的制度更加完善;加强日常教育,组织常态化警示教育,引导干部职工树立正确的价值观和政绩观,筑牢拒腐防变的思想防线,使"不想腐"的思想自觉得到巩固。

（二）履职尽责，探索创新，疾病预防控制工作取得实效

1. 重大传染病平稳转段，防控工作成效显著

2023年新冠疫情防控平稳转段，全市无甲类传染病报告，网络直报四个季度综合评价指数均在99%以上，在全省位居前列。艾滋病防控工作多措并举，新报告病例数呈波动下降趋势，快速增长势头得到有效遏制。寄生虫病防控成效显著，建成全省首家二食源性寄生虫病诊断县级实验室，4名同志参加全国寄生虫竞赛获优异成绩。结核病防治积极推进，落实结核病按病种付费，学校结核病防治工作进一步规范，向省疾控报送工作动态150余篇，63篇被省级采纳。新发传染病防控不断强化，全市首次报告的1例发热伴血小板减少综合征-新型布尼亚病毒感染病例和1例猴痘病例，均得到科学规范处置。

2. 推动服务能力建设，免疫工作质量显著提升

2023年全市以构筑保持高水平免疫规划疫苗免疫屏障为目标，适龄儿童免规疫苗22剂次疫苗均保持在90%以上；AEFI个案及时报告率99.94%，分类率99.97%；中心提交的"提质增效，预防接种智慧管理"在2023大湾区（深圳）疫苗大会壁报区展示。

3. 深化示范区建设，慢病防控工作全省领跑

2023年全市慢性病综合防控工作再上新台阶，全市9个县区肿瘤登记数据被世界卫生组织国际癌症研究署收录，占全省37.5%；通过青少年慢性病患病率调查、农村伤害横断面调查、癫痫病患病率调查等项目，使全市慢病防控在广度和深度上有了新突破；洛宁县省级慢性病综合防控示范区建成并通过验收，实现我市省级慢病示范区全覆盖。

4. 项目带动能力，公共卫生工作成绩斐然

扎实开展国家人体生物监测、学生常见病和健康影响因素监测、城市区污水新冠病毒监测等十余个项目；继续保持食品安全风险监测项目在监测区域、监测环节、监测种类、监测地点、监测医院"五个全覆盖"，连续5年被省卫健委表彰为食品安全工作先进集体。

5. 紧盯重点项目，职业卫生工作扎实推进

稳步开展重点职业病监测、工作场所职业病危害因素监测、放射卫生监测等国家项目，实现劳动者职业健康监测全覆盖，带动市、县（区）两级疾控机构职防能力逐步提升；参加河南省首届职业健康技能竞赛决赛，荣获团体优秀奖和个人一等奖1名，技术能手2名。

6. 地方病防治、健康教育、消毒与病媒生物防治有序开展

地方病防治有序完成碘缺乏病项目、饮水型地方性氟中毒、燃煤型氟中毒和大骨节病、克山病相关监测工作，重点监测疾病始终处于消除状态。健康教育积极推动，有效落实"健康洛阳"行动计划，全市居民2022年健康素养水平达到32.18%，相比2022年增长

1.01%。消毒与病媒生物防治,开展消毒监测与效果评价、病媒生物密度与季节消长监测等工作;"伏牛山地区鼠形动物携带人畜共患病原体检测和新型病毒表征"获河南省医学科技攻关计划项目立项;"洛阳市媒介传染病病原学重点实验室"获批建设。

7. 主动探索,卫生检验检测能力有新突破

新冠、流感、猴痘、鼠蚊病媒生物和多重呼吸道等病原微生物检测工作成果显著。完成全市3家哨点医院及保障性新冠样本检测、污水新冠病毒检测;主动摸索条件,建立猴痘核酸检测技术方案,开展巴尔通体、恙虫病东方体等病原体的核酸检测。

8. 勇于创新,中心影响力及辐射力日益增加

制定《洛阳市疾病预防控制工作三年发展规划(2023—2025年)》,加快打造"洛阳疾控"品牌;出台《科研成果及学术论文奖惩办法试行》《优秀学术论文评选方案(试行)》《创新成果备案制》,激发全市疾控人员科研创新热情。运用学会平台,邀请国家级专家参加我市首届"2023公共卫生学术交流大会",成立多个专业委员会,助力疾控事业高质量发展。

9. 应急处置工作科学规范,风险评估工作卓有成效

结合各阶段传染病流行特点,及时开展"春节""牡丹文化节"等专题评估。探索县乡村三级传染病监测预警网络体系建设试点。科学规范开展新发、再发传染病处置工作。开展全市疾控系统防汛救灾卫生应急演练和现场流行病学技能竞赛,全面提升我市疾控机构的各项能力。

10. 主动作为,派出机构工作稳步推进

伊滨所围绕"以规范工作促能力提升"的目标,扎实做好新冠、流感、结核、疟疾等重点传染病防治工作,积极实施扩大国家免疫规划工作策略,继续加强慢病防控监测。驾检科积极克服困难,认真组织驾驶员体检工作,2023年完成驾驶员体检187 869人。医防融合办公室积极发挥桥梁作用,搭建疾控和医疗的双向协作通道,推动我市医防融合创新,推广"大疾控"概念,促进全市医防协同、医防融合高质量发展。

11. 门诊、药械、临检、质控、信息化工作积极主动

预防保健门诊部积极开展健康体检工作,配置检测设备,夯实服务工作基础;完成中医馆建设,进一步提升中医药特色服务能力。药械科认真组织医学装备、各类试剂耗材购置,加强设备维修、出入库登记、建档立卡等管理工作。临检中心对全市医疗机构临床检验现状进行多次摸底;全年开展室间质评项目20项,组织361家医疗机构参加室间质评,各项评价指标继续在全省领跑。信息中心积极开展中心信息化建设,努力做好网络系统保障。组织开展网络和信息系统安全风险排查专项行动,加强信息安全保密工作。质量控制与审计科积极推动业务管理和质量提升工作,开展新的水质标准检验方法资质认定和变更备案;牵头开展医药领域腐败问题集中整治工作,完成市审计局和市卫健委对中心近三年工作的资料和现场审计、2022年度内部审计工作质量的专项检查。

12. 科学管理、文明单位创建成果丰硕

科学统筹行政、财务、后勤、人事，积极落实中心各项综合管理制度，做好人、财、物各项保障。不断加大文明创建的软、硬件投入，积极参与文明城市创建。处理"12345"政务便民服务平台信息100余条，回访满意率100%。中心于2023年5月被省委、省政府授予"河南省文明单位标兵"称号。

13. 发挥纽带和平台作用，群团活动有声有色

中心工会充分体现纽带作用，开展暖心服务。积极开展"新婚贺礼"、青年联谊和走访探望活动；组织职工年度健康体检、评选并表彰优秀女职工。中心团委组织开展多场"青年专家下基层，健康知识进社区"品牌科普讲座；召开"问学前沿"学术报告交流会，营造学习创新氛围，为中心高质量发展贡献更多青春力量。

14. 文明公正执法，卫生监督工作再上新台阶

紧紧围绕"能力作风巩固拓展年"，创新管理手段、优化人才队伍、打造智慧卫监。注重培训促提升。坚持专家辅导、线上线下结合，成功举办全省"以案释法"多场培训。创新工作手段。"智慧卫监"项目试点着重挖掘信息化手段服务实际应用，推广"智能办案系统"，全市应用率达100%。圆满完成"双随机"和比武任务。全年接收任务省抽2130条、市抽358条，完结率100%；在河南省第七届卫监技能竞赛中荣获团体二等奖，并取得个人一等奖和个人三等奖各1名。

新时代担当新使命，新征程要有新作为。中心坚持以习近平新时代中国特色社会主义思想为指导，全面贯彻落实党的二十大和二十届二中全会精神，深入学习贯彻习近平总书记关于疾病预防控制工作系列重要论述，认真贯彻各级关于新时期疾控机构体系建设的总体要求，始终坚持"一切为了人民健康"的服务理念，团结奋斗、守正创新，持续推进疾病预防控制工作提质增效，不断开创疾控事业高质量发展新局面。

四、平顶山市疾病预防控制中心

2023年，平顶山市疾病预防控制中心坚持以习近平新时代中国特色社会主义思想为指导，深入学习领悟党的二十大精神，全面贯彻落实省、市卫生健康会议部署，紧紧围绕预防为主总方针，以人民健康为中心，以公共安全为底线，锚定建成全省一流疾控中心目标，笃行实干，争先创优，圆满完成各项工作任务。

（一）紧扣软硬实力建设，赋能机制体制重塑性改革

1. 加强队伍建设，提升发展软实力

引进公益岗8人，劳务派遣人员3人，吸纳退伍军人1人，接收10名郑州大学实习生参加实践教学。选拔使用副科级干部5人，现有副科级以上干部33人，其中硕士研究生

以上学历人员占比39.4%,45岁以下人员占比54.5%。用好职称申报评审政策,申报高级职称评审7人、中初级职称考试5人、工人考试7人。现有专业技术人员118人,其中中高级职称占比70.3%。开展预防医学学术交流会、疾控业务培训等学术活动70余次,邀请省级、市级疾控专家和学科带头人授课30余次,参加平顶山交通广播《你好健康》栏目访谈13期,厚植人才培养沃土。

2. 加强硬件建设,提升发展硬实力

(1)高质量建设国家致病菌网络实验室。病原学鉴定、药敏验证、分子分型技术、PCR的检测灵敏度和准确度等各项技术指标均达到国家识别网标准,满分通过河南省2022年"国家致病菌识别网"网络实验室质控考核;依托3个国家致病菌识别网哨点医院,开展18种病原体的呼吸道疾病多病原筛查。

(2)高标准建成数字化预防接种门诊。补齐示范区无成人预防接种门诊短板,实现预防接种全程电子化服务、档案化管理,增加宫颈癌、带状疱疹、破伤风等紧缺型疫苗供应,新门诊日疫苗接种服务能力达300人次,开诊以来提供疫苗接种服务2.4万余针次。

(二)锚定健康鹰城目标,驱动公卫服务大幅度提质

1. 居民健康素养水平逐步提升

充实完善健康科普专家库,新调整入库市级专家58人;完成第四届健康科普能力决赛、第五届健康科普能力大赛;组织重要卫生宣传节日活动32次,开展健康科普讲座90次,覆盖6万余人。建立健全科普知识发布和传播机制,组建覆盖市县乡村四级的健康科普传播网络;平顶山市疾控微信公众平台推送健康科普文章1825篇、视频58个,其中原创241篇,总阅读量达80余万人次,持续保持平顶山市政务类微信账号影响力排名前15名。指导宝丰县创建国家级健康县、郏县第二人民医院创建河南省健康促进医院。全市建成国家级健康县2个,省级健康县区2个,创建率为30%;建成省级健康促进医院9家,省级健康促进示范性医院3家,22家二级以上医院申报创建市级健康促进医院,创建成功率为75%。完成2022年全市居民健康素养监测,全市居民健康素养水平达29.66%。2023年全市居民健康素养监测现场调查已完成,调查样本3280份。

2. 公共卫生监测有序推进

(1)生活饮用水水质卫生监测实现市、县、乡全覆盖。完成全市112个乡镇、办事处城乡 生活饮用水监测,监测城市生活饮用水229份,农村生活饮用水302份。完成市辖区农村安全饮水工程水质季度监测,监测水样500份。

(2)学生常见病及健康影响因素监测干预工作覆盖全部县(市、区)。完成77所学校2.6万名学生常见病和健康影响因素监测、462间教室教学环境监测。

(3)食品安全风险监测实现全域、全链条覆盖。完成16类591份食品样本8519个化学污染物、微生物项目监测,完成180例病例样本食源性疾病监测。审核上报152家医

疗机构食源性疾病病例信息1.7万例。

3. 重点传染病防控措施得力

（1）新冠病毒感染日常监测高效率推进。监测新冠病原学核酸样本2422份、抗体样本504份，完成新冠变异株流调报告105份；超额完成新冠抗体血清学调查任务，收集调查问卷、采集血样样本各503份，覆盖全年龄段。

（2）重点传染病防控形势持续向好。报告手足口病病例比2022年同期下降32.5%，无死亡病例，无暴发疫情。报告布病病例比2022年同期下降11.4%，无死亡病例，无暴发疫情。报告丙肝病例治疗率20.13%，治愈率100%。霍乱、乙脑、狂犬病等传染病均得到有效控制。

（3）艾滋病处于持续低流行状态。建成艾滋病自愿咨询门诊21个，接诊自愿咨询8500余人次；开展以性病门诊患者、吸毒人群、男男性行为人群为重点的哨点监测，检测样本1203份；强化CD4细胞检测、病毒载量监测，完成病毒载量检测2697例。艾滋病抗病毒治疗率为91.94%，新发病人CD4检测率为90.5%，固定配偶、性伴侣检测率为93.7%，全市艾滋病持续处于低流行状态。

（4）病媒生物监测高质量开展。布放鼠夹、粘蟑纸、捕蝇笼、诱蚊灯1.9万件，精准获取全市病媒生物密度和侵害率。开展登革热媒介伊蚊监测和黑热病媒介白蛉监测6次。指导叶县完成5个土源线虫病监测点1057份粪便样本双片双检，完成3—9岁儿童200份肛试透明胶纸样本监测。指导全市完成"三热"病人疟原虫镜检717人份，指导鲁山、叶县、汝州规范处置输入性疟疾病例，指导宝丰县、叶县、市新华区开展疟疾媒介中华按蚊监测5次，持续巩固疟疾消除成果。

（5）传染病疫情信息管理质量持续提高。严格落实传染病监测审核制度，坚持工作日每2小时浏览审核1次、查重1次，双休日、节假日每日至少浏览4次。全市传染病诊疗机构数为216家，报告传染病报告卡3.2万张，传染病报告质量综合率为99.98%、机构网络正常运行率为100%、及时报告率为99.92%、及时审核率为100%、有效证件号完整率为100%，无重卡。

4. 免疫规划工作扎实开展

（1）持续保持全市儿童免疫规划疫苗高接种率水平。摸底16.3万名适龄儿童免疫规划疫苗漏种情况，开展接种率较差的示范区、石龙区、叶县等县（市、区）现场指导和技术培训10余次，完成全市免疫规划疫苗接种率数据通报12期，全市免疫规划疫苗接种率达到90%以上。

（2）规范开展疫苗针对性疾病监测。规范做好麻疹、急性弛缓性麻痹（AFP）、白喉等疫苗可预防疾病监测，报告麻疹疑似病例73例、疑似风疹病例3例、AFP病例36例、甲肝病例2例，病例数均维持在历史最低水平，连续保持31年无脊髓灰质炎状态。报告疑似预防接种异常反应（AEFI）个案695例，组织召开预防接种异常反应专家诊断会3次，无接种事故和疫苗质量事故报告。报告7起流感样暴发疫情,涉及病例105例。

5. 地方病防治成果持续巩固

(1)强化地方性饮水型氟中毒防控。指导鲁山县、叶县、汝州市完成179个饮水型氟病村水氟含量监测和1.9万名8—12岁儿童氟斑牙病情调查,水氟合格率为97.7%,氟斑牙患病率为0.4%;完成舞钢市、宝丰县9个水氟含量超标村9份水氟样品监测和205名8—12岁儿童氟斑牙病情调查,水氟合格率为100%,氟斑牙检出率为11.2%,持续达到国家饮水型氟中毒控制标准。

(2)强化碘缺乏病防控。完成8—10岁儿童和孕妇家中3044份盐样监测,完成8—10岁儿童、孕妇、成年人3344份尿样监测,完成1320名8—10岁儿童、孕妇、成人甲状腺B超检测。

(3)强化地方病防控规范化建设县创建。指导新华区、叶县分别以高分顺利通过省级地方病防控规范化县评审、复审。

6. 慢性病防控成效显著

(1)常规开展死因监测、肿瘤随访登记、心脑血管事件报告等慢性病监测,审核、订正、统计死亡个案2.1万例、肿瘤随访登记卡片1.6万张、心血管事件报告4.5万人次。

(2)完成1689名学生儿童青少年慢性病流行病学调查,完成2788人居民伤害流行状况调查、607人居民慢性病及危险因素调查、362人健康老龄化水平调查、2025人淮河流域肿瘤危险因素调查,指导舞钢市、汝州市完成高危人群筛查干预项目。

(3)平顶山作为全国被邀请的8个地市之一参加2023年全国慢性病防治大会,史晓天副市长作为河南省唯一代表介绍慢性病防控"平顶山经验"。

(三)着力补短板弱项,推进业务能力规范化建设

1. 检验检测规范化

食品风险检测、生活饮用水检测完成率为100%,首次检出小肠结肠炎耶尔森氏菌、肺炎克雷伯菌、副溶血弧菌。完成74份致病菌阳性菌株药敏试验和全基因测序,结果全部上传至国家致病菌识别网。完成4438份新冠病原学监测样本检测,开展测序实验16次,上传217条全基因组序列。完成1147份流感病原学监测样本检测,首次开展流感全基因组测序,上传16条全基因组序列。完成1080份各年龄人群样本14项抗体1.5万项指标检测。完成364份医疗、托幼机构消毒效果监测样本菌落总数检测。顺利完成19间二级生物安全实验室备案,涉及78种病原微生物,积极参加各级各部门能力验证考核10余次,成绩均在合格以上。

2. 应急建设规范化

开展防汛救灾防病、猴痘防控等应急演练3次,切实提升应急队员实战能力。坚持以评估带动培训策略,组织参加国家月度风险评估视频会议11次,开展中心月度风险评

估11次,覆盖所有业务科室和全体应急队员。完善应急仓库管理,做到应急物资账目零差错,累计入库应急物资1.2万件,出库2.2万件。

3. 门诊服务规范化

提供狂犬疫苗、宫颈癌疫苗、乙肝疫苗等接种服务11.1万针次,提供从业人员预防性健康体检7198人次,提供解毒药物维持治疗服务5000多人次。

五、安阳市疾病预防控制中心

2023年,安阳市疾病预防控制中心党委始终坚持以习近平新时代中国特色社会主义思想为指导,在市委、市政府的坚强领导和市卫健委的精心指导下,主动发挥"三大作用",大力夯实"四个基础",努力提升"五种能力",深入推进疾控体系改革,强化疾控高质量发展举措,开拓奋进,埋头实干,圆满完成全年各项目标任务,成果丰硕,成效显著。中心先后荣获河南省新冠疫情防控集体记大功、省文明单位、市平安建设优秀单位和市先进基层党组织等荣誉称号,全市疾控系统总体保持大局稳定,整体工作位居全省疾控系统第一方阵。

(一)强基固本,党建引领,战斗堡垒作用持续增强

1. 始终把政治建设放在首位

中心党委全面深入学习贯彻落实党的二十大精神和习近平总书记视察安阳重要讲话精神,全年共组织"第一议题"学习20次、中心组学习8次、党员干部集中学习11次、党支部学习48次,层层压实意识形态工作责任。

2. 高标准高质量开展主题教育

突出县级领导干部带头学,同步抓好普通党员干部学,为全体党员购买指定书目525本,先后开展讲党课13次、学习研讨发言46人次、举办2期共7天读书班、观看"学习强国"专题视频讲座4期。坚持"四下基层",深入工作一线,确定调研课题33个,在4个基层联系点开展党课宣讲5次,帮助解决基层实际困难5件,检视整改问题7项,修订完善制度55项。

3. 积极推进全面从严治党

坚持常态化开展以案促改警示教育,组织开展廉洁文化宣传教育"十个一"活动。中心领导班子成员对重点岗位、重点科室负责人廉政提醒谈话200余人次。持续抓好党员干部职工"八小时外"风险监督。全年共办理投诉举报10件,结案率100%。

(二)站位全局,系统重塑,疾控机构改革扎实推进

改革完善疾控体系是党中央、国务院立足当前、着眼全局作出的重大决策部署。中

心党委站位全局认真贯彻落实中央和省疾病预防控制体系改革各项要求,扎实推进疾控机构改革。9月28日,市编办印发新"三定"方案,将市疾控中心和市卫生计生监督局进行整合,新组建安阳市疾病预防控制中心。10月31日,新组建的中心在新址挂牌。中心党委主动顺应改革,服从全局,按期完成编制核定、人员转隶、预算账户统一、人员融合等工作,"系统重塑、预防为主、科学防控、协同高效"的疾病预防控制体系正在形成。

(三)提高标准,提升能力,疾控业务工作提质增效

1. 开展"业务大培训、能力大提升"行动

中心把"业务大培训、能力大提升"行动作为强基固本、提升素养的重点工作强力推进,通过以会代训、以训促学、以学促能,全系统业务人员专业技能、专业素养显著提升。全年共组织举办各类专题专业专项培训46期,共邀请9名国家级和40名省级疾控专家授课,累计授课608个课时,培训各类专业技术人员3592人次,实现培训科室、参加人员、涉及专业全覆盖。先后参加5个省级竞赛活动,共获得团体金奖3个、二等奖1个、三等奖3个、个人二等奖6个、三等奖8个的优异成绩,中心干部职工干事创业、争先创优的氛围日益浓厚。

2. 传染病防控策略持续优化

严格落实乙类乙管措施,织密重大传染病监测网,加强以呼吸道疾病、手足口病、布病、出血热、乙脑、艾滋病、乙肝、丙肝、黑热病等传染病为重点的传染病监测布局,持续优化监测预警、应急响应、现场调查、卫生处置等各环节流程和工作机制。全年全市无甲类传染病报告,共报告乙、丙类传染病22种37 761例,发病率697.14/10万。接收处置传染病自动预警信息1421条,成功处置2起突发公共卫生事件。全市报告新冠病毒感染5716例,持续开展新冠病毒变异株监测,检出有效基因序列229条,传染病疫情防控形势总体平稳可控。联合市人民医院开展重点人群甲状腺结节监测工作,积极探索推进医防融合、医防协同、防治结合工作新机制。专题召开全市黑热病领导小组工作会,建立完善联防联控工作机制,得到省疾控中心肯定和表扬。艾滋病、丙肝和性病防治工作成绩显著,在全省率先开展全市全覆盖既往报告丙肝病例调查工作,5次在省疾控中心培训会和推进会上作典型发言。

3. 推进预防接种服务提档升级

在全市127家预防接种门诊全面开展"十佳预防接种门诊"创建评选工作,高标准在文峰区和北关区召开现场观摩推进会。全年新建数字化接种门诊7个,智慧化接种门诊9个。安阳市首创经验在全省免疫规划工作会议交流发言。及时下发各类免疫规划疫苗72.45万剂次,全市0—6岁国家免疫规划疫苗接种率达97.18%,高于全省1.46个百分点。

4. 深化健康相关因素监测和干预

充分发挥职业病防治技术支撑,助力健康企业创建。完成职业病防治6个监测项目工作,所有项目均获得省表彰。儿童口腔疾病综合干预项目任务完成率131%,项目健康教育终线评价通过国家验收,中心作为地市级项目管理单位首次在全国儿童口腔项目工作推进会上作了典型发言。成功承办全国2023年癌症防控专业人员培训会议。在全省率先全面推开慢阻肺监测工作,上报病例个案22 309例,报告率353.56/10万,填补安阳市慢性病单病种监测工作空白。新建各类健康支持性环境1648个,复审往年健康支持性环境2417个,复审完成率97.70%,全省第1。首次开展鼠病原学监测,全市病媒生物密度均控制在国家规定标准之内,病媒生物防控工作顺利通过省爱卫办评估验收。

5. 持续提升卫生检测检验能力和水平

中心利用先进仪器设备开展微生物、理化检测检验项目600余项,多个项目考核评级优秀,实验室资质复审取得CMA认证,检测检验能力位居全省前列,在全国"水环境中新型污染物现状调查与评估"项目总结会上,中心作为唯一一个地市级疾控代表在会上作典型发言和经验交流。

6. 强化健康教育促进

中心加强与主流媒体平台合作,先后承办第五、第六届安阳市健康科普能力大赛决赛等5场大型现场和网络直播宣传活动,市政府领导先后3次出席相关活动,累计网络直播观看量达46万人次,开展系列卫生健康宣传日活动,"线上-线下"一体推进宣传,收到良好社会效果。"安阳疾控"等新媒体微信公众号、视频号推文800余篇,累计阅读量400多万人次,再创历史新高,制作发放宣传品78种共计74万余份,在全市营造良好的健康舆论氛围。据省级评估鉴定,认定2022年全市居民健康素养监测水平为32.63%,高于全省平均水平3.26个百分点。

7. 持续强化卫生监督执法规范化建设

坚持法治引领,精心组织开展"双随机、一公开"抽查,全市共抽查执行"双随机"任务总数1856件,其中市本级199件,共立案查处46起,任务完结率达到100%,发起跨部门抽"双随机"任务5个,实现市"双随机"抽查事项及任务全覆盖。不断强化案件办理质量,有效提升监督执法能力。在全省卫生健康监督执法案卷评选中分别荣获2022年、2023年团体一等奖,2个案件入选全国优秀案例,6个案件获评优秀案卷,被省卫健委通报表扬。

六、鹤壁市疾病预防控制中心

2023年,在鹤壁市委、市政府以及市卫健委党组、市疾控局的坚强领导下,在省疾控中心的科学指导下,鹤壁市疾病预防控制中心以习近平新时代中国特色社会主义思想为指导,围绕全市卫生健康工作部署,以人民健康为中心,以公共卫生安全为底线,以提高疾病防控和卫生监督执法综合能力为重点,持续巩固主题教育成果,创新推动鹤壁疾控工作高质量发展,荣获国家、省、市三十余项表彰。

承办河南省病媒生物防制技能竞赛并获一等奖,全省现场流行病学调查技能竞赛团体二等奖,全省首届职业健康技能竞赛团体三等奖,鹤壁市放射卫生行政执法案例首次入选国家优秀案例受到国家疾控局表彰,营养健康影响因素队列调查及干预工作受到中国疾控中心表彰。

(一)以学为主线,突出党建引领,打造疾控品牌

坚持用好常态化政治理论学习制度,把学习贯彻习近平新时代中国特色社会主义思想与党委会学习、支部学习全面融合,巩固主题教育成果。

制定印发《2023年党建工作要点》《2023年度政治监督重点任务清单》《2023年党风廉政建设工作要点》;开展"党旗耀鹤城·学习贯彻二十大·助力高质量发展·疾控服务年"活动,提升疾控系统服务水平。

深化主题教育,以强化理论学习指导发展实践,结合中心实际工作,深化平安创建、文明城市创建、卫生城市创建。结合卫生健康行业特色和疾控工作实际,提炼"七一·疾先锋"党建品牌,不断发挥疾控行业先锋模范作用,擦亮党建品牌。

(二)以严强监督,坚持管党治党,守牢纪律底线

签订党风廉政建设目标责任书,压实党委书记"第一责任人"、班子成员"一岗双责"制度、各科所室的主体责任;扎实开展"明方向、立规矩、正风气、强免疫"专题纪律教育,健全廉政风险防控体系。

深化以案促改制度化常态化,签订廉政承诺书,常态化开展办公用房和公务用车管理使用情况自查,常抓不懈纠治"四风",守好纪律规矩"底线"。

召开2023年意识形态工作专题会议,将意识形态工作纳入全年重点目标工作任务;认真开展错误思潮、网络安全管理、职工信教、涉台风险排查,提高意识形态领域舆情预判、分析、处理等能力。

(三)以防为目标,聚焦主责主业,守护群众健康

持续优化传染病防控策略,实时动态监测,全年报告法定传染病22种16 889例。春冬两季多次开展春季传染病风险评估会和冬季呼吸道疾病研判会,强化对重点区域、重点人群的监测预警和技术指导,防范传染病暴发流行。

科学规范流调处置流行性出血热4例、输入性恶性疟2例、包虫病病例1例,先后处置2起学校流感疫情,提出科学防控建议,持续发挥政府参谋、行业引导和社会服务的重

要作用。

积极谋划开展"3·24世界防治结核病日"宣传活动,扎实开展结核病春季学校传染病防控工作督导检查,发现处置全市学生身份肺结核患者44例,未发生学校结核病聚集性疫情;全省结核病诊疗质量技术评估中排名第二。

全市11个VCT(艾滋病自愿咨询检测)门诊通过省疾控验收,实现艾滋病自愿咨询检测全域覆盖;开展检测前咨询4126人次,完成检测265 529人次,共发现HIV阳性感染者52人。

举办预防接种"妈妈课堂"演讲比赛,严格落实疫苗和冷链管理制度,开展查漏补种活动,适龄流动儿童免疫规划建卡、建证率达到100%;全市0—6岁儿童免疫规划疫苗剂次累计接种率为99.60%,完成市政府下发的工作目标。

(四)以干出实绩,持续提升能力,锻造专业队伍

扎实开展病媒生物日常监测工作,多次赴基层处置病媒生物侵害,配合做好国家卫生城市复审的病媒生物防制专项评估迎检工作,全省病媒生物防治技能竞赛,总成绩第一,团体一等奖。

高质量完成城乡饮用水水质监测工作,开展全民营养周暨"5·20"中国学生营养日活动,全省率先完成中国居民营养与健康状况监测的调查任务,荣获全国2022—2023年营养健康影响因素队列调查及干预工作表现突出先进集体。

开展"蓝盾护航行动"、医疗乱象整治、医疗美容服务等专项监督检查,强化重点领域执法监管,严惩危害群众生命健康安全的违法行为。组织开展为期三个月的"聚焦主责主业聚力执法办案"专项行动,在全省卫生健康监督执法案卷评查工作中,我市获得团体二等奖,全省第4名。

完成职业健康岗前、在岗和离岗体检共计9330人次;通过职业卫生技术服务资质,在全省年度放射卫生工作总结表彰会分享先进经验,在全省首届职业健康技能竞赛总决赛上总成绩第6名,获团体三等奖。

牢牢把握实验室检测能力这个"硬通货",检测各类生物样品共计11 493份,理化样品共计3833份;国家HCV抗体血清学检测、国家HIV抗体血清学检测等15项能力验证考核优秀。首次开展蔬菜中农残12种烟碱项目的测定,寄生虫检测能力实现新突破,市级疟疾诊断实验室和土食源诊断实验室创建成功并挂牌,获2023年河南省微生物卫生检验先进集体。

加强对县区慢性病综合防控示范区建设的指导,不断提高死因监测工作质量,加强慢性病规范化管理,遏制高发态势,持续降低过早死亡率。

高质量推进糖尿病健康教育与基层健康管理项目,持续推动健康促进"13621行动",全市2022年健康素养水平为29.66%,连续多年全省领先。

（五）以稳促改革，合并优化职能，凝聚全新疾控

牢牢贯彻机构重塑性改革总思路，加强党委集中统一领导作用，加快职能科室合并，稳妥推进各科所室业务深度融合，持续在业务工作上补短板、强弱项，不断进发疾控新力量。

坚持"123"人才工作思路，不断加大人才引进力度，以一流疾控人才队伍为疾控监督全面深度融合奠定基础。把勇于担当、敢于作为、注重实绩的人才放到重要岗位锻炼，疾控监督医废人员交叉任职，营造抓模范强荣誉、抓典型树先进的良好氛围。

（六）以进谋新篇，提升综合能力，开创疾控新局

持续深入学习贯彻习近平新时代中国特色社会主义思想，把政治建设往实处抓，把思想引领往深处抓；"以七一·疾先锋"党建品牌建设为基础，不断创新形式，针对新情况，解决新问题，夯实党建基础，使党建工作上台阶、上水平。

坚持以党委为核心，充分结合各办公区域管理制度的特点和优点，不断探索更科学合理的管理方法，推进机构平稳融合；实行疾控机构规范化考评制度，推进财务、人事等方面的改革，激发重塑性改革潜力。

继续谋划公共卫生区域服务中心项目；探索疾控首席专家制度，加强人才队伍"软实力"建设；加强病原微生物检测能力建设，聚焦病原微生物、营养监测、环境危害因素等科研项目，提升科研平台建设"硬基础"实力，争创省级重点生物实验室。

七、新乡市疾病预防控制中心

2023年是全面贯彻落实党的二十大精神的开局之年，是"十四五"规划的攻坚之年，是疾控体系改革的重要时段。新乡市疾病预防控制中心坚持以习近平新时代中国特色社会主义思想为指导，认真贯彻落实党的二十大精神，在市委、市政府、市卫健委领导下，坚持以推进健康中国、健康中原、健康新乡行动为根本出发点，加强监测、预警、干预、评估"四位一体"建设，统筹疾病防控、公共卫生、卫生应急、健康教育等疾控主业，推动全市疾控工作高质量发展。

（一）做好各项重点传染病防治工作

1. 贯彻落实"乙类乙管"，做好新冠疫情防控

（1）严格按照《河南省新冠病毒感染疫情监测预警工作方案》做好新冠病毒监测，全年共完成628株新冠流行毒株基因组测序，及早发现流行风险，研判疫情趋势、及时预警风险。

（2）坚持日分析、日研判，全年完成新冠监测报告261期，呼吸道监测报告48期。

（3）做好值班值守，迅速规范处置辖区内的传染病疫情，对特殊病例及新冠病毒感染聚集性疫情进行调查处置并规范上报流调数据库。

（4）继续加强对高危人群和重点人群的疫苗接种，全年全市累计接种1477.30万剂次。

（5）继续开展常态化防控措施宣传，持续宣传新冠病毒防控及疫苗接种科普知识，提醒大众科学防范。

2. 坚持预防为主，加强艾滋病综合干预

积极开展预防艾滋病宣传教育工作，充分动员各界力量在全市范围内广泛开展艾滋病防治宣传活动。注重加强各级医疗卫生机构能力建设，及时开展防治技能培训，全年累计培训200余人。积极开展VCT咨询工作，向社会提供艾滋病自愿咨询检测服务。加强对艾滋病病毒感染者及病人的管理，开展季度检测，及时掌握患者病程和评估治疗效果。艾滋病综合干预工作得到有效落实，新乡市艾滋病保持在低流行状态。

3. 注重医防结合，促进结核病防控

在全市开展结核病防治技术培训3场，累计300余人参训；认真做好结核病归口管理工作，对全市60余家医疗单位进行了结核病归口管理工作调研，落实学校结核病防控工作，加大宣传力度，有效控制结核病在校园内的传播流行，多措并举提高公众结核病防治知识知晓率。

4. 坚持多病共防，筑牢健康防线

按照各种常见传染病发病特点，持续开展监测并及时实施各项防控手段，统筹做好手足口病、腹泻、登革热、输入性疟疾、布病、炭疽、流行性出血热、霍乱等重点传染病及食源性疾病防控工作。

（二）其他疾病预防控制工作成效显著

1. 免疫规划工作稳步推进

2023年累计接种124.39万剂次，全市免疫规划接种率连续多年保持在90%以上，为儿童筑牢免疫屏障，连续29年保持无脊灰状态和新生儿破伤风消除状态且未报告白喉病例和甲肝病例。全市疫苗全程追溯系统以门诊为单位100%覆盖。

2. 地方病防控工作得到进一步提升

持续开展地方病监测与防控。2023年在全市范围57个乡镇完成碘缺乏病监测计划；完成水源性高碘监测691个村；监测饮水型地方性氟中毒311个病区村。2023年网络无本地原发疟疾病例报告。

3. 慢病防控工作得到促进

积极开展慢病基础监测工作，2023年全市通过网络直报系统报告死亡案例

37 616 例、心脑血管急性事件报告 80 267 例、慢阻肺 5175 例。持续推进全市慢性病综合防控示范区建设。

(三)健康危险因素监测能力明显提升

1. 开展公共卫生监测,提升检验能力

全年全市食源性疾病监测共采集食品样品 576 份、食源性疾病病例审核上报 15 580 例,上报食源性疾病暴发事件 8 起。开展城乡饮水监测,上报水样 1041 份;开展学生常见病和健康影响因素监测与干预工作,共计 190 所学校完成监测调查人数 5.91 万人;对 66 所学校的 396 间教室开展教学环境监测;在市区空气污染(雾霾)监测点采集检测 PM2.5 样品 404 份并撰写监测报告。

中心实验室持续加强能力建设,全年完成各类检测项目 2.3 万份,共认证非食品参数 260 个,检验项目 315 个;食品参数 305 个,检验项目 547 个,进行标准更新 203 项,获批医疗器械临床试验机构资质。

2. 消毒与媒介生物控制技术进一步提升

积极开展消毒质量检测工作。全年共监测各类医疗机构 24 家(次),采集样品 542 份;对新乡市 8 家托幼机构的消毒情况进行现场调查监测,采集各类样品 200 份。开展全市卫生杀虫剂使用情况调研、疾控中心和三方机构消杀工作能力状况调查等工作,收集数据条目 672 项。做好全市"四害"及登革热媒介伊蚊监测工作,汇总监测数据指导防制。

(四)健康促进与精神文明建设工作稳步推进

积极开展 2023 年居民健康素养监测工作。2023 年新乡市居民健康素养水平为 29.54%,比 2022 年增长 0.84%;组织新乡市"千人百场"乡村振兴健康科普志愿服务活动,累计受益群众 10 余万人;"新乡疾控"公众号全年共发表文章 191 篇、抖音、视频号视频 176 部;持续巩固中心省级文明单位标兵建设。

(五)重塑改革新疾控,扩建提质创新高

按照新乡市事业单位重塑性改革要求,2023 年 3 月 3 日,新乡市疾病预防控制中心重塑性改革启动,原新乡市结核病防治所和新乡市健康教育所正式合并入新乡市疾病预防控制中心,中心搬至牧野区前进东路办公。为助推全市公共卫生应急能力进一步提高,市疾控中心谋划中心扩建项目,项目计划新建疫情应急指挥楼及卫生检测检验楼,总建筑面积约 22 100 平方米。2023 年 6 月 26 日新乡市疾控中心扩建项目通过市政府批复,项目现已完成市发改委立项、市土地规划委员会审议等程序,并于 12 月 21 日,获得市自然资源和规划局核发的项目《用地预审与选址意见书》。项目建成后,将全面提升新乡市疾病预防控制和公共卫生服务能力,更好地保障全市人民的健康。

八、焦作市疾病预防控制中心

2023年,焦作市疾病预防控制中心在市委、市政府的坚强领导下,在省疾控中心的业务领导和市卫健委的直接领导下,坚持以习近平新时代中国特色社会主义思想为指导,全面贯彻落实党的二十大精神,统筹推进疾控事业改革与高质量发展,团结各方力量,积极奋进,重点工作取得新突破,整体工作取得新成效,多项业务指标位居全省前列,荣获国家、省、市级荣誉30余项,圆满完成全年预定工作目标。

(一)坚持党建引领,把组织优势转化为全面发展的强大动力

充分发挥党组织的核心作用,把深入学习习近平新时代中国特色社会主义思想和贯彻党的二十大精神作为2023年首要政治任务,作为锤炼党性、凝心铸魂、提高素养的重要途径。

(1)把学习习近平新时代中国特色社会主义思想作为党委会会议的"第一议题"、中心组学习的"第一主题"、党支部学习的"第一任务"。

(2)将学习宣传贯彻党的二十大这条主线落实到疾控工作全过程、全方位。

(3)高标准推进主题教育,进一步提升党员干部职工的党性觉悟。

(4)大兴调查研究。把抓调查研究作为推动主题教育有效开展的重要举措,实行谋题、破题、解题"全过程"闭环。

(5)全力推进医药领域腐败问题集中整治,进一步筑牢风险防线。

(二)坚决扛牢政治责任,全力做好新冠疫情防控工作

面对新冠疫情形势的不断演变、防控策略不断优化,焦作市疾控中心严格执行疫情防控各项举措,充分发挥政府参谋、行业引领和社会指导的三大作用,被市委、市政府称为"市疾控中心关键部门,在关键时刻,发挥了关键作用";随着新冠疫情防控"乙类乙管"措施的实施,中心坚持常态化防控和疫情流行期间应急处置相结合,全力做好监测预警和社会指导,密切跟踪病毒变异和传播,有效促进感染曲线压低压平,为焦作市顺利度过历次感染高峰和经济社会活力加速释放创造有利条件。

(三)积极拓宽业务发展,确保疾控事业长足发展

按照疾控机构允许开展社会化服务、"公益一类保障、二类绩效管理"等相关政策,先后3次赴省外地市考察学习项目提升、对外服务等业务,取得焦作市职业病防治所医疗许可、职业健康检查机构备案、检验检测资质扩项和放射卫生技术服务许可等突破性进展。在全省率先开展社会化服务,新设健康管理中心,开展特色体检业务;设立公共卫生

服务中心,开展对外技术服务。不断扩大中心预防医学门诊部接种服务范围,进一步扩增宫颈癌疫苗、带状疱疹疫苗、肾病出血热疫苗等二类疫苗种类的保障和有效供给,开通网上预约服务,满足居民多层次需求,全年共接种各类疫苗14 386剂次。

（四）充分发挥公共卫生职能,全面推进疾病预防控制工作

1. 进一步提升免疫规划服务和信息化水平

（1）免疫规划疫苗接种率保持在较高水平。全年全市免疫规划疫苗累计接种70.7957万剂次,平均接种率96.72%,连续多年保持较高水平。32种非免疫规划疫苗共接种85.1370万剂次。

（2）免疫规划疫苗针对传染病发病率降至历史最低。共报告急性弛缓性麻痹病例（AFP）25例,麻疹疑似病例95例,疑似预防接种异常反应（AEFI）个案1396例。国家乙肝监测试点（山阳区）各项监测指标完成良好,报告乙肝病例729例。

（3）免疫规划工作管理实现信息化。在全市建立身份证识别实名核验接种工作机制,儿童预防接种信息全面网上运行。2023年建档新生儿22 487人,首针乙肝疫苗及时接种率98.91%,儿童小豆苗APP关联数为32.5578万人,关联率为93.37%。

（4）预防接种规范化建设取得新成效。全市14家预防接种门诊通过现场评估验收,其中山阳区艺新社区卫生服务中心被评为全国首批预防接种服务规范化建设示范教单位。

2. 强化重点传染病防控和卫生应急疫情信息管理工作

（1）重点传染病疫情形势平稳。2023年全市手足口病、肠道传染病、媒介自然疫源性传染病等防控效果显著,无甲乙类急性传染病暴发流行,继续保持无人感染H7N9禽流感病例报告,未发生埃博拉出血热、中东呼吸综合征和寨卡病毒病等输入病例的防控局面。全市全年共报告新冠病毒感染病例13 874例、手足口病2200例、其他肠道病毒感染性腹泻8209例。

（2）认真落实24小时疫情监测制度。全年共监测和审核传染病报告卡片69 127张,报告及时率99.99%,审核及时率99.99%;报告法定传染病21种63 667例,报告发病率1807.27/10万;报告死亡病例62例,报告死亡率1.7599/10万;接收传染病预警信息1113起,涉及预警病种21种,预警信息响应率100%,预警信息响应及时率98.91%。

3. 地方病与寄生虫病防治工作持续领跑全省

（1）地方病病情监测与防治措施落实情况实现全覆盖。在碘缺乏病、适碘地区与水源性高碘地区,完成定量或半定量监测儿童和孕妇家庭食用盐样5424份,儿童、孕妇及成人尿样7087份,甲状腺B超检测4761人,收集碘缺乏病、适碘地区孕妇甲功和抗体检测数据1009条。完成565个饮水型地方性氟中毒病区村和危害因素监测,完成

26 312 名儿童氟斑牙病情及 481 个改水工程运转情况调查,完成 10 个氟病重点村 500 名成人氟骨症和尿氟筛查。持续完善地方病防控规范化建设创建,承办河南省地方病防控规范化建设专题培训班。

(2)进一步加强布病防治和寄生虫防治工作。超额完成布病监测项目工作,全年新报告布病 263 例,无死亡病例,每例给予正规抗感染治疗防止转入慢性化。进一步巩固疟疾消除成果,全年全市报告输入性疟疾病例 5 例,病例均严格按照标准处置并给予正规抗疟治疗,无死亡病例。建立修武和荥阳黑热病区域联防联控工作机制,逐步形成黑热病防控工作新局面。

(3)进一步加强地方病防控健康教育工作。"焦作地寄"微信视频号发布科普宣传短视频作品 112 个,浏览量超 15 万人次,在 2023 年全省地方病防空宣传优秀视频表彰的 15 个获奖名额中占据 6 个。

4. 持续提升结核病防治水平

(1)强化督导评估。组织开展全市结核病诊疗、数据质量核查和免费抗结核药品专项督导,进一步查找问题,提出合理化建议,强化医疗机构对结核病治疗的规范性。

(2)强化技能训练。先后举办全市结核病临床诊疗技能和实验室技能竞赛,进一步提升工作能力,荣获全省结核病临床诊疗技能竞赛和实验室技能竞赛团体三等奖。

(3)不断提升学校结核病防控能力。举办全市守护健康校园桌面演练,有效提升学校疫情报告、处置能力,有效防止结核病在学校蔓延。

5. 全面巩固提升艾滋病防治成效

(1)多方位开展综合干预,提高预防服务有效性。共干预检测艾滋病高危人群 15 669 人次,高危人群干预覆盖率、检测率均达到 100%。

(2)多层面开展检测筛查,提高早检测早发现能力。积极推进标准化 VCT 门诊创建工作,已通过考核验收的 34 家标准化 VCT 门诊共检测高风险人群 9616 人。6 个国家级和 7 个省级哨点共监测各类艾滋病高风险人群 15 045 人。

(3)积极推行"发现即治疗"策略。对新报告初筛阳性病例同步开展确证检测、CD4 检测及病毒载量检测,全市存活艾滋病病人抗病毒治疗覆盖率达到 97.19%,病毒载量检测率和治疗成功率均达到 95% 以上。

(4)创新高校艾滋病防治工作模式。持续开展大学新生入学体检工作,入校新生 HIV 筛查率稳步提高,走在全省前列;在 5 所高校新增艾滋病尿液自检设备,提高艾滋病自我检测可及性。

(5)规范开展实验室检测与管理。艾滋病确证实验室共完成 HIV/HCV 抗体筛查检测 6711 人份、梅毒抗体检测 1348 人份、HIV 抗体确证检测 172 人次;艾滋病人 CD4+/CD8+T 淋巴细胞检测 3154 人次、病毒载量检测 2142 人次;参加国家 7 项实验室能力验证,成绩均为优秀。

6. 进一步加强慢性非传染性疾病预防控制工作

（1）大力推进慢性病综合防控示范区建设。指导在届慢性病示范区复审工作和新申报省级慢病示范区创建工作，不断提升慢性病综合防控示范区建设质量。

（2）认真开展全市慢性病基础监测。全年共报告心脑血管事件33 194例，粗发病率为893.64/10万；恶性肿瘤病例9358例，粗发病率为251.93/10万；死亡个案20 956例，死亡率为564.17/10万。

（3）组织实施全民健康生活方式行动。联合山阳区开展2023年全民健康生活方式行动宣传月暨"9·15"减盐周宣传活动；积极组织县区参加第八届"万步有约"。

7. 持续提升公共卫生监测项目

（1）食品卫生工作。圆满完成全年国家和省下达食品安全风险监测任务，共监测食品样品610份，获得监测数据7662条，实现11个县（市、区）采样全覆盖。全年共审核146家哨点医院食源性疾病病例信息14 053例。食源性疾病疑似聚集性病例89起，确认1起。

（2）环境卫生监测工作。对全市公卫和检验人员进行了生活饮用水监测技术培训，全年共监测生活饮用水样本965份，对全市11个县（市、区）1495个农村安全饮水工程开展水质监测；开展市级和示范区双随机监测项目，共监测公共场所50家，监测学校18家。

（3）学校卫生工作。组织开展学生常见病和健康影响因素监测与干预，全年共监测164所学校51 108人；组织开展"6·6"爱眼日关注普遍的眼健康暨近视防控公益捐赠活动，取得积极的社会反响。

8. 强化消毒监测和病媒生物防制

（1）加强消毒监测。对28家医疗卫生单位采样1446份，检测合格率为95.29%。对托幼机构采样94份，检测合格率为91.26%。首次承担重点场所消毒监测工作，共监测采样2526份。

（2）强化病媒生物监测。按照全国监测方案对辖区内"四害"等病媒生态学监测，为全市有害生物防治和巩固国家卫生城市创建成果提供参考依据。在登革热国家监测点温县开展媒介伊蚊滋生地监测，入户调查600余户；持续开展鼠病原学监测和家蝇抗药性实验，为全市有害生物防制效果提供科学依据。

9. 大力开展健康教育与健康促进

（1）优化健康教育网络布局。围绕健康焦作建设，大力推进市疾控中心健康环境支持建设，加强科普资源开发开放，成功通过市级科普教育基地认定。

（2）开展健康促进医院创建活动。指导市第二人民医院、温县人民医院、武陟中医院成功创建省级健康促进医院。

（3）进一步扩大"焦作健康教育"微信公众号的知名度、传播力。全年共发布健康科普及疫情信息等490篇,总阅读量达27万人次,抖音和微信视频192条,浏览25万余次。

10. 高质量完成职业卫生和放射卫生工作

(1)全面完成职业病防治项目监测工作。重点职业病监测项目完成监测56 286人,铅主动监测890人,尘肺病筛查完成10 080人,全部完成尘肺病随访任务数1251人;工业场所职业病危害因素监测数据审核243家,完成率105.7%,现场复核检测26家,完成率113%。完成636名重点人群职业健康素养监测与干预。完成11个县(市、区)的12家医疗机构放射诊疗机构职业健康管理调查,完成率120%;完成医用辐射防护监测放射诊疗机构168家,完成率262.5%;完成34家非医用辐射防护监测项目和16台设备放射性危害因素监测。

(2)做好行业评估和指导。完成全市职业病防治"十四五"规划中期评估和9家企业健康创建技术指导、4家企业省级创建现场技术评估工作。

11. 进一步提升检验检测能力和大气雾霾对健康影响监测

(1)扩大检验检测项目范围和资质认证。积极对接市场监督管理局,开展扩项认证工作,通过非食品296项449个参数和食品460项948个参数资质认证。

(2)强化实验室安全规范化管理和质量控制。开展安全生产和生物安全学习培训,做好传染病实验室、微生物实验室、理化实验室等国家质控考核。

(3)进一步提升常规业务检测效率。全年共检测新冠、流感、雾霾、食品、生活饮用水等各类标本8000多份。

(4)持续开展大气雾霾对健康影响监测。进一步摸清空气污染物、细颗粒物PM2.5的污染特征及成分,揭示空气污染对居民健康的影响。全年收集医疗机构门诊、住院个案、急救个案就诊信息数据1 414 790条,采集PM2.5样品289份,分析雾霾成分19项,调查影响小学生健康数据2141条,通过对调查结果和数据的比对分析,向中国疾控中心提交《焦作市空气污染对人群健康影响监测技术报告》,为国家开展空气污染对人群健康风险评估和有效干预提供参考依据。

九、濮阳市疾病预防控制中心

2023年,濮阳市疾病预防控制中心在市委、市政府、市卫生健康委的正确领导下,在省疾控中心大力指导下,深入贯彻落实"预防为主"方针,牢固树立大健康发展理念,坚持以保障人民群众健康为中心,以推进健康濮阳建设为主线,沉下身子、挑起担子、务求实效,切实提升公共卫生服务质量,预防控制重大疾病,努力提升疾病预防控制本领和公共卫生服务能力,进一步筑牢公共卫生安全防控屏障,全力维护人民群众的生命安全和身体健康。

（一）务实重干，全力抓好各项疾病预防控制工作

1. 免疫规划

（1）免疫规划工作全省排名第一。全市把免疫规划工作作为建设"健康濮阳"的基础性工作、作为民生工程来抓，以开展"四抓四促"系列活动为载体，立足"科学、安全、高效、便民"，不断推进免疫规划工作创新发展、高质量发展。2023年5月，中心被表彰为2022年河南省免疫规划工作先进集体，以优异成绩荣获河南省免疫规划工作先进集体第1名。

（2）流感监测工作成绩位居全省第一。2023年3月，河南省流感监测技术评估组到我市考核评估2022年流感监测技术评估工作，我市以综合评分198分（总分200分）的成绩名列全省第一，流感各项监测指标均保持全省领先。

（3）常规免疫接种工作扎实开展。濮阳市免疫规划工作在全省居领先地位，其中6月份、7月份我市免疫规划各项工作均得满分，位居第一名。麻疹监测、免疫规划疫苗监测单项工作保持领先地位。2023年1—12月份全市国家免疫规划疫苗应种776 919剂次，实际接种765 408剂次，总接种率达到98.52%。

2. 重点传染病防控

（1）疫情信息管理科学规范。持续加强疫情监测，动态监视传染病监测、传染病自动预警信息、突发公共卫生事件管理等系统，及时反馈异常信息；及时浏览、审核传染病报告卡片，及时审核率100%；全年无突发公共卫生事件报告。2023年，按现住址、发病日期统计，除新型冠状病毒感染外，全市共报告法定管理传染病23种22 802例，发病率609.24/10万。无甲类或按甲类管理的传染病报告。乙类传染病中，除新型冠状病毒感染外，报告17种5633例，发病率150.51/10万；丙类传染病报告6种17 169例，发病率458.73/10万。全年共收到传染病预警信号868个，预警病种15种，构成疑似事件141起，预警响应率达100%。

（2）艾滋病防控工作扎实有效。艾滋病疫情仍处于全省低流行态势，疫情持续保持低流行水平。全市范围开展艾防知识"进社区、进企业、进医院、进校园、进家庭"活动，河南省艾滋病百千万志愿者高校艾防宣传艺术巡展活动濮阳站举行，覆盖4所高校和中等职业学校2000余人。艾滋病防控治疗措施全覆盖，采取人盯人方式开展单阳家庭综合干预，预防艾滋病母婴传播，全方位开展咨询检测，落实救治救助措施，艾滋病发病率、死亡率位于全省最低。

（3）重点传染性疾病防控工作成效显著。高效完成人禽流感监测与防控，科学规范处置手足口病、发热伴血小板减少综合征、人感染猪链球菌病和猴痘等重点传染病疫情。

（4）寄生虫病防控力度持续加强。持续巩固消除疟疾成果，开展发热病人血检，提高病例发现能力；规范处置输入疫情，防止输入再传播。全年共报告国外输入疟疾病例

17例，均为本地报告，比2022年(9例)增加88.89%。在濮阳县、开发区、华龙区开展疟疾传播媒介按蚊监测，在范县开展黑热病传播媒介白蛉监测，完成2022年度和2023年度蛲虫病防治试点工作。

3. 地方病防控

扎实开展重点地方病监测工作，完成碘缺乏病、适碘地区、水源性高碘危害、饮水型氟中毒和饮水型砷中毒监测任务。"防治碘缺乏病日"宣传活动形式多样，百米绘画宣传活动在范县第三小学举行。

4. 健康教育

(1)健康促进行动深入推进。围绕健康促进"321"及"健康濮阳行·大医献爱心"乡村振兴志愿服务专项行动方案，继续实施"进农村""进学校""进家庭"活动。不断加强健康支持性环境建设行动，加大已建成健康促进县区、医院的示范引领作用。濮阳市中医院代表濮阳市迎接省级考核验收，取得全省第1名的好成绩；濮阳市第五人民医院成功创建河南省健康促进示范医院，全市省级健康促进示范医院达到8家。积极巩固"广场公益医院"健康教育品牌建设。

(2)"一纵一横"健康知识普及传播机制正常运行。不断完善健康科普核心产品研发制作和传播监测机制，重点抓好"精品科普创作"和"乡村大喇叭播健康"两个工程，做实市县乡村四级和系统纵向、部门横向、主流媒体、网络媒体、手机声讯、大众媒介六渠道联动传播发布，加强传播监测评估，对传播情况进行通报，实现了不同媒体全域覆盖。

(3)圆满完成居民健康素养监测任务。对2022年居民健康素养监测结果进行分析，撰写分析报告，并通过省级鉴定评估，2022年全市居民健康素养水平达到29.95%，超过全国、全省平均水平。

(4)积极组织开展第五届全市健康科普能力大赛，选拔出一批有潜力的科普队员，在全省第五届健康科普能力大赛中获得3个银奖。

5. 慢性病防控

(1)积极推进慢性病综合防控示范区建设，省级慢性病综合防控示范区覆盖全市所有建制县区，实行动态管理。

(2)慢性病综合监测网络日趋完善，死因、肿瘤随访登记、心脑血管事件监测报告数量和质量不断提高，伤害、慢性阻塞性肺部疾病(慢阻肺)监测网络逐步建立。死因监测作为测算居民期望寿命的基础数据，完成2022年全市人均期望寿命测算，测算出全市2022年人均健康期望寿命，为78.04岁。

(3)首次实施儿童青少年重点慢性病流行病学调查、居民伤害流行状况调查、农村癫痫病疾病负担调查、健康老龄化水平调查，初步掌握我市慢性病流行现状及相关危险因素基线资料，为全市慢性病患者干预管理提供一手资料。

6. 公共卫生技术服务

(1)认真落实,做好食品卫生工作。严格按照食品安全风险监测工作方案要求,切实做好食品安全风险监测工作与食源性疾病监测工作。

(2)常抓不懈,做好环境卫生工作。继续加强城市和农村饮用水水质监测工作,对水质监测的全过程实施监督和指导,并对样品采集、运输、保存、检验实施质量控制。

(3)真抓实干,做好学校卫生工作。全面加强学校卫生工作,做好学生常见病、传染病督导工作与学校生活环境卫生状况监测工作。

(4)扎实做好消杀与病媒生物控制工作。开展蚊、蝇、鼠、蟑螂病媒生物及登革热媒介伊蚊监测;按照《全国恙螨监测方案(试行)》,进行恙螨监测;开展病媒生物抗药性监测;对市直8家医院开展了院内感染监测。

7. 职业卫生

(1)积极开展濮阳市职业病防治项目具体实施工作。主动做好重点职业病监测、用人单位工作场所职业病危害因素监测、职业性放射性疾病监测、医疗机构辐射防护监测、非医疗机构放射性危害因素监测各项工作。

(2)做好全市职业病防治工作技术支撑。

(3)2023年3月,中心参加在南阳市举办的河南省第一届职业健康技能竞赛总决赛,3人荣获个人三等奖。

8. 卫生检验

(1)2023年9月,微生物检验科申报的分子病毒学确定为全市医学重点学科。

(2)国家致病菌识别网监测工作持续推进。

(3)流感、禽流感、手足口、麻疹、艾滋病等传染病检测工作稳步开展。

(4)圆满完成食品安全风险监测、食源性疾病监测、水质监测、地方病项目、职业卫生毒物考核工作。国家疾控中心四大类实验室质量控制考核,20种考核指标均为优秀。

(二)常抓不懈,常态化疫情防控工作科学开展

2023年,全市共报告新型冠状病毒感染6773例(含无症状感染者),发病率为180.96/10万;无聚集性疫情报告。

中心开展新冠监测工作:①持续开展新冠病毒实验室核酸检测。②开展流感监测网络新冠病毒监测。③开展重症、危重症及死亡病例流行病学调查工作。④做好疫情值守,及时发现并处置聚集性疫情。⑤定期开展基因测序,提供精准技术支撑。⑥发挥专家指导作用,保障大型活动开展。⑦主动回应社会关切,加强舆论宣传引导。⑧自5月29日以来,每周一印发一期濮阳市新冠病毒感染监测分析报告,客观反映全市疫情概况,分析研判疫情发展趋势,并提出有针对性的建议,为政府决策提供依据。

十、许昌市疾病预防控制中心

2023年是许昌疾控工作持续提升、全面加强的关键年。这一年,许昌市疾病预防控制中心坚持以党建为引领,扎实推进疾控事业高质量发展,各项工作取得了新的进展和成效。2023年,中心被授予"省级文明单位标兵单位",因疫情防控新阶段工作表现突出被河南省人社厅"集体记大功",荣获市级及以上集体荣誉29项,个人荣誉117人次。

(一)强化党建引领,全面加强党的建设

1. 持续加强思想政治建设

严格落实"第一议题"制度,全年开展中心组学习12次,集中研讨6次,举办学习党的二十大精神培训班,邀请党校教授开展专题授课4次,依托党建文化中心,定期组织党员干部开展党史、疾控史教育。2023年,党建文化中心被评为全市第五批社科普及基地。

2. 落实全面从严治党主体责任

逐级签订目标责任书,层层压实责任。认真落实民主集中制,全年共研究"三重一大"事项173项,均按程序进行报备。切实落实意识形态工作责任制,加强意识形态阵地管理。严格按照换届程序,圆满完成党委换届选举。扎实开展驻村帮扶,全年到定点帮扶的建安区艾庄乡鲁湾村、镜湖社区走访调研5次,切实为帮扶群众办实事,解难题。

3. 扎实推进主题教育见行见效

高标站位部署推进。第一时间召开工作会议,印发主题教育实施方案,明确各项任务要求。通过微信公众号、简报等多种形式,及时宣传主题教育的工作进展情况及成效。理论学习凝心铸魂。坚持开展2期读书班、每月一次集中研讨、书记讲党课等多措并举,推动理论学习走"新"走"心"。调查研究践行宗旨。建立一把手牵头1个课题、班子成员协同参与的"大调研"工作机制,并确定正面典型案例1个,反面典型案例1个,先后组织召开2次调研成果交流会,推动调研成果转化。推动发展确保实效。党委领导班子成员紧密围绕疾控发展重点、难点问题,制定推动发展任务清单4项。检视整改更加精准。党委领导班子和党员干部全面排查突出问题,形成问题清单并定期更新,动态开展问题整治,目前,所有问题均得到有效整改。

4. "五星"支部创建成效显著

持续打造"一支部一特色",结合行业特点,把开展党员活动与"主题党日"、健康科普等工作有机结合,全年共开展各类党员志愿活动20余次、健康讲座10余场,受益人群近千人次。2023年,中心党员志愿服务队被评为"河南省优秀社科普及志愿服务队"。"五星"创建经验做法被许昌组工、许昌健康公众号专题刊发宣传。

5. 不断加强党风廉政建设

围绕虞城占地案件、医疗医药领域腐败问题和落实省委巡视问题开展集中整治工作,查摆问题全部得到有效整改。建立廉政风险档案26份、廉洁情况登记表30份,制定负面清单和廉政风险防范措施69项,每季度开展监督执纪检查,在重点节日前开展廉政提醒,全年未发现各类违纪问题发生。

6. 深化文明单位创建

把文明创建、乡村振兴、学雷锋志愿服务活动与"主题党日"、健康科普、健康扶贫等工作有机结合,2023年中心被授予"省级文明单位标兵单位"。

(二)突出主责主业,持续提升疾病预防控制工作水平

1. 传染病防控和突发公共卫生事件管理工作规范有序

(1)强化传染病监测、预警及分析研判。2023年许昌市共报告法定传染病39 768例,报告发病率为907.77/10万;报告死亡病例62例,报告死亡率为1.42/10万。常态化开展风险评估研判,及时分析预警全市重大输入性传染病或新发现传染病疫情等重特大突发公共卫生事件发生风险。

(2)认真落实新冠病毒感染监测管理工作。市县两级哨点监测医院全部如期完成病原学监测工作任务,完成新冠病毒感染监测分析52期;开展本土变异株监测工作,全年成功测序数226份,超额完成省定要求(194份),撰写新冠病毒本土变异监测分析报告46期,为科学开展新冠综合防治提供了数据支撑。

(3)加强流行性出血热病例、手足口病等重点传染病监测管理。2023年全市共报告流行性出血热病例15例、手足口病病例1229例、布病病例273例、狂犬病2例、登革热病例1例,均按照要求进行规范处置。

2. 免疫规划服务能力和疫苗可预防疾病综合防控水平持续提升

全市共建设示范门诊69个、数字化预防接种门诊91个;全市实名制接种率达95.97%,位居全省前列;有序开展预防接种工作,规划疫苗应种接种率95.93%;规范开展流感、麻疹、AFP等疫苗可预防疾病的监测管理,编发流感样病例监测分析报告28期,并对6起流感聚集性疫情快速开展流调及处置工作,全市麻疹、AFP监测指标连续10个月在全省免疫规划工作评价中获得满分。

3. 艾滋病综合防控成效明显

2023年新报告现住址为许昌市的HIV/AIDS病例246例,较2022年同期增加18.8%;共报告性病病例2037例,报告发病率为46.49/10万,较2022年同期上升25.35%。全市实现艾滋病检测全覆盖,在全市16个VCT门诊开展咨询检测,对发现的感染者和病人及时纳入抗病毒治疗,治疗率为94.1%,治疗成功率96.8%。通过加强感染者和病人的随访管理,扩大艾滋病综合干预覆盖面,强化健康教育等方式,阻断艾滋

病、性病等传染病的传播。

4. 慢性病防控水平稳步提升

2023年全市报告死亡率5.80‰,心脑血管事件报告发病率181例/10万;肿瘤报告发病率292例/10万,报告死亡率78例/10万。持续开展慢性病系列宣传活动和"三减三健"健康专项行动。市、县两级共开展151次健康活动和现场讲座,进行92次媒体报道,创建各类健康支持性环境25个,开展"三减三健"专项行动78次。稳步推进儿童青少年慢性病流行病学调查等慢性病项目工作。

5. 寄生虫病和地方病监测防控成效显著

(1)强化疟疾监测管理。2023年按现住址累计报告许昌市疟疾病例16例,均进行规范处置,积极开展病原学监测与媒介监测,防止疟疾输入再传播。

(2)规范处置禹州市黑热病疫情。5月10日,外地市报告禹州市本地感染黑热病1例,经调查判定为本地感染黑热病病例并进行突发公共卫生事件(未分级)上报,禹州市多部门联合高效开展黑热病应急疫情处置,得到国家和省疾控中心的充分肯定。

(3)完善重点地方病监测体系。圆满完成碘缺乏病、适碘地区、高碘地区、饮水型氟中毒等监测工作,顺利通过土食源性寄生虫诊断实验室评审。各县(市、区)均达到碘缺乏病消除标准,适碘地区居民碘营养总体状况良好,饮水型氟中毒病区村控制率为99.79%。

6. 健康相关因素监测全方位服务群众

(1)食品安全风险监测工作。全年完成14大类474份样品食品安全风险监测任务,食源性疾病病例监测完成率为136.5%。全市各县(市、区)食源性疾病报告病例数完成率均达到100%。

(2)城乡生活饮用水监测工作。完成率为124.6%,城市水合格率100%,农村水合格率92.5%。

(3)圆满完成公共场所健康危害因素监测、学生常见病健康危害因素监测与干预等工作。

(4)消毒与病媒生物防治工作。积极开展医疗机构消毒效果监测、托幼机构消毒监测及病媒生物常规监测,为科学评估疾病传播风险提供依据。圆满完成国家的恙螨监测项目,弥补许昌市在恙螨监测及防控方面的空白。

7. 健康教育活动深入开展,打造实施健康科普工程

(1)打造实施健康科普工程。利用"许昌疾控"公众号、视频号开展健康知识传播,2023年共发布健康科普文章900余篇,浏览量达40余万次;健康科普视频142期,浏览量80余万次;原创视频被多家媒体转播,达到较好的传播效果。

(2)开展健康素养监测。完成省级居民健康素养监测点(魏都区、禹州市)480人;完成市级健康素养监测(涉及9个县区的38个乡镇)3040人。

(3)完成"健康中原行·大医献爱心"乡村振兴志愿服务活动和健康促进"321"工

作。全市共开展健康讲座1312场、受益人群12万余人,培训基层骨干5030人。

(4)健康科普能力持续提升。2023年全国新时代健康科普作品征集大赛中,中心分别获得演讲类、视频类入围奖;第五届省健康科普能力大赛中许昌市获得表演类优秀奖,健康科普类铜奖、优秀奖。

(5)积极创建健康支持性环境。魏都区已于2015年通过第一批全国健康区验收,鄢陵县健康县区建设工作正在推进,全市已建成21家省、市级健康促进医院。

(三)加强自身建设,持续提升专业化能力水平

1. 抓队伍建设,逐步建立科学的疾控人才梯队

紧急考核招聘专业技术人员8人,缓解了中心专业人员不足的现状。进一步深化职务晋升、职称评审及各项考核制度改革,推动人才队伍建设的科学化。

2. 抓培训演练,着力提升专业能力

举办专业培训班20余次,开展桌面推演和应急拉动演练,不断提升专业能力和实战能力。

3. 抓应急建设,优化调整应急队伍

2023年完成编制、修订应急预案和技术方案38项,重新组建突发急性传染病防控队、突发中毒事件处置队和应急小分队,优化应急队伍。

4. 抓综合管理,保障高效运转

加强财务和审计等内部控制管理,强化安全生产管理,规范监督执纪,扎实开展信访稳定工作,推动法治建设工作,保障中心高效运转。

十一、漯河市疾病预防控制中心

2023年,漯河市疾病预防控制中心在市委、市政府、市卫健委的正确领导下,坚持以习近平新时代中国特色社会主义思想为指导,紧紧围绕"三城"建设和"健康漯河"建设大局,深入贯彻上级各项决策部署,统筹推进新阶段疫情防控和日常疾控工作,圆满完成年度各项重点任务,有力保障全市群众的生命健康。

(一)扎实开展主题教育,以党建引领带动疾控事业高质量发展

推动主题教育走深走实,开展主题教育集中学习研讨4次,班子成员讲党课7次,召开专题党委会研究工作部署9次,制定主题教育五项清单,积极开展"四下基层"调研工作,和有关部门协调,重新进行中心岗位设置,大幅增加专业技术岗位,进一步打开专业技术人员晋升通道,力争将防疫津贴纳入政府年度预算,有效保证传染病防疫人员应享待遇。扎实开展"双报到"工作,帮扶慰问年老、患病退休职工5人,开展社区卫生清洁、

病媒消毒、健康教育等志愿服务110余次。定期督导查看县区疾控党建阵地建设情况,大力开展医药领域腐败问题集中整治,中心全年未发生违规违纪事件。选拔10名德才兼备的年轻干部担任中层副职,激发疾控队伍内生动力。

(二)科学规范处置传染病疫情和突发公共卫生事件处置,有力保障全市公共卫生安全和经济社会稳定

全面贯彻新冠感染"乙类乙管"要求,推动全市新冠疫情防控顺利实现平稳有序转段。全市共报告新冠病毒感染8430例,规范处置新冠聚集性疫情2起(漯河大学、漯河医专西校区)。在两会、食博会、高考等重要节点适时开展疫情分析研判,及时出具风险评估报告,保障重大活动顺利开展。全市累计接种新冠疫苗570.79万剂次,人群覆盖率达89.51%。高效开展新冠病毒病原学监测和变异株监测,对274份本土病例核酸阳性标本成功进行基因测序,为全市疫情防控部署提供可靠支撑。全市传染病网络报告综合质量保持高水平,全市无甲类传染病报告,乙类、丙类传染病报告22 494例。艾滋病疫情形势保持平稳,完成艾滋病暴露后预防60人。规范处置突发公共卫生事件4起(召陵区流感暴发疫情、源汇区新冠病毒感染聚集性疫情、召陵区输入性登革热疫情、临颍县猴痘疫情),得到省疾控中心的充分肯定和点名表扬。

(三)大力服务全市"现代化食品名城"建设,为漯河创建国家食品安全示范城市、推动食品产业向营养健康转型升级做出有力贡献

利用国家卫健委和国家食品风险评估中心来我市调研契机,多次与国家调研组、中原食品实验室沟通商议,配合市卫健委成功运作"国家食品安全风险评估中心食品安全风险监测(漯河)合作实验室"在我市挂牌成立。全程参与"漯河市食品营养与健康产业高质量发展大会"的筹办工作,参与制定《漯河市食品营养与健康产业高质量发展行动计划(2023—2030年)》,圆满承办"河南省首届营养与健康论坛"。超额完成食品安全风险监测任务,加强与中原食品实验室合作,联合开展预制菜采样监测工作,并在全省率先开展米酵菌酸毒素专项风险监测,推动食品污染物和有害因素监测项目实现两县三区全覆盖,漯河成为全省唯一的"食源性疾病监测直报试点市"。

(四)多项工作保持全省前列,相关措施得到省上级部门高度肯定

死因监测工作继续稳居全省第一位,肿瘤登记数据入选世界卫生组织《五大洲癌症发病率》(第12卷),4月份在河南省慢病工作会上作典型发言。免疫规划工作整体评分在全省排名靠前,我市免疫规划疫苗平均接种率达95.22%,推动所有接种单位实施扫码接种,疫苗实时出库系统实现全覆盖,疫苗信息化全程追溯体系全面建成。推动我市职防所在全省第一家独立开展完整工作,在8月份全省职业病防治督导中得到省卫健委高

度肯定。一次性通过五年一度的河南省检测检验机构资质认定评审,申报的17类620项检验参数成功扩项,社会服务能力不断增强。作为国家级鼠传病原学监测点,首次开展病媒生物体内携带病原检测。高质量完成蚊、蝇、鼠等病媒生物密度监测,顺利通过创卫省级病媒生物考核。首创举办市级病媒生物防制职业技能竞赛,漯河市竞赛模式被省卫健委、省爱卫办复制推广到全省竞赛。顺利通过省级健康素养监测调查评审,持续重点传播健康素养监测答错最多的10道题,这一举措得到全省借鉴推广。

(五)创新性工作精彩纷呈,大力维护和促进全人群健康

创新性开展预防接种门诊6S管理创建,64家接种门诊通过6S管理验收,并从中评选出10家标兵单位,同时圆满承办全市预防接种大比武决赛,带动全市接种门诊服务环境、服务能力、服务质量全方位升级,群众满意度显著提升。创新推行漯河市疾控机构卫生应急队伍规范化建设三年行动,开启河南省疾控应急队伍规范化建设先河,各县区5支传染病防控应急队均已达到建设标准。创新"互联网+艾滋病干预"模式,率先开发出全省首个线上防艾服务平台,通过微信小程序为群众免费提供在线咨询和申领自检试剂服务。推动"漯河医专、市疾控中心教学实习基地"顺利揭牌。打造健康科普宣传"家门口"服务模式,大力开展"健康漯河行·大医献爱心""医防融合科普先行进乡村""职业健康知识进企业""红丝带进校园"等活动15场,通过微信公众号推送健康知识188篇,在《漯河日报》刊发健康科普文章39篇,通过市广播电视台播放健康公益广告1200次,全市居民健康素养水平持续提升,群众健康获得感不断增强。

(六)参加国家、省、市各类竞赛活动收获颇丰,获得上级荣誉表彰硕果累累

圆满承办漯河市第五届健康科普能力大赛,并从中选派优秀选手参加第五届河南省健康科普能力大赛,夺得金奖3名、银奖1名、铜奖3名。中心两名职工在首届全国卫生检验青年演讲比赛中获得三等奖;两人在全省首届职业健康技能竞赛中荣获二等奖、三等奖;3人在全省病媒生物防制技能竞赛中获得三等奖;两名党员获得全市"学习二十大 永远跟党走 奋进新征程"演讲比赛决赛"三等奖"。2023年,市疾控中心先后荣获"健康中原行动专项行动先进集体""河南省疾病预防控制工作先进集体""河南省营养食品卫生工作先进集体""河南省慢性病监测工作先进集体""全省职业健康工作先进单位"等省级荣誉,并连续五届保持省级卫生先进单位、省级文明单位称号。1名职工荣获"中国肿瘤登记先进个人"。

(七)重点项目建设有序推进,中心业务检验楼建设项目顺利封顶

2023年建设项目主体建筑已封顶,主体工程结构已验收通过。

十二、三门峡市疾病预防控制中心

(一)聚焦重点难点,亮点工作精彩纷呈

2023年,面对疾控改革新局面,三门峡市疾病预防控制中心持续发扬疾控精神,攻坚克难,积极突进深水区,探索解决疾控体系改革中的难点,织紧织密"防护网",筑牢筑实"隔离墙",整体工作求创新,重点工作求突破,取得亮眼成绩。

1. 党建引领,强基固本

旗帜鲜明讲政治,扎实开展主题教育。坚持学习贯彻习近平新时代中国特色社会主义思想,认真贯彻落实"学思想、强党性、重实践、建新功"总要求,扎实开展主题教育,突出疾控特色,组织开展学习交流、立足岗位做贡献等活动。

2. 机构改革,顺利推进

2023年9月,中心与监督局正式合并,加挂卫生监督所牌子。改革后两个单位的人、财、物逐步融合,机构改革平稳推进,顺利完成过渡,各项业务工作无缝衔接,确保疾控、监督各项目标任务全面完成。

3. 预警监测,研判分析

(1)定期开展新冠病例报告监测。大疫情病例监测全年报告10 852例;撰写《三门峡市新冠病毒感染监测分析报告》45期,分析研判疫情趋势,提出防控建议。

(2)新冠变异株监测。全年共获得新冠有效序列232条,每月流行型别略有差别,并且随着时间推移,变异株的突变位点不断增加,全市检测出2例JN.1,新冠防控不容松懈。

(3)流感检测和病例报告。2023全年共采集检测1188例流感样本,流感病例报告13 123例,是2022年的7.49倍。

4. 校地合作,协同发展

为进一步强化人才培养,市疾控中心与郑州大学公卫学院携手深化校地融合,郑州大学"研究生联合培养基地""实习教学基地"和"就业实习基地"挂牌,双方加强在科研项目、成果转换等多方面的持续、深度合作。2023年4月24日—5月19日,郑州大学公卫学院8名学生到中心实习,并举行访企拓岗对接会及"就业实习基地"授牌仪式。

5. 积极探索,创新宣传

2023年入冬以来,支原体肺炎来势汹汹,为引导全市人民树立正确防护意识,有效预防流感病毒,市疾控中心大力落实对重点疾病、重点领域和重点人群的健康教育。打造"疾控小控"专业健康宣传形象,制作拍摄"健康素养66条"系列视频;联合大河报制作肺炎支原体感染防控科普视频,在"大河三门峡"视频号、抖音号,"三门峡日报"视频号、抖

音号发布,浏览量近37万次,同时被人民日报、学习强国、顶端新闻等主流媒体转载。

6. 依法行政,严格执法

(1)推进依法行政,落实行政执法责任制。严格实行执法责任制,按照卫生法律、法规和规章规定的权限和程序进行案件审批流转。2023年监督所共办理案件11件,办结9件。

(2)开展执法稽查,规范卫生行政执法行为。市疾控中心监督所对湖滨区、陕州区、卢氏县卫生监督工作开展专项层级稽查,重点对各县(区)的卫生行政处罚案卷办理质量、"双随机、一公开"完成情况及卫生监督协管开展情况进行稽查,针对稽查中发现的问题,及时督促整改。

(二)对标年度目标,各项业务工作全面完成

1. 重大传染病防治应对科学

(1)加强传染病疫情监测。2023年报告29 096例,发病率1428.47/10万,与2022年同期(6474例)比上升346.92%。报告前5位分别为新冠、流感、其他感染性腹泻、手足口病和乙肝,占发病总数的92.08%。

(2)积极处置传染病事件。处理传染病预警信息537条,及时处理率达100%。完成法定传染病月、年度疫情分析及风险评估。

2. 实验室检测能力进一步增强

开展流感、新冠核酸检测及病毒培养,按时完成各项检验任务。2023年实验室完成新冠核酸、饮用水、食品安全风险、结核病药敏及菌型鉴定、HIV抗体筛查、HIV抗体确证等样品检测16 000余份。完成国家疾控中心、省疾控中心、省市场监督管理局和省职业病防治院组织的17次质控考核。

3. 免疫规划工作全面实施

2023年,全市共接种疫苗77.99万剂次,完成以县区为单位22剂次疫苗平均接种率达到90%的要求。开展月度接种率监测、分析与报告监测指标率达100%。继续保持全市无脊灰状态,各项监测指标均达100%。15岁以下儿童AFP病例报告发病率达6.91/10万,完成1/10万的指标要求。全年共报告麻疹风疹疑似病例46例,排除46例,各项监测指标均达100%。全年共报告AEFI病例610例,其中一般反应608例,偶合症2例,及时报告率,及时调查率等指标均达100%。

4. 艾滋病防治工作深入推进

(1)积极开展防艾宣传"五进"拓展年活动。承办河南省高效艾防宣讲艺术巡展活动,指导三门峡市社会管理职业学院开展校园宣传项目,开展新生入学筛查9131人。

(2)做好全市艾滋病感染者及病人CD4细胞及病毒载量检测。2023年艾滋病病例报告63例,报卡合格率100%。完成VCT标准化门诊建设、新报告病例溯源调查工作、丙

肝治疗及随访工作和 MSM 哨点监测工作。

(3) 指导社会组织参与艾滋病防治基金项目工作。

5. 慢性非传染性疾病防治管理统筹发展

(1) 实施慢性非传染性疾病综合防控策略。健全慢性非传染性疾病监测体系,开展脑卒中、心血管病高危人群筛查与干预,提升高血压、糖尿病规范化管理能力。

(2) 快速启动慢性病项目。中国居民慢性病及危险因素监测项目在灵宝市圆满完成;居民恶性肿瘤一级预防危险因素调查及干预项目,于 2023 年 10 月 18 日在郑州启动,三门峡市的湖滨区、灵宝市和卢氏县疾控中心为该项目的参与单位,工作任务12 000 人;2023 年新开展慢阻肺监测和伤害监测,三门峡市慢性病监测工作实现全覆盖。

6. 结核病防治工作稳步推进

加强结核病防治技术指导和督导检查,提高病原学阳性率,肺结核患者成功治疗率达到 90% 以上,做好学校结核病疫情监测及疫情处置指导工作。全年活动性结核病成功治疗率达 96.5%（443/459）。各县市区全部达到 90% 的要求标准;加强对学校结核病疫情的主动监测,学校结核病疫情处置率 100%。

7. 地方病防治力度不断加大

以县为单位分别组织开展碘缺乏病监测、大骨节病监测和克山病监测工作。监测结果显示,居民合格碘盐食用率达 93.6%,全市持续达到消除碘缺乏标准;大骨节病监测未检出临床 I 度患者;克山病监测调查发现已确诊 4 例克山病患者,全市克山病病情处于稳定控制状态,达到国家消除标准。并对全市地方病现患病人,建立健康档案,进行随访和社区管理。

8. 职业病防治工作效果显著

(1) 深入开展"万医帮万企"活动。在企事业单位开展职业病防治法律法规宣传培训、重点人群职业健康素养调查与干预、用人单位工作场所职业病危害因素监测评价等活动,为企业发展提供卫生健康保障。

(2) 完成职业性尘肺病的随访调查并开展职业健康检查机构质控工作。全市现存职业性尘肺病患者 1724 例,完成率 100%。2023 年职业健康检查常规监测上报个案21 986 例,完成率 147%。对全市 105 家医疗卫生单位和企业的 882 名放射工作人员开展个人剂量监测。

9. 健康教育工作全方位开展

(1) 建立健康科普知识发布传播机制,加强健康教育阵地建设。借助《三门峡日报》上的《疾控风采》《疾控科普》专栏刊登健康知识及疾控动态共 53 篇。中心微信公众号平台发布信息 313 次 582 条,阅读量达 34.1 万。

(2) 完成 2022 年三门峡市居民健康素养报告并通过省级考核鉴定。全市 2022 年居民健康素养为 29.76%,高于河南省的平均水平 29.37%,有望提前实现 2030 年达到

30%的目标。

（3）加强全市讲师团专家库队伍管理。组织讲师团专家开展健康促进"321"工作、"健康中原行·大医献爱心"志愿活动。2023年全市共开展健康巡讲194次，参与人数3.78万人。

10. 公共卫生技术服务持续优化

（1）规范城乡生活饮用水日常监督和监测。完成全年任务数的129.2%。水质监测结果显示城市饮水合格率显著高于农村饮水合格率。与2022年相比，农村饮水合格率由2022年的77.9%上升到2023年的83.9%，有明显提升。

（2）规范落实学校卫生工作。完成2022年和2023年两个年度的学生常见病和健康危害因素监测与干预工作现场督导和监测数据的汇总、整理、审核与上报工作。

（3）持续深化食品安全风险监测和评估。2023年食品安全风险监测样品采集完成率100.5%；审核上报食源性疾病监测完成率116.43%，检测工作质量提高明显。

11. 病媒生物控制工作不断巩固

（1）预防控制医源性感染。开展医疗卫生、托幼机构消毒质量监测，所辖医疗卫生机构、托幼机构监测覆盖率达95%以上。医疗机构进行消毒监测工作突出，共采集样品合格率97.7%，较2022年上升1.7个百分点。

（2）自主完成病媒生物鼠病源学监测和蜚蠊抗药性监测工作，填补了三门峡市的空白。实验室饲养德国小蠊、美洲大蠊，开展蜚蠊四种抗药性监测工作，每种药投放10个小蠊和大蠊，击倒率为百分之百。

12. 精神文明建设不断加强

（1）积极参与文明城市、卫生城市创建，圆满完成创建任务。开展文明交通、绿色出行、清洁家园等志愿服务项目100余次。深入开展帮扶工作，投资八千余元，对结对帮扶的筒子楼小区进行了整治改造提升。

（2）全力支持脱贫攻坚工作。为驻村帮扶的石门沟村购置安装太阳能路灯，购买贫困户农产品；为小安村制作宣传版面，开展义诊宣传。

（3）积极改善服务设施。接种门诊制度规范上墙，服务场所增加无障碍设施，健全规范学雷锋志愿服务站点，助力文明创建再提升。

十三、商丘市疾病预防控制中心

2023年，商丘市疾病预防控制中心在市委、市政府和市卫健委的坚强领导下，在省疾控中心的精心指导下，以习近平新时代中国特色社会主义思想为指导，认真贯彻落实党的二十大精神，坚持以人民健康为中心，围绕疾控体系改革，突出能力建设，着力提质增效，全市疾控事业高质量发展实现新突破，被河南省人力资源和社会保障厅记大功，荣获

2023年度商丘市卫生健康工作"先进单位"等荣誉,实现业务排名提升年目标。

(一)突出党建引领,疾控动力更加强劲

1. 主题教育持续深入

深入开展学习贯彻习近平新时代中国特色社会主义思想主题教育,着力推进大兴调查研究深入开展。邀请知名党校教授上专题党课4次,举办新时代"读书班"2次,积极推进主题教育高质量开展。

2. 巡察整改开展扎实

围绕巡察组反馈的3个方面9大类26项具体问题,认真剖析根源,研究整改措施,做到举一反三,健全长效机制。

3. 支部建设有声有色

持续推进"党建+业务"深度融合,强化业务支撑和党建带动相互促进共同发展,着力打造"一支部一品牌"。

4. 意识形态巩固有力

持续增强对意识形态工作极端重要性、形势复杂性、任务艰巨性的认识,全年审发"商丘疾控"公众号稿件1431篇;启动刊发"疾控工作动态"48期,信息358篇。

5. 文化建设不断深化

先后组织开展《中华人民共和国宪法》《中华人民共和国职业病防治法》《中华人民共和国消防法》等法律的学习与宣传,开展文明家庭创建、志愿者服务和助残日等活动14次,营造良好的文明氛围。2023年获得"河南省文明单位"荣誉称号。

6. 平安建设开展有序

平安建设与业务工作同研究、同部署、同落实,实行"三防"措施,召开专题会议5次,邀请消防专家开展消防安全应急逃生演练2次,组建义务消防服务队,定期对中心进行安全隐患大排查,做到全年无安全事故发生。

(二)聚焦机构改革,疾控能力更加突出

1. 编制得到进一步优化

严格贯彻落实疾控体系改革精神,紧紧围绕体制机制薄弱环节,科学谋划,主动作为,着力争取优化机构编制资源配置,强化疾控队伍建设。

2. 职能得到进一步加强

有机整合疾控与监督业务,调整后,市疾控中心内设科室由原来的20个增加到29个,为高效履行疾控职能提供体制机制保障。

3. 监测预警能力进一步增强

动态开展传染病和突发公共卫生事件监测预警,及时处置聚集性疫情;定期开展传染病疫情分析和月度风险评估,为采取科学防控措施提供依据。

4. 应急能力进一步夯实

坚持平急结合长效防控机制,全面提升流调能力和应急处置水平,编制《商丘市疾控中心呼吸道感染性疾病应急预案》,成立8个卫生应急处置小组,全市疾控应急处置体系进一步完善。

5. 实验室能力进一步提升

将基因测序技术运用到新冠病毒变异株监测和细菌性传染病溯源工作中,完成396份样本测序工作。完成流感样病例监测样本1304份,分离出流感病毒细胞株44株,鸡胚株17株,圆满完成国家监测任务。

6. 人才建设进一步完善

强化科室人才梯队建设,开展副科级干部竞聘上岗,选拔出12名副科级干部。通过"招才引智"、公开招聘、基层选调等形式,商丘市疾控中心引进各类人才42名,为筑牢全市公共卫生安全屏障提供坚实的人才基础。

(三)强化业务协同,疾控成效更加显著

1. 传染病防控取得新进展

(1)重点传染病防控扎实。共监测和调查处置手足口病270例,布病162例,完成布病高危人群血清学监测400人份,Q热抗体监测500人份。在河南省现场流行病学调查技能竞赛中,以全省第四名的成绩荣获团体二等奖和个人技能比赛第一名、综合成绩一等奖的优异成绩。

(2)免疫规划成效显著。全年继续保持无脊灰状态,无确诊麻疹病例。全市免疫规划疫苗累计接种178.65万剂次,以乡镇为单位接种率均达到90%以上。

(3)艾滋病防治开展积极。针对6类高危人群开展艾滋病、丙肝和性病监测工作。积极开展HIV自愿咨询检测服务,完成全年检测任务量的115.95%。抗病毒治疗覆盖率达95.17%,病毒载量检测率为97.38%,治疗有效率为95.96%。积极提供暴露后预防用药服务,阻断成功率达100%。

(4)寄生虫病防治日趋完善。摸排境外归国人员542人,全年完成"三热"病人疟原虫血检4119人(次),继续保持丝虫病、疟疾无本地感染状态。

2. 慢性非传染性疾病统筹发展

(1)慢病防控推进积极。与公安、医保、人社、民政等部门建立协作机制,实行数据共享,报告死亡率提升明显。自编自导自演的"三减三健·从我做起"科普视频,被省卫生健康委评为2023年度"践行党的二十大精神·做出彩卫生健康人"主题文艺作品视频类"优秀奖"。

(2)地方病防治持续加强。完成9个县(市、区)水源性高碘地区、碘缺乏病和适碘地区监测和饮水型地方性氟中毒监测任务,全市未加碘食盐率97.7%,合格碘盐食用率97.9%,病区行政村水氟合格率95.8%。

3. 健康相关业务同频共振

(1)公共卫生全面推进。全年完成城乡饮水监测水样1098份,监测完成率123.09%。食品中污染物及有害因素检测指标完成率100%。食源性疾病病例上报病例13 680例,病例上报完成率115.16%。在全市9个县区开展居民合理膳食指导工作,共指导乡镇194个、9850户,超过省定标准7.8%。

(2)职业病防治有力。完成工作场所职业病危害因素监测185家,完成率达102.78%,同比增长23.33%;开展重点人群职业健康素养调查与干预750人,同比增长368.75%。完成292家机构职业健康管理情况调查,对11家监测医院开展职业性放射性疾病监测。

(3)消毒与媒介生物控制不断夯实。积极布放鼠夹、悬挂诱蚊灯、放置诱蝇笼、布放粘蟑板开展"四害"密度监测。全市共监测托幼机构及医疗机构39家,样品1031份。

(4)健康教育开展顺利。顺利通过省卫健委组织的2022年居民健康素养监测工作鉴定评估,居民健康素养水平达28.06%,较2021年提高3.44%。完成首次成人烟草流行监测,位居全省第2。组织实施"健康商丘行·大医献爱心"志愿服务行动,开展巡讲200余场,服务群众5万余人次。

(5)学校卫生推进有序。持续强化学校呼吸道传染病防控督导检查,监测108所学校教学环境,完成市直普通高招体检工作,共体检10 586人。

4. 卫生监督执法成绩显著

(1)执法水平和办案质量持续提升。全市承担双随机监督检查任务2657单,完结率为100%。全市双随机监督执法办结案件124件,居全省第二位。在全省卫生行政执法优秀案卷评查中以第五名的成绩荣获团体二等奖。

(2)"蓝盾护航"专项执法不断强化。先后组织开展医疗美容行业突出问题专项治理、打击非法应用人类辅助生殖技术专项整治、全市游泳场所卫生监督专项执法检查、抗抑菌制剂类消毒产品专项执法检查等行动,全市共开展卫生监督检查36 466户次,监督覆盖率为95.20%。

(3)"四小"单位管理持续升级。开展"四小"公共场所创建达标专项整治,排查整治城区"四小"单位3161家,公共场所"四小"单位内涵管理全面提升。先后被授予"全省卫生监督机构规范化建设标杆单位"和"河南省卫生监督信息化建设引领单位"荣誉称号。

（四）着力廉政建设，疾控作风更加严明

1. 廉政制度建设持续加强

制定完善《三重一大制度》《自行招标采购管理办法（试行）》等19个制度，印发《中国共产党党纪党规汇编》，设立纪检监察举报意见箱，着力把权力关进制度的笼子。

2. 集体廉政谈话开展及时

召开中层以上干部集体廉政谈话会议，压紧压实廉政责任。先后召开党员干部党风廉政教育提醒会3次，组织党员干部到市廉政教育基地参观学习1次。

3. 医药领域腐败问题集中整治深入推进

对重点领域及12个重点科室开展了自查廉政风险点行动，梳理出关键部门7个、关键岗位4个、关键环节4个，廉政风险2类、风险点9个，建立健全规章制度12个，有效筑牢"清廉机关"建设防线。

4. 党风廉政教育开展扎实

组织党员干部到双塔镇秫坡村、民权林场和毛主席视察黄楼纪念馆等开展红色教育，赓续红色血脉；组织观看《交友不慎要担责任》《医鉴》等警示教育片2次；开展"虞城县芒种桥乡违法违规占地"等以案促改警示教育4次，增强了党员干部的廉政自觉。全年没有违规违法事件发生。

十四、周口市疾病预防控制中心

2023年，周口市疾病预防控制中心认真贯彻落实"预防为主"的工作方针，以主题教育为抓手，以传染病防控和突发公共卫生事件应急处置为重点，以"强基础、抓重点、补短板、严管理、树形象"为工作思路，抓管理促规范，强职能重落实，转作风树形象，各项工作得到快速推进，取得显著成绩。

（一）加强组织建设，提升科学决策水平

1. 强化基层组织建设

中心党委严格落实党建责任制和"三级四岗"责任清单，制定《2023年党建工作实施意见》，科学谋划部署，配齐配强支部班子和党务干部，实行党建与业务目标"一岗双责"，认真落实"三直联"制度，建立党建工作台账，深入开展传帮带，提升党建整体工作水平。

2. 丰富创新党建活动

中心召开庆祝建党102周年表彰大会，对先进党支部、10名优秀共产党员进行表彰，在党员干部中树立典型。中心举办"学思践悟二十大 奋进疾控新征程"主题演讲比

赛、"学习二十大 书香润疾控"读书分享会、庆祝"三八"妇女巾帼英雄文艺汇演等活动,丰富党员职工文化生活,提高疾控队伍的凝聚力和幸福感。

3. 深化"双创双评"活动

持续开展标杆党支部和"四强"党支部创建,打造"十有"党员活动室、职工书屋、党史馆等阵地,营造浓厚的党建氛围。成功创建标杆党支部4个、四强党支部3个。在中心窗口科室持续开展"共产党员先锋岗"和"服务群众标兵"评选活动,不断提高党员干部职工的责任意识、办事效率和服务质量。

(二)加强作风建设,树立疾控社会形象

1. 狠抓机关规范管理

2023年中心修订完善规章制度50项488条、工作方案42项、工作流程图64个,事无巨细,均有章可循,形成了制度管人管事的良性运行机制。通过狠抓制度落实、规范管理,树立了中心"环境美、精神好、纪律严、服务优"的良好形象。

2. 注重疾控文化建设

积极倡导"团结、精业、创新、奉献"的周口疾控精神,以社会主义核心价值观、传统文化教育为主体,建设庭院文化、走廊文化、健康教育园地、职工书屋、职工之家等文化场所,让职工时时处处感受到浓厚的疾控文化氛围。关爱职工生活,帮扶困难职工;开展丰富多彩的文体活动,增强职工凝聚力、向心力,提高了职工的幸福感、归属感。在中心形成了"风气正、人心齐、干劲足、效率高、形象好、成效佳"的良好氛围。

3. 切实转变工作作风

开展文明优质服务主题活动,中心组建6支疾控专家志愿服务团队,深入社区、机关、企业、学校、农村等开展"我为群众送健康""大医献爱心"义诊等志愿服务活动58场次;优化营商环境,为5万余名群众免费办理健康证;周六周日、节假日不休息为群众接种疫苗,针对狂犬疫苗采取中午不休息、晚上延长至10点的接种服务,深受广大群众好评。

(三)加强创新发展,统筹推进各项工作

1. 传染病防控工作成效显著

2023年全市共报告法定传染病23种63 017例,报告发病率为703.80/10万。一是传染病疫情信息报告管理科学规范。强化疫情监测分析预警,每月组织专家开展传染病和突发公共卫生事件风险评估,科学快速应对突发公共卫生事件。二是认真做好新冠、人感染H7N9禽流感、猴痘、登革热等新发和输入性传染病防控,指导鹿邑县规范处置1起猴痘疫情,未发生续发疫情。三是有效控制手足口病的发生和蔓延。全市手足口病报告1199例,报告发病率13.39/10万,较2022年同期下降18.38%。

2. 强力推进免疫规划工作

2023年全市国家免疫规划疫苗累计接种198.21万人次，累计接种率95.55%，以智慧化预防接种门诊建设为抓手，狠抓预防接种规范化管理，开展巡回技术培训，针对性技术指导，强化分析预警和通报，持续推进信息账号备案登记、身份证实名核验、疫苗扫码接种等工作，为群众提供安全规范、优质便捷的接种服务，有力推动全市免疫规划工作深入开展。

3. 扎实开展艾滋病防治工作

（1）深入开展精准溯源调查，发现干预检测高危接触者3912人，阳性298人，阳性率为7.62%。

（2）系统开展高校艾滋病防治。在全市中学开展"四个一"（一堂防艾宣传教育课、一次主题班会、一次知晓率调查、一篇心得体会）预防艾滋病宣传教育活动，召开师资培训会，做到初中以上学生全覆盖。

（3）积极探索外出务工人群宣传教育。西华县对1876名外出"搓澡工"、项城市对1684名外出防水行业人员进行宣传干预和检测，发现艾滋病、梅毒各1人，发现丙肝10人。四是全面开展消除丙肝工作。明确职责，完善丙肝治疗转介机制，全市新报告病例的核酸检测率达到90%以上。

4. 有效防治寄生虫与地方病

（1）规范开展疟疾血检监测2046人、黑热病传播媒介——白蛉监测6次；规范处置输入性疟疾12例。

（2）开展碘营养状况监测8542人，采集盐样7236份，尿碘8542份。对全市原3098个高氟病区村饮用水采样监测，合格率91%。检查儿童氟斑牙32 489人，检出率6.72%（低于国家15%的标准）。

（3）郸城县、淮阳区、沈丘县、项城市、商水县等地方病防控规范化建设县顺利通过省级验收，全市地方病防控规范化建设县达到7个。

5. 全面推进慢病防治工作

（1）积极推进慢性病综合防控示范区建设。除鹿邑县外，各县市区均已成功创建省级慢性病综合防控示范区，创建率达90%。

（2）规范开展全民健康生活方式行动。科学实施"三减三建"专项行动，开展行为干预指导，提升全民健康素养。

（3）全面推动慢性病监测工作。对死因监测、肿瘤登记、心脑血管事件登记报告数据分析评价，科学测算人均期望寿命、重大慢性病过早死亡率等，为制定全市慢性病防治政策提供科学依据。

6. 规范开展健康危害因素监测与评价

（1）着力提升实验室检测能力。中心具备传染病、食品、生活饮用水、环境、公共场所、职业卫生等24类1086个参数的监测检测能力,日核酸检测能力达到2万管,能够开展基因测序。

(2)高标准完成食品安全风险监测、饮用水监测、公共场所监测工作,完成率100%,并对监测数据分析评价,撰写分析报告。被省卫健委授予"全省食品安全工作先进单位""全省饮用水监测工作先进单位"。

(3)依法开展职业病防治。深入开展有害作业场所监测与评价155家。被省卫健委授予"全省职业健康工作先进单位"。

(4)深入开展学校卫生工作。在全市幼儿园、中小学、大专院校等75所学校开展学生常见病、教学环境和健康影响因素监测工作,积极开展综合干预措施,保障学生身体健康。

7. 广泛开展健康教育与健康促进

(1)全面提高健康素养水平。组织开展"321"行动、"健康周口行·大医献爱心"健康科普志愿服务行动16 196场次,覆盖60余万人,健康科普技能培训基层骨干15 410人,开展健康巡讲9696场次,受众达51万余人次。

(2)多种渠道普及健康知识。建设互动体验于一体的数字化健康馆,定期免费为群众开放46批次5581人;利用抖音、微信公众号制作并发布短视频386部,在周口广电融媒发布健康科普产品66篇、云上周口发布健康科普产品43篇,在"学习强国"平台上发表科普类文章32篇,《周口日报》刊发科普文章53篇。

8. 扎实推进公共卫生服务工作

(1)开展全市公共卫生服务工作技术培训和督导指导,每季度开展公共卫生服务工作量化赋分排名通报,推动全市公共卫生服务工作规范开展。

(2)重点推进慢性病综合干预工作。全面筛查辖区高血压、糖尿病患者人群,实施签约服务、健康管理、行为干预和动态跟踪管理,推动医防深度融合。

(3)建立卫生健康信息中心。统筹全市卫生健康信息资源,对接全市医共体信息管理平台,将全市医保、医疗、公共卫生数据互联互通、信息共享。

(4)加强数据分析利用。对传染病、艾滋病、免疫规划、慢性病、地方病、职业病、公共场所和水质监测等工作形成分析报告,对重点疾病开展干预和控制,为政府制定健康策略、调整防控政策提供科学依据。

(四)获得荣誉

被全国妇联授予:"全国巾帼建功先进集体"。

被省委、省政府授予:"河南省文明单位标兵"。

被省卫健委授予:"全省疾病预防工作先进集体""全省艾滋病防治工作先进集体""全省食品安全工作先进单位""全省卫生应急先进集体""全省职业健康工作先进单位"

"全省消除疟疾工作先进集体"。

被省疾控中心授予:"全省卫生应急工作先进集体""全省艾滋病防治工作先进集体""全省环境卫生工作先进集体""全省学校卫生先进集体""全省理化卫生检验先进集体""慢性病防控工作先进集体""全省健康促进与教育工作先进单位"。

被市委、市政府授予:"优秀领导班子"。

被中共周口市直工委授予:"清廉机关示范单位""先进基层党组织"。

十五、驻马店市疾病预防控制中心

2023年是疾控体系改革的开局之年,驻马店市疾病预防控制中心在市卫健体委的领导下,在省疾控中心的指导下,深入学习习近平新时代中国特色社会主义思想和党的二十大精神,认真贯彻新时代党的卫生与健康工作方针,坚决落实中央、省、市各项决策部署,较为圆满地完成了年初制定的各项工作任务,为保障全市人民身体健康发挥积极作用,为建设幸福驻马店打下坚实的健康基础。

(一)党建引领,构筑坚实发展根基

1. 党建引领疾控工作全面开展

中心以贯彻落实习近平新时代中国特色社会主义思想为第一要务,深刻学习领会、扎实贯彻落实,努力提升政治判断力、政治领悟力、政治执行力。习近平总书记多次指出,要把保障人民健康放在优先发展的战略位置,强调预防是最经济、最有效的健康策略。中心通过对疫情防控经验的总结学习,深刻领会习近平总书记关于公共卫生工作、疾控体系改革的重要论述和指示批示,贯彻落实习近平总书记亲自谋划、部署和推动的现代化公共卫生体系和疾控体系改革。

2. 明确方向,积极开展"主题教育"活动

中心全体干部职工原原本本、逐字逐句学习党的二十大报告和党章,学习习近平总书记在党的二十届一中全会上的重要讲话精神,深刻理解把握党的二十大提出的一系列重大思想理论、重大方针政策、重大工作部署,并付诸实践,指导工作。

3. 健全组织生活纪实

(1)完善落实"两个维护"的制度,从组织体系、领导体系、工作机制等方面着力,把"两个维护"体现在坚决贯彻党中央决策部署的行动上,体现在履职尽责的实效上。

(2)持续开展星级党支部创建,共创建"四星级"党支部2个,2023年申报创建"五星级"党支部2个,"四星级"党支部2个。

(3)积极参加党建业务大比武活动,以饱满的精神状态和过硬的业务能力投入比武活动中去,切实加强广大党员的政治、思想、组织、作风、纪律建设。

(二)慎终如始,疾控业务持续向好

1. 不断夯实传染病综合防控能力

2023年,全市共报告法定传染病58 391例,报告发病率846.42/10万,甲类传染病报告0例,乙类传染病报告32 912例。手足口病,伤寒副伤寒,流行性出血热,布病,登革热,恙虫病均无死亡病例报告,登革热未发生本地传播疫情。

(1) 开展多渠道、全方位监测,建立新冠病毒感染立体式监测体系、多渠道预警机制,及时发现传染病暴发流行风险。强化常规疫情监测、舆情监测、监测点监测、症状监测和卫生行业外监测,落实传染病大疫情报告信息周分析、月分析、季分析和年度分析,多角度收集网络和新闻媒体舆情信息,及时发现聚集性疫情苗头。2023年累计完成日常疫情监测报告56期、舆情分析报告90期、新冠疫情分析报告20期、新冠变异株监测25期。全市未报告突发公共卫生事件。

(2) 新发再发传染病防控取得新进展。持续开展猴痘病例、猪链病例检测和病毒变异监测,新发传染病病原学鉴定和溯源分析能力持续提升。手足口病、伤寒副伤寒、流行性出血热、布病、登革热、恙虫病均无死亡病例报告,登革热未发生本地传播疫情。

(3) 寄生虫病防治能力提升。坚持开展发热病人血检、阳性病例上报、诊断和治疗、疫点调查和处置、疟疾媒介监测、黑热病防治工作,开展培训提升基层医疗机构寄生虫病防治业务能力。

(4) 艾滋病防控工作成效显著。2023年新报告病例340例,相比2022年同期下降5.6%,全市共筛查111.98万人次,较2022年同期(99.27万)增加12.80%,哨点监测期共计HIV检测10 051人、梅毒检测10 051人、丙肝检测7540人。结合禁毒工作持续加强重点人群宣传教育;宣传模式强化针对性,逐渐转为线上宣传;设置多类型哨点监测,持续进行病例随访。国家法定5种性病无死亡病例报告,麻风病无新增病例。

2. 持续提升免疫规划基础工作水平

(1) 全市免疫规划工作得到了显著的提高。全年全市应种118.2450万剂次,实种113.7605万剂次,平均接种率为96.21%。疫苗供应及冷链正常运转,全市接种单位身份证实名核验信息系统达100%,本地居住期限3个月以上的流动儿童建证、建卡率均达95%。

(2) 按照各类疫苗针对疾病的监测方案规范开展AFP、麻疹、流感、甲肝等疫苗针对疾病的监测工作,每月按时总结分析监测情况,2023年均已完成国家各项监测指标的要求。积极开展疑似预防接种异常反应监测,每月对监测数据进行总结分析,成立疑似预防接种异常反应调查诊断专家组,对严重疑似预防接种异常反应及时开展调查处置。

(3) 加强示范化接种单位建设,开展大规模示范门诊复核验收,提高全市基层免疫服务质量。2023年全市共验收112家接种单位,通过108家,示范门诊建成率达到94.64%。

（4）冷链运转得到加强。2023年各县区所有预防接种单位冷链设备全部更新到位，保证预防接种工作的需要。全市全部实行疫苗追溯系统，实现扫码入库、扫码出库、扫码接种、一人一码、一苗一码，确保全过程最小包装单位疫苗可追溯、可核查。2023年全市儿童预防接种信息管理系统登录全部实行实名扫脸登录，进一步确保信息的安全性和规范性。

（5）继续维持无脊灰状态，持续开展麻疹、风疹、流行性腮腺炎检测，发病率均较2022年同期降低。AEFI"不良反应监测+调查诊断+保险补偿"三位一体的监测处置评价体系进一步完善。

3. 协同发展慢性非传染性疾病业务

（1）落实慢病防治工作。提高慢病监测报告数量和质量，圆满完成淮河流域癌症综合防治工作、河南省癫痫流行病学调查任务、儿童青少年慢性病及危险因素监测、河南省居民伤害流行状况调查、心血管疾病高危人群早期筛查和综合干预、中国居民慢性病及危险因素监测及河南省健康老龄化水平调查。

（2）强化地方病防治工作。2023年中央转移支付六个重点地方病防治项目碘缺乏病监测，饮水型地方性氟中毒监测，水源性高碘地区监测，地方病现症病人救治救助行动，群众防病意识提升行动覆盖，防治能力提升行动完成率均达到100%。2023年全市8—12岁儿童氟斑牙患病率≤30%，驻马店市饮水型地方性氟中毒得到一定控制。落实食盐加碘策略，保证边远贫困地区和经济欠发达地区群众吃得起合格碘盐。

4. 公共卫生工作扎实推进

（1）加强项目管理，组织工作督导，保质保量完成城乡生活饮用水监测，食品安全风险监测，膳食指导任务，学校学生常见病和健康影响因素，教学环境监测工作，全市城乡生活饮用水监测完成969份水样，食品安全风险监测完成640份样品的采集、检测及数据上报。全市247家哨点医院完成食源性疾病上报16 787例，共报告食源性疾病事件14起，均及时调查有效控制。完成9800人膳食指导任务，完成75所学校学生常见病和健康影响因素监测，中小学21 661名、幼儿园1705名、大学325名学生近视调查、52所学校312间教室教学环境监测。

（2）根据全省消毒与病媒生物控制监测方案要求完成消杀队伍现状调查，完成登革热媒介伊蚊监测任务，完成淡色库蚊及德国小蠊的抗药性监测药敏实验。

（3）职业病防治工作完成140人现场调查及80余人健康素养干预，上报职业健康检查个案20 131条，检出疑似职业病5例。完成293家放射诊疗机构1940名放射工作人员基本情况调查，7家省级健康企业申报和5家市级健康企业验收。

5. 健康教育及健康促进工作全方位开展

（1）完成2022年驻马店市居民健康素养水平鉴定工作，制定驻马店市2023年居民健康素养监测方案，开展健康素养知识竞赛活动及监测工作。

(2)完成中医药文化素养监测、青少年和成人烟草流行监测、健康促进"321"、"健康中原行·大医献爱心"乡村振兴志愿服务行动、"三进两建一帮扶"行动,"健康天中行·大医献爱心"各县区100%全覆盖。

(3)支持性环境建设,健康县区建设、健康促进医院建设进展顺利。

(4)重点疾病、重点领域、重点人群健康科普项目成效显著,开展驻马店市"河南省健康促进与融媒体平台"管理员线上培训,推动健康教育信息化建设,定时上传工作进度。组建本级健康科普专家库,全市已统一纳入全省健康教育和促进管理平台管理科普专家368人,市级专家47人。举办市级健康科普专家技能培训。组织专家撰写健康科普文章85篇。与《驻马店日报》《健康医药报》媒体合作传播发布科普产品。持续维护"驻马店疾控"微信传播平台,发布800余条科普作品,原创微图文作品累计117条。开发制作使用健康科普短视频44个。针对重点疾病防控和重点领域健康问题应对及重点人群健康素养需求,制作、印制、发放、使用健康教育平面传播材料和实物材料,发布户外宣传栏,健康天中号公交专列宣传等,完成33类12种。

(5)提升健康促进能力,落实《健康中国行动(2019—2030年)》中"健康知识普及"和"烟草控制"两个专项行动任务,推进全市申报健康县/区创建覆盖率达40%,以市为单位二级以上医疗卫生机构积极参与健康促进医院建设比例达50%以上,市、县医疗机构结对帮扶覆盖所有乡镇。

6. 强化完善实验室检验检测能力

(1)为保障全市人民身体健康起到了重要作用。处理全市多起食物中毒及突发公共卫生事件,先后开展肉制品中瘦肉精检测、蔬菜中农药残留检测、小麦粉中总砷含量检测、油条中铝含量检测,及时发现食品、水中的有害物质和微生物,如农药残留、重金属、细菌等,为保障驻马店市人民身体健康起到重要作用。全年完成食品中化学污染物及有害因素监测工作样品345份,食品安全风险监测微生物检测任务131份,饮用水监测346份,国家致病菌识别网350份细菌鉴定。地方病监测470份,职业卫生监测89份,HIV筛查385人份、HIV确证298人份、CD4+T淋巴细胞检测308人份、病毒载量6703人,常规核酸检测流感样标本1224人份,新冠病毒变异株监测1210人份,基因测序387人份。

(2)为临床治疗和疫情处置提供了科学依据。中心不断增强检验人员力量,不断增加设备投入,不断加强自身核心技术能力提升,能够开展41种多病原呼吸道筛查和高通量全基因组测序工作,填补驻马店市此类技术空白,在传染病分子溯源方面跻身全省前列,为今后新冠疫情防控和其他传染病的病原体鉴定溯源、应急处置提供强大的技术支撑。

7. 有序有力开展应急处置工作

(1)规范卫生应急管理工作制度。2023年围绕疾控机构卫生应急工作规范上的具体要求,根据中心应急工作实际,完善制定应急队员管理制度、应急预案修订管理制度、应急物资管理制度等各项规章制度,为应急工作的规范化提供了坚实保障。

(2)积极开展培训演练,提升应急队伍能力,保持常态化应急处置水平的重要保障。2023年以来开展对县区培训1次,培训应急队员60人次。对中心内部应急队员开展培训9次,累计培训260余人次。采取桌面演练与实景模拟相结合的方式组织开展市区两级救灾防病联合应急演练。通过演练使应急队员对洪涝灾害后需要开展的工作有了清晰的认识,也在实地场景中检验了理论上的工作程序,达到锻炼队伍、检验预案的目的,提高应急队员规范化、科学化开展救灾防病工作的能力。

(3)坚持开展风险评估。每月均组织开展日常风险评估,根据突发公共卫生事件及传染病疫情形势特点选择风险议题进行评估,累计开展日常风险评估12次,形成风险评估报告12期。

(4)公共卫生事件处置有力。指导和参与应急处置猴痘,疑似输入性登革热,疑似人感染猪链球菌事件5起,及时有效规范处置,未发生续发病例,未发生死亡病例。

8.稳妥推进各项卫生监督工作

(1)集中精力,开展"双随机、一公开"工作,严厉打击各种违法行为,组织监督案卷评查工作,完成47所学校"双随机、一公开"教学环境监测,76家公共场所"双随机、一公开"监测任务。

(2)认真开展各类专项整治工作,拉网式检查各类医疗美容机构,净化医疗美容市场;推动托幼机构的学习活动环境改善,学校卫生监督工作获得省检查组的充分肯定;发力精麻药品监督检查,对精麻药品违法问题立案处理,予以警告行政处罚。

9.落实安全生产工作措施

(1)完善各项安全管理制度,健全以主要领导为组长的消防安全领导小组,生物安全领导小组,强化层层管理机制,责任到个人。

(2)开展自查工作,逐项排查重点科室,重点部位,及时消除消防隐患,有效预防安全生产事故的发生,创造安全、和谐的工作环境。

10.规范高效行政管理工作

(1)认真贯彻落实国家财务法规和上级有关部门规定的各项财务管理制度,不断完善单位财务管理制度,提升财务管理水平。严格执行"三重一大"相关规定,履行报销和公务用车等各项程序,控制开支,形成有序的领导审批和监督程序,有效地堵塞漏洞、消除隐患。执行预算管理,编制年度预算并做好年度预算执行,日常财务管理既遵守相关财经制度,又将财政性资金用好、用足。

(2)扎实做好人事管理工作。完成14名新进人员考察接收工作,接收退伍军人3人,正高级职称聘任1人,副高级职称聘任3人,中级职称聘任4人。高质量完成人事档案的管理及离退休人员的管理和服务工作;职工绩效工资考核、年度考核、奖惩、出国出境、伤残等日常事务管理工作。

（3）中心各类活动组织有力，日常运转协调顺畅、文件传阅有序，机要文件留痕管理，公务用车安全保障；全年固定资产管理维护圆满完成，物资供应及时可靠，物品使用节俭高效。

（三）开拓进取，多方着力勇攀高峰

1. 疫情防控新阶段，市疾控中心集体记功

中心全体干部职工在新阶段疫情防控工作中不怕牺牲、无私奉献，奋勇争先、担当作为，2023年度受到市级集体记功奖励。全中心将珍惜荣誉、再接再厉，发挥模范表率作用，不断取得新的成绩。

2. 保质保量完成实验室评审和示范区建设

中心通过河南省市级疟疾诊断实验室现场评审，不断加强对驿城区、正阳县、西平县、确山县4个省级慢病示范区的动态管理，确山县荣获全国百强健走示范区、省级优秀健走示范区。

3. 凝心聚力展风采

省卫生健康委授予市疾控中心2023年度全省职业健康工作先进单位称号；2023年在省疾控局和省总工会联合举办的现场流行病学调查技能竞赛中，驻马店疾控中心代表队获得团体三等奖（第6名），3名队员获得个人三等奖；荣获《现代疾病预防控制》2023年度优秀论文一等奖；荣获2023年驻马店市精神文明建设先进单位、河南省卫生先进单位，省级健康单位；驻马店市人民政府食品安全委员会、驻马店市人力资源和社会保障局授予市疾控中心全市食品安全工作先进集体称号。

十六、南阳市疾病预防控制中心

2023年，南阳市疾病预防控制中心认真贯彻落实习近平总书记关于公共卫生工作重要指示批示精神和中央、省、市各项决策部署，全力以赴抓落实、聚精会神谋发展，以省级文明单位创建为载体，转作风、树形象、聚人心，理清思路，真抓实干，坚定不移推进事业单位重塑改革和疾控体系改革，全面助力健康南阳建设，筑牢豫西南公共卫生安全屏障。

（一）坚持政治统领，促进党建工作高质量发展

1. 加强政治建设，夯实思想之基

深入贯彻落实习近平新时代中国特色社会主义思想和对公共卫生领域重要指示精神、党的二十大和省、市会议精神，全年共组织党委中心组集体学习8次，组织全体党员干部职工集中学习6次；认真履行意识形态责任制，党委会专题研究意识形态工作

2次,召开意识形态风险研判会议6次,加强网络意识形态管理,严格落实"三审三校"制度。严格落实第一议题学习制度,领导班子成员带头落实落细"三会一课"、支部主题党日、谈心谈话等制度,带动党内政治生活严起来、实起来,坚持周五政治理论学习常态化,深化"五星支部"创建,有效提升党组织能力水平。

2. 压实两个责任,落实党风廉政建设

严格落实巡察反馈整改意见和要求,制定巡察整改方案、巡察意识形态工作责任制反馈意见整改方案,列出整改台账。扎实做好问题整改,树立问题导向、结果导向、效果导向。强化日常监督和督察督办,确保整改工作常态化、长效化,同全市医药领域腐败问题集中整治工作一体推进,制定年度党风廉政建设及反腐败工作要点,细化全面从严治党主体责任清单、监督责任清单和廉政风险防控责任清单,明确责任,不断强化反腐倡廉的责任意识,落实"一岗双责",促进党风廉政建设责任制落实到位。

3. 巩固文明成果,深化精神文明建设

以巩固省级文明单位为目标,强化组织领导,落实责任体系,激发创建活力,结合全市"双创",全面推动精神文明建设向纵深拓展。修订2023年文明单位创建实施方案和工作台账,强化动态管理,疾控文化内涵建设全面提速。采取多种方式,开展"四送一助力"、党员志愿服务进社区、进企业结对帮创活动。

(二)围绕工作重点,疾病预防控制工作扎实推进

1. 传染病防控不断取得新进展

实行24小时轮班值守制度,做好全市法定传染病报告审核与监测工作,2023年,全市传染病诊疗机构网络正常运行率均保持在100%,直报综合率为99.99%,全市法定报告传染病疫情总体平稳;2023年共撰写疫情周报52期、疫情简报12期、舆情简报7期;常规疫情监测网络直报、哨点医院监测、社区监测、变异株监测、发热门诊等累计汇总撰写并上报48期监测报告。

2. 艾滋病防控成效显著

严格落实高危行为干预措施,扩大高危人群干预成果,有效遏制性传播。继续扩大监测覆盖面,尽早发现潜在传染源。18个哨点监测期内任务如期完成;积极推进综合防治示范区工作并努力争取第五轮国家艾滋病综合示范区;以高校社团打造学校艾滋病防治阵地,发展到目前有7所高校26个社团参与艾滋病防治工作,累计申请国家、省级项目56个。

3. 免疫规划服务能力大幅提升

围绕"一个核心两个确保"。每月对15个县市区的7个大项92个小项细化指标进行统计分析考核,提前预警,并将分析结果及存在问题反馈到各个县区。免疫规划接种信息大数据分析决策系统实现各县市区全覆盖,走在全省前列。以卫生城市创建为抓

手,结合创卫指标在市区和县级建成区推进示范化预防接种门诊建设,做到制度上墙、流程清晰、规范设置,提升群众接种感受,全省首创。

4. 慢性非传染性疾病防治管理富有成效

围绕慢性病综合防控示范区创建工作,在充分调研的基础上,形成《关于加快推进我市慢性病综合防控示范区建设的建议》,协助市卫健体委起草《南阳市关于进一步加强慢性病综合防控示范区创建工作的实施意见》。基础监测工作取得显著成效,通过医防融合创新社会指导模式,联合医院、学校开展以"三减三健从我做起"为主题的系列宣传、慢性病进社区义诊活动,通过各类平台对活动的宣传报道,推进健康社会普及再提升。

5. 消毒病媒生物控制和寄生虫防治工作日趋规范化、制度化

圆满完成蚊传病原学、鼠传生态学、鼠传病原学、病媒生物抗药性、城区病媒生物密度、登革热媒介伊蚊等重大及常规监测工作。积极开展消毒监测与消毒能力调查工作,托幼机构消毒质量调查、消毒监测与评价项目、河南省消毒监测网监测工作、河南省托幼机构消毒工作均完成数据汇总、分析、上报工作。承担国家4个监测点监测任务,监测能力全省靠前。积极开展以疟疾、黑热病、土食源性寄生虫病为重点的寄生虫病防控工作。

6. 地方病防治工作持续发力

碘缺乏病监测持续发力,全市实验室检测盐样4114份。饮水型氟中毒防治进一步加强,全市监测降氟改水工程211处,桐柏县2处、卧龙区2处降氟改水工程水氟超标。开展8—12岁儿童氟斑牙检测,各县区检出率均低于30%。广泛开展现场调查,对桐柏城关镇、朱庄镇、程湾镇、吴城镇、回龙乡地方病防控工作进行现场调查并汇总数据报告。

7. 卫生应急能力更加彰显

共组织协调完成12次突发公共卫生事件风险评估,形成报告12期,组织相关科室收听收看中国疾控中心风险评估视频会12次。全力开展全市疾控系统卫生应急能力评估调查,配合省疾控中心完成对各县区疾控中心的卫生应急能力评估调查。组织开展1次流感暴发疫情桌面演练暨卫生应急技能培训。组织开展中心各类应急预案的修订工作,拟修订应急预案21个,制定中心应急物资储备制度。依照市卫健体委要求,重新调整组建市级传染病防控队、核和辐射应急处置队、突发中毒应急处置队,推荐市级卫生应急专家咨询委员会委员。

8. 公共卫生危害因素监测与控制工作持续巩固

食品安全风险监测完成率达到100%,上报监测数据正确率达100%,网络直报准确无误。食源性疾病监测工作机构覆盖率达100%,任务完成率100%。根据河南省饮用水水质监测点(采样点)设置要求,设置饮用水水质监测点50个,区域监测覆盖率达到100%。完成全市枯水期和丰水期50 000余个饮用水水质监测数据网络直报的市级审核工作。完成学生常见病与健康影响因素监测及干预工作现场监测和数据上报,河南省儿童口腔疾病综合干预项目和河南省农村义务教育学生营养健康监测有力推进。

9. 卫生检验检测能力大幅提升

加强能力建设,规范化管理实验室,提高综合检测能力,加强实验室质量管理和安全管理,完善规章制度,全面提高检测检验人员的综合业务素质。顺利通过市级土食源性寄生虫诊断实验室的验收,配合完成内乡县土源线虫监测任务。微生物实验室完成分子生物学的突破,对新冠病毒进行基因测序,国家食源性疾病分子溯源网络实验室和致病菌识别网实验室100多株传染性细菌菌株的基因测序检测。

10. 职业病防治工作取得新突破

高效指导各职业健康检查机构职业病报告质量提升工作,对各类职业病报告卡进行全面审核,对存在问题的报告卡及时反馈报告单位。利用职业健康工作推进会、体检机构质控、工作督导调研等各种机会,对职业健康体检机构进行网络报告指导并不定时在工作群督促个案上报工作。职业健康指标常规监测截至2023年11月底共上报个案22 578人,超额完成本年度省定20 000人的目标任务。

11. 健康教育及宣传工作不断提高

改建两个演播室,分别为影像编辑室和健康直播间,自创《健康大讲堂》《健康生活秀》《疾控新闻资讯》等不同栏目。依托文明城市建设、卫生城市创建工作塑造健康教育工作网络。持续不断地推动健康促进"321"行动、"健康南阳行·大医献爱心"乡村振兴志愿服务行动、健康支持性环境建设行动和健康素养监测行动深入开展,从开展健康科普活动、巩固健康科普环境、检验健康科普实效上构建健康知识普及全链条。

12. 结核病防治工作逐步提升

重点强化结核病"防、控、治"管理,开展全市结核病疫情与防治数据的监测分析和报告,规范各类医疗机构诊断和疫情报告,加强归口管理和转诊服务,提高定点医疗机构结核病防治能力,逐步提高重点人群筛查、高风险人群预防性治疗,持续开展"诊疗服务质量评估、数据质量核查"双提升行动,规范处置学校结核病疫情,推动全市无结核病社区/无结核病校园创建工作;强化结核病防治综合服务模式,全面落实肺结核按病种付费政策,推动新诊断技术的推广应用,全面提升县(区)结核病防控队伍能力水平。

(三)疾控体系改革及信息化建设成绩斐然

1. 持续完善全市疾控体系改革

在全省事业单位重塑性改革工作中,与全市艾防办、健教所、结防所的编制、工资、岗位合并均已完成,进一步充实中心业务职能和人才队伍力量;加快同卫生监督机构职能整合进度,不断提升应对重大疫情和突发公共卫生事件的能力和水平。

2. 积极推进疾控信息化体系建设

中心已制定分两期建设预警平台整体规划:一期项目实现南阳市中心城区200万人

口的疾病监测预警;二期项目实现南阳市疾控监测预警全区域(含所有县市区)覆盖。市疾控中心积极争取省市工作支持,市级视频会议 MCU 已经安装完毕,各县市区疾控中心视频会议终端部分积极推进。

3.全力推动市疾控中心迁建工作

在市委、市政府的关心和支持下,市疾控中心搬迁项目不断取得新进展,中心党委坚持做长期规划,建立长效机制,已完成中心迁建项目修建性详细规划和建设工程设计方案报批工作。

十七、信阳市疾病预防控制中心

2023 年,信阳市疾病预防控制中心在省、市卫健委、疾控局的正确领导下,在省疾控中心的大力支持下,以习近平新时代中国特色社会主义思想为指导,深入学习贯彻党的二十大精神,紧紧围绕省委"十大战略"、市委"1335"工作布局和大别山区域医疗中心建设工作部署,持续加强重大疫情防控应急能力建设,扎实有效开展疾病控制工作,较好地完成全年目标任务。

(一)党建赋能,为疾控工作高质量发展提供坚实保障

1.加强党建引领,夯实思想基础

中心党总支高度重视党的组织建设,坚持全面学习、全面把握、全面落实,广泛开展专题培训、宣传报告、理论研讨等活动,采取线上线下相结合的方式,中心 2023 年线上"云课堂"培训 4 个支部 65 名党员,参学率 94.2%。严格落实"三会一课"制度,持续建立健全意识形态工作分析研判制度,加强卫生健康领域意识形态舆情监测预警,及时解决苗头性、倾向性问题,防止非法宗教活动向医疗领域渗透,维护意识形态安全和政治安全。

2.坚持把党建工作融入文明创建和平安创建工作中

不断完善"党建引领,创建促党建"工作机制。2023 年中心第六次延续"河南省省级文明单位"荣誉称号,向文明办报送工作信息 40 余篇,多篇在公众平台展示;中心积极开展平安单位创建,围绕"三零"创建工作目标,做好矛盾纠纷排查、重大风险防范、特定群体稳定等工作,定期召开中心安全生产领导小组专题会议,获得 2022 年度平安建设"优秀"单位荣誉表彰。

(二)业务为基,坚定推进全市疾控工作高质量发展的信心。

1.重点突出,传染病综合防控、卫生应急能力不断提高

(1)传染病综合防控和卫生应急能力不断提高,中心检验室具备 600 多项检测项目

及能力,2023年通过多项省级实验室考核,土食源性寄生虫诊断实验室顺利通过省级验收考核,完成国家致病菌识别网样本信息上传399份,提升网络实验室致病菌的发现、识别和溯源分析能力。

(2)监测预警和应急处置能力不断增强。市疾控中心成立三支应急处置队,另还有一支防疫防化应急队伍,承担信阳市突发公共卫生事件的应急处置及防疫防化,确保在突发应急事件第一时间到场到位开展防疫处置工作,2023年11月中旬,中心协助承办苏鲁豫皖四省传染病防控应急联合演练,演练取得圆满成功,因工作突出,省疾控局还特向中心发来《感谢信》以示感谢和鼓励;全市2023年完成突发事件、重点传染病等各类风险评估和疫情研判分析共24期,不断提升卫生应急能力和传染病防控水平。

2. 免疫规划服务能力和疫苗可预防疾病综合防控水平得到提高

2023年联合教育部门开展入托入学查验接种证等工作,小学和幼儿园查验率100%,入学入托查验率99.46%,在全市范围内开展国家免疫规划疫苗查漏补种工作,2023年全市无接种事故和疫苗质量事故发生,全市继续保持无脊灰状态,麻疹、风疹连续三年没有新发病例。

3. 重大传染病防控不断完善,健康相关因素监测与控制能力持续加强

(1)艾滋病、结核病、性病及病毒性肝炎等重大传染病防治工作,全市重点传染病维持在低流行水平,不断固化、推广先进经验和工作模式。

(2)公共卫生服务能力持续提升,2023年对信阳市城区饮用水开展水源水、出厂水、二次供水、末梢水的水质监测,水样合格率为100%。

(3)健康促进能力建设持续加强,科普人才队伍持续壮大,2023年通过线上线下结合方式开展科普巡讲及宣传日宣传,受益群众数十万人。

(4)中心从强基础着手,重点加强职业卫生技术培训和硬件投入,2023年度共完成全市尘肺病哨点筛查工作,审核全市职业健康检查机构职业健康体检。放射工作监测率95.87%;职业健康检查率99.60%。

(5)以全民健康生活方式行动为依托,不断完善慢性病综合监测体系,协助县区开展淮河流域癌症综合防控项目等慢病防控项目工作。

(6)持续开展地方病监测,将地方病防控和乡村振兴紧密结合起来,建立地方病防控长效机制。2023年在信阳地区的蜱虫中首次检测到巴贝虫感染。

(三)锐意进取,疾控中心成绩步步高升

2023年经过全体干部职工的共同努力,多项工作步入全省先进行列,取得可喜成绩,信阳市疾控中心受到的各种表彰荣誉累计30余项,主要包括全国艾滋病检测实验室能力验证优秀单位、河南省疾病预防控制工作先进集体、河南省卫生应急工作先进单位、河南省艾滋病防治工作先进集体、河南省寄生虫病防治工作先进集体、河南省慢性病干

预工作先进集体、河南省地方性防控先进集体、河南省文明单位等。另外有100余人次分别受到省市表彰。

十八、济源产城融合示范区疾病预防控制中心

2023年,济源产城融合示范区疾病预防控制中心在示范区卫健委的正确领导及省疾控中心的精心指导下,以习近平新时代中国特色社会主义思想为指导,认真履行防病工作职能,落实重大疾病防控工作措施,各项工作取得明显成效,为保障全市人民群众身体健康和构建和谐社会做出积极贡献。

(一)重点目标工作完成情况

1. 传染病预防控制工作

开展新冠病毒变异株监测和哨点监测,为新冠病毒溯源研究提供科学依据;开展艾滋病防治工作,2023年全市累计HIV筛查138 089人,确认阳性13例;开展布病、禽流感和手足口病防控工作,共确诊布病病例72例,手足口病1049例;采集禽流感外环境标本108份,H9阳性11份;加强疫情监测报告,共审核传染病报告卡13 776张,报告发病12 655例,无甲类传染病报告。

2. 免疫规划管理工作

2023年全市免疫规划疫苗完成接种149 029剂,接种率95.47%;报告流感样病例20 811例,采样1252例,阳性343例,阳性率27.4%;加强AEFI病例监测,报告AEFI病例99例,一般反应98例,偶合症1例;加强免疫规划信息化建设,全市所有接种门诊开通实时扣库存功能,所有产科和犬伤门诊开通"免疫云"接种系统,实现疫苗接种记录实时上传;加强人员培训,组织基层预防接种人员赴郑州莲湖社区、焦作艺新社区参观学习,提升全市免疫规划管理水平。

3. 慢性病地方病综合防控工作

开展第八届万步有约职业人群健走激励大赛,组织17个成员单位381人参赛;开展居民伤害流行状况调查,共计调查居民2989名,为掌握伤害流行情况和制定伤害防控策略提供科学依据;开展成人慢性病及危险因素监测工作,完成616名居民调查任务,为掌握高血压、糖尿病等成人慢性病及其相关影响因素的流行现状及变化趋势提供科学依据;持续开展死因监测、心脑血管事件报告、肿瘤发病登记等慢性病综合监测工作,上报审核死因监测信息3992例,心脑血管事件5183人次,肿瘤发病登记信息2086例。

4. 健康教育工作

持续开展健康素养促进行动,2023年累计组织健康科普专家团及医疗机构巡讲专家开展健康科普巡讲174场,累计覆盖人群4万余人;通过电视台和《济源日报》累计播放

健康知识公益广告900余次、刊登健康知识48篇，通过微信公众号推送健康知识600余篇；投入50余万元制作健康科普宣传材料70余万份。通过开展形式多样的健康教育活动，进一步提升全民健康素养水平。

5. 卫生监测工作

开展食品安全风险监测工作，监测食品污染物样品422份和食源性疾病病例2007例，收集和分析全市主要食源性疾病的发病及流行趋势；开展农村和城市饮用水水质检测工作，监测生活饮用水752份；开展学生常见病与健康影响因素监测工作，共调查学生2882人；开展儿童口腔综合干预项目工作，对全市27所项目学校9863名儿童进行口腔健康免费检查，筛查出适应证3775人，为3470名儿童8923颗"六龄齿"实施窝沟封闭，为3053名儿童实施局部用氟，提升儿童口腔疾病综合防治能力。

6. 实验室监测工作

开展新冠项目监测，检测新冠样本1421份，开展新冠测序6次，上报有效序列78条；开展流感核酸监测，检测流感样病例1240份，检出阳性334份；开展流感测序工作，检出有效序列12条；开展艾滋病确证实验室工作，完成HIV筛查2227人，确认阳性13人；开展国家致病菌识别网工作，分离培养鉴定细菌77份，并完成细菌药敏、测序及菌株保存；开展食品安全风险监测项目工作，完成国家及省级食品风险监测项目201份样品793个项目参数的检测工作；开展地方病碘监测项目和氟中毒相关水氟、生活饮用水硝酸盐氮检测工作，完成尿碘检测680份、盐碘470份、水样442份检测工作。

7. 结核病防治工作

加强学校结核病疫情监测和处置工作，2023年共报告学校结核病例28例，筛查密切接触者1505人；开展结核病诊疗质量技术评估和数据质量核查，强化基层卫生机构对结核病患者的发现和管理能力，提升患者治疗率和治愈率。

8. 病媒生物防制工作

对全市25家医疗机构开展消毒质量效果监测，采集样品438份，合格率95.2%；继续巩固消除疟疾成果，谨防输入性疟疾，防止输入再传播；开展黑热病调查及监测，捕捉白蛉548只，采集犬只血清133份，防止黑热病病例发生流行。

(二)特色和亮点工作

1. 医药领域腐败问题集中整治

把医药领域腐败问题集中整治工作与党风廉政建设目标任务同部署、同落实，进一步确立"谁主管、谁负责"的原则，形成"一把手"负总责、分管领导具体抓，层层落实责任的有效运行机制和工作格局；聚焦六个方面30类突出问题，经梳理确定在三个方面11类突出问题、7个关键部门、12个关键岗位、9个关键环节为整治重点；结合"清廉疾控"创建，建设廉政文化宣传阵地，组织开展参观警示教育基地、观看警示教育片及支部书记上廉政党课等活动,进一步引导职工筑牢拒腐防变的思想道德防线。

2. 深入开展习近平新时代中国特色社会主义思想主题教育

坚持把学习贯彻习近平新时代中国特色社会主义思想和党的二十大精神作为首要政治任务,利用支部主题党日活动将主题教育贯穿于各项工作,共开展专题党课4次、集中学习研讨4次;对照6个方面梳理突出问题5条,制定整改台账,边学边查边改,不断推动主题教育走深走实。

3. 地方病防控规范化县创建

以持续消除和控制地方病危害为目的,以地方病规范化建设为抓手,坚持创新引领,推动地方病防治工作深入开展。2023年济源顺利通过省地方病防控规范化县现场评审。

4. 儿童青少年慢性病流行病学调查

为掌握全市儿童青少年各种常见慢性病流行现状及其相关因素的基础数据,对3个镇办360户共1326名居民开展现场调查,调查学生1712人,为强化学生常见病防控,改善学生不良健康生活方式提供科学依据。

5. 居民营养与健康状况监测

对全市3个办事处360户共1012名居民进行监测,为全市贯彻落实健康中原行动提供居民营养与健康相关信息,建立和完善新时期居民营养与健康监测体系,提供支撑性数据。

(三)获得市级以上荣誉

2023年被省卫健委授予"卫生应急工作先进集体",被省疾控中心授予"河南省地方病防控规范化县"。获河南省第七届万步有约健走激励大赛"优秀组织奖"、河南省慢性病综合防控工作先进集体、河南省卫生检验先进集体。被河南省癌症中心授予肿瘤登记工作优秀奖;示范区人社局对疾控中心"集体记功"。

十九、郑州航空港经济综合实验区疾病预防控制中心

郑州航空港经济综合实验区疾病预防控制中心于2023年3月正式投入使用,项目总占地26亩。在河南省疾病预防控制中心、郑州市疾病预防控制中心的正确领导下,中心紧紧围绕习近平新时代中国特色社会主义思想,深入学习党的二十大和二十届二中全会精神,坚决贯彻"预防为主"工作方针,以提升基础能力为核心,推进疾病预防控制各项工作,取得了显著成效。

（一）聚焦思政教育，打造一流服务团队

1. 政治引领，强化思想建设

中心始终把政治建设摆在首位，深入学习贯彻习近平新时代中国特色社会主义思想，认真贯彻党的二十大精神，增强"四个意识"、坚定"四个自信"、做到"两个维护"。通过加强思想政治工作，不断提高全体员工的政治站位和思想认识，确保疾控中心工作始终紧密围绕党的中心工作来展开。

2. 加强组织，强化团队协作

中心加强党组织建设，充分发挥党组织的战斗堡垒作用，全面提升团队凝聚力。积极开展党风廉政建设，强化党风廉政教育，加强内部管理，落实全面从严治党主体责任，确保队伍的清正廉洁。通过加强组织建设，为疾控中心事业发展提供坚强的组织保障。

3. 加强培训，强化服务意识

中心以提升基础能力为核心，不断加强业务培训和技能提升，全面提高疾病防控水平。积极开展各类疾病监测、预警、处置工作，确保疫情及时发现、快速处置。同时，加强实验室建设和科研创新，提高病原检测和诊断能力，增强员工服务意识，提升疾控中心整体和每一名员工的技术服务能力和业务水平，为疾病防控工作提供有力支撑。

（二）聚焦监测能力，提高疾病防控水平

1. 加强 24 小时疫情监测和传染病综合防控

（1）积极开展强化传染病监测和突发公共卫生事件管理。共监测审核法定传染病 3 类 41 种，其他传染病 18 种，共 6268 例。对发现的麻疹、水痘、手足口病等重点监测传染病及时进行现场环境处置工作督导、流调、采样送检等工作，积极采取有效的控制措施，尽力控制疫情。

（2）深入开展艾滋病性病防治工作。辖区共管理艾滋病病毒感染者/病人 428 例，随访检测比例为 91.08%，接受结核病筛查比例为 97.83%，单阳家庭治疗率为 98.23%。

（3）有序推进结核病防治工作。共监测审核上报疑似结核患者 264 例，处置学校结核病确诊病例 33 例，疑似病例 8 例，重点场所病例 1 例。共处置航空港区重点大型企业结核病疫情 11 例。收到学校结核病单病例预警信息 22 例，均在 24 小时内核实并填报完毕。

（4）建立并完善卫生应急制度。制定卫生应急预案和卫生应急技术方案 8 项，抽选中心 28 名专业技术人员组建卫生应急队伍。

2. 强力推进免疫规划工作

（1）加强接种单位建设。增设常规预防接种门诊 3 家，弥补部分办事处未设立预防

接种门诊的空白。积极改善预防接种门诊硬件设施,加强智慧化门诊建设,为群众提供更好的接种环境和接种服务。

(2)做好疫苗供应和接种工作。共计转运疫苗 243 465 剂次,完成疫苗接种 239 744 剂次。22 剂次免疫规划疫苗累计接种率全部达标,平均接种率为 94.61%。

(3)做好疑似预防接种异常反应监测工作。积极开展重点病例调查处置,提高监测敏感性。共计报告 AEFI 个案 70 例。

3. 积极推进慢性病、地方病和寄生虫病防控工作

(1)做好慢性病基础监测和防控工作。全年共报告辖区户籍死亡 3160 例,年化粗死亡率为 512.88/10 万。共报告肿瘤病例数为 3781 例,心脑血管病例 2160 例。组织开展辖区 489 例患者进行肿瘤 5 年生存率随访工作。

(2)稳步推进地方病防治工作。开展碘缺乏监测工作,共收集学生 210 名和孕妇 100 名的尿液、盐样标本,经检测均符合标准。开展鼠疫监测工作 6 次,共计布笼 80 个,未检出鼠疫杆菌。上报布病确诊病例 31 例。开展饮水型氟中毒村氟中毒监测工作 18 个,氟斑牙监测检出率为 0.94%,水氟监测合格率为 100%。

(3)规范开展寄生虫病监测与防治。2023 年 8 月 1 日辖区首次发现福寿螺野外自然种群,现场捕获福寿螺并送至省疾控中心实验室进行检测,未发现寄生虫。积极开展媒介按蚊监测,共捕获蚊虫 2760 只,未监测到按蚊。

4. 规范开展健康危害因素监测与评价工作

(1)开展职业病健康监测工作。共监测审核职业健康档案 11 000 余张,审核率 100%。开展重点人群职业健康素养调查与干预工作 345 人次。开展企业职业危害因素监测 30 家,采集样品 500 余份,监测噪声位点 100 个。

(2)食源性疾病病例监测。共上报食源性疾病病例 1168 例,共报告食源性疾病暴发事件 3 起,无病例死亡。

(3)开展城市饮用水监测工作。对辖区 4 个采样点进行微生物及理化监测 8 次,检测结果各项指标均合格。

(4)开展人群合理膳食指导和用户知晓率调查工作。开展居民人群合理膳食指导工作 750 户。

5. 做好健康教育工作

(1)深入开展健康教育活动。借助主题宣传活动日,广泛普及健康知识,提高群众的健康素养。

(2)利用新媒体开展健康教育。航空港区健康素养促进小程序正式上线,充分利用小程序推送健康资讯,发布健康提醒,扩大健康教育的覆盖面,填补辖区长期无专业健康科普新媒体的空白。

(3)加强健康教育队伍建设。组织专业人员参加省、市疾控中心业务能力培训,提高

健康教育服务能力,确保健康教育工作的顺利开展。

(三)聚焦检测能力,提高检验检测水平

1. 开展日常监测工作

承担全省境外入境航班新冠病毒和猴痘病毒日常监测工作。累计检测新冠病毒102班次,猴痘病毒80班次。

2. 规范开展艾滋病实验室检测

(1)共开展预实验和质控实验600份。共进行艾滋病患者CD4+T、病载样本检测613人次。

(2)管理辖区13家已通过验收的艾滋病实验室,共录入并审核样本98 447人份。

(3)组织辖区13家艾滋病实验室进行质控考核。2023年,中心艾滋病筛查实验室技术通过省级验收。

3. 开展传染病样本检测

共检测风疹样本11例、麻疹样本11例,手足口样本22例。参加2023年郑州市麻疹风疹网络实验室考核工作,并得到满分的成绩。

4. 开展健康危害因素检测项目

(1)共检测职业病危害因素金属样本189份、有机样本184份、粉尘样本259份。

(2)共检测地方病项目尿碘样本300份、盐碘样本300份、水氟样本17份。

(3)共检测霍乱项目腹泻样本20份,均未检出霍乱弧菌。

二十、中国铁路郑州局集团有限公司疾病预防控制所

中国铁路郑州局集团有限公司疾病预防控制所是中国铁路郑州局集团公司的疾病预防控制机构,具体承担着集团公司管内的突发公共卫生事件应急处置、列车消杀灭、食品(食饮具)卫生检测、公共卫生检测、生活饮用水卫生检测、职业卫生技术服务、健康证明审办、传染病预防控制、健康维护、健康宣传、微生物及理化检验等工作任务。

(一)机构设置

行政科室设办公室、业务科、劳动人事科、财务科;业务科室7个,分别为职业病防治科、监测科、消杀科、检验科、疾病控制科、体检科、健康管理科。下设新乡、洛阳两个分所。党群组织设党委、纪委、工会、团工委,下设党群办公室。党委下属党支部11个,新成立党支部1个(第三联合党支部),撤销党支部1个(离退休党支部)。工会下属车间工会4个,工会小组18个。2023年,成立疾控所综合团支部。

（二）职工队伍

2023年年末职工总数161人。管理和专业技术人员132人，其中，正高级职称3人，副高级职称13人，中级职称67人，初级职称46人，其他3人；见习生11人；工人18人。

（三）主要技术能力

拥有定量PCR仪、生物安全柜、B-Ⅱ级实验室、机车乘务员驾驶适应性测试系统、十万分之一天平、集中空调检测系统等仪器设备217台，设备总值1895万元。检验检测机构资质认定总检能力116项，非食品检测能力61项，食品检测能力55项。

（四）资质建设

维护、使用好实验室检验检测机构、职业卫生技术服务机构、医疗执业机构等资质，做好年度校验、信息变更、动态注册、定期考核等工作。全年接受国铁集团、省市场监督管理局、省市职防院4次质控考核。其中，在全省职业卫生检测技术能力比对考核中，4个项目均获得优秀；在国铁集团实验室质控考核中，全部项目实现优秀。基因扩增实验室投入使用，担当专运列车工作人员新冠病毒核酸检测任务。

（五）标准化规范化建设

扎实推进标准化规范化建设，紧紧围绕"十个达标"任务目标，突出专业工作内容，兼顾综合管理要求，建立健全管理、技术、工作标准体系，"立学落对"循环往复，提升管理效能，累计建立2套标准目录清单，汇总整理820条标准，修订完善管理制度161项、程序文件66个、作业指导书175个，收集整理食品安全、职业卫生、检验检测等6大类专业标准规范2000余项。

（六）队伍建设

对管理岗位实施竞争上岗，并优化调整专业技术岗位。引进优质院校卫生类专业本科、研究生9人。全年组织职工参加国铁集团及省市卫生专业培训80人次，57名职工参加健康管理师培训考核。1人评为集团公司"百千万"专业拔尖人才，3人成为中华预防医学会铁路分会专业委员，11人成为河南省预防医学会专业委员，6人评为河南省职业健康专家。2个局级科研课题结题验收，3个所级科研课题稳步推进，1项青年专项科研课题上报国铁集团。

（七）突发公共卫生事件应急处置

根据新形势下疫情防控工作要求，修订完善《疾控所突发公共卫生事件应急处理预案》《疾控所食物中毒事件应急预案》，及时调整应急处理小组组织架构，梳理各部门工作职责。开展突发公共卫生事件应急处置专项检查。组成应急处置工作检查小组，模拟列车食物中毒事件、洪涝灾害救灾防病场景，对各应急处理组流行病学调查、采样检测、消毒杀灭、总结报告等处理流程进行督导指导。

（八）重点任务保障

按照集团公司重点运输任务工作部署，开展车站预防性消毒117次，高铁动车组预防性消毒4600辆次。派出医务人员做好集团公司现场会、职工运动会、职工竞赛等大型会议医疗卫生保障。抓好新线开通专项保障工作，开展济郑高铁濮阳至南乐段职业卫生、公共场所与饮用水卫生检测与技术指导。

（九）消杀灭工作

全年完成高铁、普速列车鼠蟑监测、杀灭19 588辆次，车站、动车所鼠虫密度监测和指导230次。对集团公司举办的各类会议、活动现场开展预防性消毒，做好大型会议活动保障。开展列车病媒生物防制专项监测工作，对管内运营全部旅客列车进行鼠蟑密度监测，对染虫车底进行重点治理与持续追踪，完成监测情况分析报告。

（十）健康管理

规范职工健康信息数据采集，筛选核对一类、二类、三类人群，对1857名三类人员进行健康告知、预警与维护，健康维护率100%。对符合调离条件的31个单位、126名人员下发调离建议书。开展17名职工在岗因病突发死亡事件调查，撰写死亡调查报告。完成全局6万余名职工健康素养调查分析，提出有针对性的健康干预建议。完成集团公司年度职工体检分析报告、重点单位职工健康状况分析报告。

（十一）健康宣传

利用丰富多彩的形式开展健康宣传活动。微信公众号发布各类健康科普文章248篇，视频号制作小视频20余期，发布健康提示11期，深入运输一线站段开展健康知识讲座34次，配合劳卫部、职教部开展铁路红十字救护员培训、高铁客运员应急救护知识培训。开展"世界艾滋病日"、食品安全周铁路主题日、"世界结核病防治日"、职业病防治法宣传周等专题宣传。

（十二）检验检测

全年共采集公共场所、公共用品、生活饮用水、食品、餐（饮）具、工业废水和职业卫生等样品2179件，开展检测项目6143项，出具检测报告649份。

（十三）职业卫生

完成全局104个职业危害作业场所现场检测任务。开展职业病门诊与陉山送医送药工作。参加济郑高铁濮阳至南乐段职业病防护设施专项验收、职业病防治工作现场检查、三品检查仪检测等任务。

（十四）体检工作

审查办理从业人员健康证明17 250人次。组织完成职业健康体检28 320人次，体检率97.5%，发现职业禁忌8人，重大阳性体征7人。机车乘务员驾驶适应性检查审核2948人次，机车乘务员准出审核、健康鉴定33人次。

（十五）民生建设

不断深化民主管理与厂务公开，努力实现管理的科学与民主。改善郑州地区职工休息环境、升级改造洛阳分所职工活动场地、添置洗浴洗衣设备。组织开展文体活动，全年用于职工春秋游和文体活动费用支出9.9万元。为职工办理节日慰问、生日蛋糕和"夏送清凉、冬送温暖"物品支出27万余元。"帮扶救助"支出8万余元。为退休、结婚职工购置纪念品支出3.2万元。提升职工午餐餐食品质。

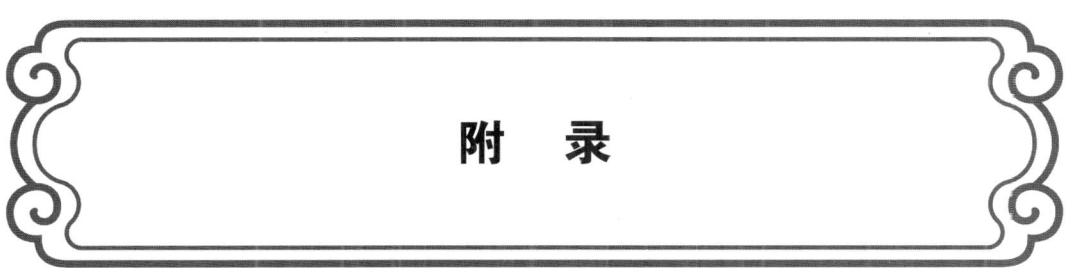

附录一　2023年度重大事项

1月

1月8日，新型冠状病毒感染由"乙类甲管"调整为"乙类乙管"，河南省疾控中心选派的37名人员顺利完成省疫情防控指挥部阶段性工作任务返回中心。上述工作人员根据省疫情防控指挥部统一部署，于2022年2月4日先后加入指挥部办公室、哨点信息部、"四个口袋"管控部、卫生防控部，开展常态化防控和应急指挥工作。中心党委书记郭万申、主任郝义彬分别担任指挥部卫生防治部、"四个口袋"管控部部长。一年来，中心抽调至疫情防控指挥部的工作人员，以高度的政治责任感和强烈的历史使命感，夙兴夜寐、日夜轮转，坚决贯彻省委、省政府政策措施，不断总结实践经验、优化防控措施、传承奋斗精神，牢牢守护在疫情防控第一线，在综合协调、区域协查、疫情分析研判、流调溯源、核酸检测、应急值守等疫情防控工作中发挥重要作用，真正彰显了疾控品格、赓续疾控传统。

（供稿：应急办）

2月

根据省卫健委《2022年度"中原英才计划（育才系列）"中原名医申报指南》文件精神，本着坚持评选标准，注重实际业绩，坚持公开公正、充分发扬民主的原则，经个人申报、人事处和科研外事科审核、单位内部公示、推荐等环节，2月15日，经省委组织部、省人社厅评审，郭万申同志荣获"中原英才计划（育才系列）"中原医疗卫生领军人才称号。

（供稿：人事处）

3月

经国家新闻出版署批准（国新出审〔2023〕230号），自2023年3月起，《河南预防医学杂志》更名为《现代疾病预防控制》，主办单位由河南省预防医学会变更为河南省疾病预防控制中心和河南省预防医学会，国内统一连续出版物号由CN 41-1220/R变更为CN 41-1464/R；国际标准连续出版物号由ISSN 1006-8414变更为ISSN 2097-2717。《现代疾病预防控制》创刊于1972年，在广大作者、一代代编委和编辑人员的共同努力下，通过50多年的发展,期刊在学术交流、成果传播及人才培养上发挥了重要作用,取得了辉煌的成就,2022年被确定为河南省卫生系列高级职称评审二类学术期刊。现为中国学术期刊综合评价数据库统计源期刊、《中国学术期刊影响因子年报》统计源期刊、中国知网《中国学术期刊》网络出版总库、中国期刊全文数据库(CJFD)源期刊。随着公共卫生和预防医学学科的快速发展以及我国文化体制改革不断深入,针对学术期刊的政策因素与外在环境因素均发生了新的变化。在期刊国际化、网络化竞争日益激烈的背景下,原刊名《河南预防医学杂志》已不能适应当前期刊发展和竞争需要,新刊名《现代疾病预防控制》不仅能够加强期刊品牌建设,提高期刊影响力,而且能够更好地为预防医学学科发展服务。

(供稿:学会办)

4月

4月17日,中心承担临床试验的口服三价重配轮状病毒减毒活疫苗(Vero细胞)获得国家药品监督管理局上市许可批准,成为国内首个获准上市的三价轮状病毒疫苗。该疫苗交叉保护性好,可有效预防G1、G2、G3、G4和G9型轮状病毒导致的婴幼儿腹泻。项目申办方为中国生物兰州生物制品研究所有限责任公司。该款疫苗的Ⅲ期临床试验是目前国内规模最大的婴幼儿临床试验,于2012年8月1日启动,于2014年8月1日完成,共使用了全省包括长葛市疾病预防控制中心、登封市疾病预防控制中心、祥符区疾病预防控制中心、温县疾病预防控制中心在内的12个研究现场,对10 000名适龄婴幼儿持续跟踪观察两个流行季。研究结果表明,该疫苗在预防G1、G2、G3、G4和G9型轮状病毒引起的腹泻方面具有很高的安全性和保护效力,对有效降低轮状病毒性婴幼儿腹泻,保护儿童生命健康具有重大意义。

(供稿:疫苗中心)

5月

5月,中国疾控中心利用全国疾控系统官方微信影响力调查结果,对2022年全国疾控系统开设的237个官方微信的影响力进行分析,并将前30名结果予以了公布,"河南疾控"微信公众号以3747.7的影响力指数排名第一,荣获中国疾控中心颁发的"2022年全国疾控系统最具影响力微信"称号。2023年,中心积极发挥自有新媒体宣传平台作用,拓宽传播渠道、增加发布频率、提高内容质量,通过"河南疾控"微信公众号等自媒体共编辑发布科普文章和信息3000余篇,全年总阅读量超2.2亿次,及时向公众传递了权威健康科普信息,助力全民健康。保持和巩固在全国自媒体阵营的突出影响力,持续排名全国疾控系统影响力第1名，有效扩大了我中心健康科普、工作动态、典型宣传等信息的传播力度和传播范围。"河南疾控"官方微信公众号已成为河南省最具影响力的官方自媒体之一，成为公众和有关部门获取权威信息的重要渠道和具有较高影响力的自媒体平台。

（供稿：宣传科）

6月

6月8日，由省卫健委、省科技厅、省总工会、省科协、河南日报社联合主办，省疾控中心、大河健康报社联合承办的第五届河南省健康科普能力大赛星光盛典在省疾控中心隆重举办。中国健康教育中心党委书记、主任李长宁，省卫健委党组副书记、副主任侯红，省卫健委党组成员、副主任周勇，省科技厅二级巡视员巴书平，省科协党组成员、副主席王继芬，河南日报社党委委员、副总编辑张学文，省卫健委副主任、中心党委书记郭万申，中心主任郝义彬出席本次盛典。比赛中，来自爱国卫生与健康生活方式、中医药科普、老年人健康及癌症防治、传染病防控及慢性病防治、儿童青少年健康及近视防控五大省级分主题决赛专场的10名选手角逐"王者之星"称号。第五届河南省健康科普能力大赛自启动以来，各地、各省直医疗卫生单位积极响应，创作了数千部内容优质、形式活泼的健康科普作品。本届赛制做出新突破，表演类与健康科普作品评选并驾齐驱，五大分主题专场赛事亮点纷呈，首次从室内论"健"走向户外比拼，真正让优质健康科普作品走入千家万户。

（供稿：宣传科）

7月

7月5日，河南省疾病预防控制中心与新乡医学院战略合作协议签约仪式在中心8楼会议室隆重举办，省卫健委党组成员、副主任、省疾控局党组书记、局长、中心党委书记郭万申，中心主任郝义彬，中心副主任朱登军、韩志伟，中心工会主席夏卫东；新乡医学院党委委员、副校长王辉，公共卫生学院院长吴卫东，教务部副部长刘栋，校地合作办公室副主任牛志国，人事工作部刘洁等人出席。本次协议的签订本着创新机制、深度融合、优势互补、资源共享和先简后繁的原则，是河南省疾控中心与高等医学院校签订的首个全方位战略性合作协议，内容涵盖各层次人才培养、公共卫生科学研究、社会服务能力提升等极具现实意义和兼具长远发展的领域，是后疫情时代推进公共卫生事业发展和疾控体系改革的积极实践，必将为推进我省公共卫生事业高质量发展添上浓墨重彩的一笔。双方的合作必将以此次签约为契机，为我省公共卫生领域的人才培养和科学研究注入新的生机与活力,为河南省预防医学科学院建设和国家区域公共卫生中心建设提供有力支撑,并在构建以实践为导向、多学科融合支撑、院校行业全过程协同的人才培养新模式上以点带面,助推双方"产、学、研"的深度融合,不断拓展和深化合作领域和内容。同时也将更充分地发挥省疾控中心在我省公共卫生实践和科研领域的示范、引领作用,以及巩固和提升新乡医学院在我省公共卫生教育和科研领域的重要地位,为"健康河南"建设和中原更加出彩撑起公共卫生安全这片天。

(供稿:科研外事科)

8月

8月19—20日,中国合格评定委员会(CNAS)评审专家组对河南省疾病预防控制中心BSL-3实验室进行了定期监督评审及扩项(猴痘病毒、脊髓灰质炎病毒)评审。专家组由中国医学科学院医学实验动物研究所魏强主任任组长,由来自中国疾病预防控制中心病毒病预防控制所董婕、中国农业科学院哈尔滨兽医研究所佟海龙两位成员组成三人专家组。河南省疾病预防控制中心党委书记郭万申,中心主任郝义彬,副主任韩志伟,行政办公室、药械处、传染病所、结防所、免疫规划所、卫生检测检验中心、实验室管理办公室及BSL-3实验室相关人员参加了本次评审活动。本次认可评审以现场会议方式进行,包括首次会议、现场观察、模拟实验考核、安全管理体系与实验室运行文件资料查阅、实验室安全管理人员考核、座谈会及末次会议。在首次会议上郭万申书记对评审专家组表示热烈的欢迎和由衷的感谢。郭万申向专家组介绍了中心BSL-3实验室的建设背景、发展历程以及在全省新冠疫情防控工作中发挥的重要作用并要求中心所有相关部门、人员全力配合本次评审工作,早日通过CNAS认可认证。

BSL-3实验室主任赵嘉咏做了实验室迎评工作汇报,向评审专家介绍了实验室设施设备及功能。评审组专家对新增的猴痘病毒、脊髓灰质炎病毒两个项目实操人员进行了全流程模拟演练考核,同时对实验室18名安全管理人员进行了独立考核。在随后的座谈会与末次会议上评审专家对我中心BSL-3实验室软、硬件和准备工作给予了充分肯定,同时就实验室设施设备、生物安全与运行管理中存在的问题、不符合项进行了通告并与我方全体参会人员进行了沟通交流。末次会议上,郝义彬主任代表中心向评审专家表示了感谢,要求相关部门和人员要高度重视后续整改工作,尽快就CNAS专家组提出的不符合项进行认真整改和提交材料,争取早日获得认可资质证书。同时以此为契机,严格落实各部门、岗位、人员职责,扎实推进我中心实验室生物安全管理工作,为河南省新发、突发传染病疫情防控工作做出新的贡献。

(供稿:传防所)

9月

9月19日,中心召开学习贯彻习近平新时代中国特色社会主义思想主题教育总结大会,全面总结主题教育开展情况及经验启示,研究部署进一步巩固和深化主题教育成果、成效相关工作。会议指出,按照党中央、省委统一部署,在省卫健委党组领导下,在省委第七巡回指导组有力指导下,中心党委把深入开展主题教育作为重大政治任务,坚持高位推进、以上率下,紧紧围绕"学思想、强党性、重实践、建新功"总要求,对照目标任务,理论学习上突出入脑入心入行,调查研究上突出求深求实求准,推动发展上突出见行见效见质,检视整改上突出边学边查边改,组织实施上突出有序有效有力,在以学铸魂、以学增智、以学正风、以学促干上取得了扎实成效。会议表示,中心坚持教育实践两手抓、两促进,以强化理论学习指导发展实践,以深化调查研究推动解决发展难题,以抓好检视整改提升推动发展效能,以推动疾控事业高质量发展的新成效检验主题教育成果,这次主题教育呈现出了鲜明的行业特色,取得了显著成效。一是聚焦强化理论武装,在筑牢思想根基上强信念、见实效;二是聚焦锻造政治品格,在擦亮忠诚底色上强党性、见实效;三是聚焦高效履职尽责,在推动高质量发展上强担当、见实效;四是聚焦践行群众路线,在增进民生福祉上强宗旨、见实效;五是聚焦营造优良生态,在倡树时代新风上强规矩、见实效。会议要求,要慎始慎终、善作善成,进一步巩固拓展主题教育成果,学习贯彻习近平新时代中国特色社会主义思想是一项长期任务、系统工程,要坚持和运用主题教育经验,巩固拓展主题教育成果,全力推进疾控事业高质量发展。一是要把准发展之势,牢牢抓住疾控事业发展机遇;二是要力求破题之策,全力推进疾控事业高质量发展;三是要多谋民生之福,一切为了人民健康;四是要汲取奋进之力,新时代展现疾控新功绩。就贯彻落实此次会议精神,会议强调,一是要坚持不懈用习近平新时代中国特色社会主义思想凝心铸魂。要在学习宣传贯彻习近平新时代中国特色社会主义思想上持续用力,深入学习贯彻习近平总书记关于主题教育重要讲话和重要指示批示,全面贯彻中央和省委第一批主题教育总结暨第二批部署会议精神,坚持上下联动,着力解决实际问题,指导市、县疾控中心开展好主题教育工作。二是要锲而不舍抓好问题的整改落实。各支部、各部门要对主题教育检视整改未落实到位的问题和专题民主生活会、组织生活会梳理的问题细化分类,形成整改台账,明确责任人和整改时限。要建立健全规章制度,坚持"当下改"与"长久立"相结合,持续建立完善长效机制,把成功做法经验化、零星探索系统化、有效措施制度化。三是要驰而不息推动主题教育成果深化转化。要紧紧围绕新时代新征程党的中心任务,围绕新发展理念和高质量发展总要求,把主题教育的学习和调研成果转化为动力,注入健康中国、健康河南建设各项任务中去,凝心聚力促发展的举措,驰而不息抓落实,书写河南公共卫生事业发展的新篇章。中心党委班子成员、副科级以上干部和全体党员参加了会议。

(供稿:科研外事科)

10 月

10月19日,河南省疾病预防控制中心与哈密市疾控中心结对帮扶协议签约仪式在哈密市举行,中心副主任韩志伟一行六人参加此次会议,哈密市委副秘书长、市疾控中心党总支书记袁艳玲主持会议。本次协议的签订是本着资源共享、优势互补、注重实效的原则,是着眼"大卫生、大健康"全局,贯彻实施《"健康中国2030"规划纲要》,落实习近平总书记关于民族团结和新时代公共卫生体系建设的系列重要指示精神的具体举措;是我中心与哈密市疾控中心签订的首个全方位结对共建协议,内容涵盖科研创新、人才培养、业务交流、能力提升等极具现实意义和兼具长远发展的领域,是后疫情时代推进民族团结进步和公共卫生事业发展,必将为豫哈两地公共卫生事业高质量发展添上浓墨重彩的一笔。

(供稿:科研外事科)

11 月

11月16日,2023年苏鲁豫皖四省传染病防控应急联合演练在信阳市成功举办。此次演练特别邀请国家疾控局、中国疾控中心、省卫健委和信阳市人民政府相关领导全程观摩。国家疾控局副局长孙阳在总结讲话中说,各地疾控系统要开好头、起好步,持续提升监测预警和应急处置能力,全面落实疾控体系改革战略部署,建立健全传染病监测预警体系,提升传染病应急处置综合能力。要强化演练,通过演练不断优化应急处置预案,围绕目标务求实效、基于风险构建情景、实事求是形式多样。要总结经验,做好应对下一次大流行的准备,探索分析可能造成大流行的传染病,组织修订大流行应急预案和操作指南,组织开展培训和演练,做好药品和重点物资准备,加强应急队伍和专家库建设,提高应对大流行的能力,在下一次大流行来临时做到早发现、早预警、早应对,把我国疾控应急能力建设提到一个新的水平。省卫健委副书记、副主任侯红在讲话中说,自2016年苏鲁豫皖四省联合签订了《苏鲁豫皖四省卫生应急区域合作协议》以来,四省在突发事件协同处置、应急队伍联合行动、应急资源互通共享等方面密切合作,经受住了多次疫情和突发公卫事件的严峻考验,充分彰显了国家统筹、区域协作的机制优势。希望通过文次演练,对以往区域协作、联防联控的经验进行总结,为今后持续深化合作、增进交流提供借鉴。希望全省疾控系统充分发扬优良传统和伟大抗疫精神,周密组织、协同配合、顽强作战,练出水平、练出形象、练出风采,全面检验协作配合能力、远程机动能力和现场处置能力。

(供稿:应急办)

12月

12月1日,第36个"世界艾滋病日",中心开展以"凝聚社会力量·合力共抗艾滋"(Let Communities Lead)为主题的"世界艾滋病日"宣传活动。12月1日上午,在河南财经政法大学迎来了收官之站,拉开了第36个"世界艾滋病日"宣传活动的序幕。河南省副省长宋争辉,河南省卫健委党组副书记、副主任侯红,河南省疾控局副局长刁琳琪、传防处处长徐淑雷、副处长杜三涛,河南省疾控中心副主任赵东阳、艾防所所长张国龙、艾防所全体成员,以及教育、卫生健康、共青团等部门同志参加了此次活动。中心"12·1"世界艾滋病日系列宣传活动,以点亮"大玉米"画上一个圆满的句号。2023年的宣传活动覆盖范围更广,覆盖人群更多,宣传渠道更宽,宣传形式更丰富,让社会各界都能看到、都能关心、关注艾滋病,关怀帮助感染者,扩大影响力,提高防艾意识,掌握防艾技能,远离艾滋病,降低新发感染,共享健康人生。

(供稿:艾防所)

12月底,建设完成纵向贯通省—国家和省—市—县疾控视频会商系统升级建设,全面扩展全省疾控系统视频会议的覆盖范围,实现省中心上行联通国家疾控局、国家疾控中心、省卫健委和下行联通全省18个地市、166个县区疾控中心及12个市级结防所实时进行远程视频会商功能。并形成省主中心和市分中心的两级疾控视频会议管理调度中心,促进全省疾控机构视频会议全对接、全汇聚、全共享应用。

(供稿:信息中心)

附录二　工作发文

一、豫疾控

1.《河南省疾病预防控制中心关于印发 2022 年丙型肝炎病例报告数据质量核查报告的通知》（豫疾控〔2023〕1 号）

2.《河南省疾病预防控制中心关于印发 2022 年艾滋病防治数据质量评估报告的通知》（豫疾控〔2023〕2 号）

3.《河南省疾病预防控制中心关于 2022 年食品安全风险监测化学污染物及有害因素监测实验室间比对结果的通报》（豫疾控〔2023〕3 号）

4.《河南省疾病预防控制中心关于开展预防接种异常反应调查诊断的通知》（豫疾控〔2023〕4 号）

5.《河南省疾病预防控制中心转发中国疾病预防控制中心关于开展人口和地图数据核对工作的通知》（豫疾控〔2023〕5 号）

6.《河南省疾病预防控制中心转发中国疾控中心慢病中心关于印发新冠死亡病例报告标准的通知》（豫疾控〔2023〕6 号）

7.《河南省疾病预防控制中心关于落实 2022 年值班补助的请示》（豫疾控〔2023〕7 号）

8.《河南省疾病预防控制中心 2020 年度培训费专项审计整改报告》（豫疾控〔2023〕8 号）

9.《河南省疾病预防控制中心关于加强 2023 年度死因监测工作的通知》（豫疾控〔2023〕9 号）

10.《河南省疾病预防控制中心关于疾控系统 2022 年新型冠状病毒核酸检测室间质量评价结果的通报》（豫疾控〔2023〕10 号）

11.《河南省疾病预防控制中心关于加强全省结核病耐药性监测工作的通知》（豫疾控〔2023〕11 号）

12.《河南省疾病预防控制中心关于开展 2023 年健康危害事件个案报告系统市级业务管理员备案工作的通知》（豫疾控〔2023〕12 号）

13.《河南省疾病预防控制中心关于周瑞敏副主任医师赴坦桑尼亚参加"中非疟疾防控合作项目坦桑尼亚现场工作"的请示》（豫疾控〔2023〕13 号）

14.《河南省疾病预防控制中心关于开展儿童结核病患者医疗费用调查工作的通知》（豫疾控〔2023〕14 号）

15.《河南省疾病预防控制中心关于 2023 年全省食品安全风险监测工作经费预算的

报告》(豫疾控〔2023〕15号)

16.《河南省疾病预防控制中心转发中国疾病预防控制中心性病控制中心关于印发2023年全国性病防治工作要点的通知》(豫疾控〔2023〕16号)

17.《河南省疾病预防控制中心关于开展全省艾滋病自愿咨询检测门诊标准化建设验收及工作考核的通知》(豫疾控〔2023〕17号)

18.《河南省疾病预防控制中心关于2022年度医学伦理委员会工作总结的报告》(豫疾控〔2023〕18号)

19.《河南省疾病预防控制中心关于开展全省地方病防控规范化县建设评审工作的通知》(豫疾控〔2023〕19号)

20.《河南省疾病预防控制中心关于开展2022年社会组织参与艾滋病防治基金项目验收的通知》(豫疾控〔2023〕20号)

21.《河南省疾病预防控制中心关于开展2023年"中国学生营养日"等宣传活动的通知》(豫疾控〔2023〕21号)

22.《河南省疾病预防控制中心关于加强诺如病毒感染为主的病毒性腹泻预防控制工作的通知》(豫疾控〔2023〕22号)

23.《河南省疾病预防控制中心关于印发全省2022年度公共卫生机构项目日常管理与服务(疾控部分)情况考核评价方案的通知》(豫疾控〔2023〕23号)

24.《河南省疾病预防控制中心关于推荐2022年度卫生应急工作先进集体和先进个人的通知》(豫疾控〔2023〕24号)

25.《河南省疾病预防控制中心关于开展"最美防痨人"评选活动的通知》(豫疾控〔2023〕25号)

26.《河南省疾病预防控制中心关于进一步加强对抗结核药品和有关诊断试剂管理的通知》(豫疾控〔2023〕26号)

27.《河南省疾病预防控制中心关于评选2022年度艾滋病、性病、丙肝和麻风病防治工作先进集体和先进个人的通知》(豫疾控〔2023〕27号)

28.《河南省疾病预防控制中心关于印发全省2023年寄生虫病防治工作意见的通知》(豫疾控〔2023〕28号)

29.《河南省疾病预防控制中心关于开展麻疹和急性弛缓性麻痹病例监测技术指导的通知》(豫疾控〔2023〕29号)

30.《河南省疾病预防控制中心关于部分疑似预防接种异常反应病例处置进展情况的报告》(豫疾控〔2023〕30号)

31.《河南省疾病预防控制中心关于表彰2022年度疫苗临床试验工作先进集体和先进个人的决定》(豫疾控〔2023〕31号)

32.《河南省疾病预防控制中心关于印发2023年全省法定传染病报告管理现场督导

方案的通知》(豫疾控〔2023〕32 号)

33.《河南省疾病预防控制中心关于2022年麻疹、肝炎网络实验室质量控制工作结果的通报》(豫疾控〔2023〕33 号)

34.《河南省疾病预防控制中心关于开展2023年度免费抗结核药品需求测算上报及抗结核药品管理技术评估的通知》(豫疾控〔2023〕34 号)

35.《河南省疾病预防控制中心关于开展2023年中国疾病预防控制信息系统管理员备案工作的通知》(豫疾控〔2023〕35 号)

36.《河南省疾病预防控制中心关于印发全省国家致病菌识别网工作方案(2023版)的通知》(豫疾控〔2023〕36 号)

37.《河南省疾病预防控制中心关于印发河南省疾病预防控制系统2023年工作要点的通知》(豫疾控〔2023〕37 号)

38.《河南省疾病预防控制中心关于2022年度寄生虫病防治工作情况的通报》(豫疾控〔2023〕38 号)

39.《河南省疾病预防控制中心关于表彰2022年度卫生应急工作先进单位和先进个人的决定》(豫疾控〔2023〕39 号)

40.《河南省疾病预防控制中心关于开展全省疾控系统应急队伍建设与发展现况调查工作的通知》(豫疾控〔2023〕40 号)

41.《河南省疾病预防控制中心关于表彰2022年度艾滋病、性病、丙肝和麻风病防控工作先进集体和先进个人的决定》(豫疾控〔2023〕41 号)

42.《河南省疾病预防控制中心关于印发2023年艾滋病、性病、丙肝和麻风病防治业务工作指导意见的通知》(豫疾控〔2023〕42 号)

43.《河南省疾病预防控制中心转发中国疾病预防控制中心2023年全国新冠病毒抗体血清流行病学调查方案的通知》(豫疾控〔2023〕43 号)

44.《河南省疾病预防控制中心关于开展2023年全省疾控中心实验室碘测定外质控考核的通知》(豫疾控〔2023〕44 号)

45.《河南省疾病预防控制中心关于印发2023年全省公共卫生工作指导意见的通知》(豫疾控〔2023〕45 号)

46.《河南省疾病预防控制中心关于征集全省疾控工作者先进事迹的通知》(豫疾控〔2023〕46 号)

47.《河南省疾病预防控制中心关于印发全省2023年结核病防治工作指导意见的通知》(豫疾控〔2023〕47 号)

48.《河南省疾病预防控制中心关于印发2023年全省消毒与病媒生物控制工作意见的通知》(豫疾控〔2023〕48 号)

49.《河南省疾病预防控制中心关于印发2023年全省国家食品安全风险监测微生物

及其致病因子监测指导性工作计划的通知》(豫疾控〔2023〕49号)

50.《河南省疾病预防控制中心关于印发2023年全省国家食品安全风险监测食源性疾病主动监测指导性工作计划的通知》(豫疾控〔2023〕50号)

51.《河南省疾病预防控制中心关于表彰2022年度消毒与病媒生物控制工作先进集体和先进个人的决定》(豫疾控〔2023〕51号)

52.《河南省疾病预防控制中心关于印发2023年传染病预防控制工作指导意见的通知》(豫疾控〔2023〕52号)

53.《河南省疾病预防控制中心关于全省疾控系统新冠病毒核酸检测能力提升培训班合格人员名单的通报》(豫疾控〔2023〕53号)

54.《河南省疾病预防控制中心关于印发2023年卫生应急工作指导意见的通知》(豫疾控〔2023〕54号)

55.《河南省疾病预防控制中心关于印发全省2023年免疫规划疫苗查漏补种工作实施方案的通知》(豫疾控〔2023〕55号)

56.《河南省疾病预防控制中心2022年度行政事业性国有资产分析报告》(豫疾控〔2023〕56号)

57.《河南省疾病预防控制中心关于举办第二届全省地方病防控健教短视频征集活动的通知》(豫疾控〔2023〕57号)

58.《河南省疾病预防控制中心关于开展2022年新冠肺炎病原学监测工作绩效考核的通知》(豫疾控〔2023〕58号)

59.《河南省疾病预防控制中心关于开展全省疾控系统健康教育工作情况及服务能力调查的通知》(豫疾控〔2023〕59号)

60.《河南省疾病预防控制中心关于开展2022年度全省流感监测现场技术评估的通知》(豫疾控〔2023〕60号)

61.《河南省疾病预防控制中心关于地方病防控规范化县建设工作的通报》(豫疾控〔2023〕61号)

62.《河南省疾病预防控制中心关于2022年全省地方病防控工作的通报》(豫疾控〔2023〕62号)

63.《河南省疾病预防控制中心关于印发2023年全省地方病防控工作指导意见的通知》(豫疾控〔2023〕63号)

64.《河南省疾病预防控制中心关于第二届全省"环境健康杯"征文绘画比赛评选结果的通报》(豫疾控〔2023〕64号)

65.《河南省疾病预防控制中心关于加快推进儿童青少年慢性病流行病学调查工作的通知》(豫疾控〔2023〕65号)

66.《河南省疾病预防控制中心关于报送〈现代疾病预防控制〉2022年度期刊社会效

益评价考核复评结果的请示》(豫疾控〔2023〕66号)

67.《河南省疾病预防控制中心转发中国疾病预防控制中心传染病预防控制所关于收集统计卫生杀虫剂使用情况的通知》(豫疾控〔2023〕67号)

68.《河南省疾病预防控制中心关于追加综合能力提升项目预算的请示》(豫疾控〔2023〕68号)

69.《河南省疾病预防控制中心关于印发2023年健康促进与教育工作指导意见的通知》(豫疾控〔2023〕69号)

70.《河南省疾病预防控制中心关于转发中疾控性病控制中心开展性病患病率行为危险因素监测的通知》(豫疾控〔2023〕70号)

71.《河南省疾病预防控制中心关于印发2023年慢性病预防控制工作计划的通知》(豫疾控〔2023〕71号)

72.《河南省疾病预防控制中心关于处置国有资产的请示》(豫疾控〔2023〕72号)

73.《河南省疾病预防控制中心关于全省第三届"最美防痨人"评选结果的通报》(豫疾控〔2023〕73号)

74.《河南省疾病预防控制中心转发中国疾病预防控制中心关于开展预防接种宣传海报及微故事征集活动的通知》(豫疾控〔2023〕74号)

75.《河南省疾病预防控制中心关于表彰全省2022年度结核病防治工作先进集体和先进个人的决定》(豫疾控〔2023〕75号)

76.《河南省疾病预防控制中心关于举办2023年全省结核病实验室检测技能比赛的通知》(豫疾控〔2023〕76号)

77.《河南省疾病预防控制中心关于2022年河南省结核病实验室星级评定工作结果的通报》(豫疾控〔2023〕77号)

78.《河南省疾病预防控制中心关于反馈2022年结核分枝杆菌分离培养能力验证结果的通知》(豫疾控〔2023〕78号)

79.《河南省疾病预防控制中心关于表彰2022年度慢性病防控工作先进集体和先进个人的决定》(豫疾控〔2023〕79号)

80.《河南省疾病预防控制中心关于启用全省结核病防治信息管理系统的通知》(豫疾控〔2023〕80号)

81.《河南省疾病预防控制中心关于审计征求意见稿涉及问题的反馈意见》(豫疾控〔2023〕81号)

82.《河南省疾病预防控制中心关于开展中国流感监测信息系统业务管理员备案的通知》(豫疾控〔2023〕82号)

83.《河南省疾病预防控制中心关于报送2022年免疫规划工作先进个人的通知》(豫疾控〔2023〕83号)

84.《河南省疾病预防控制中心转发中国疾病预防控制中心关于开展全民健康生活方式十五年总结工作的通知》（豫疾控〔2023〕84号）

85.《河南省疾病预防控制中心关于慢性非传染性疾病防治工作进展情况的通报》（豫疾控〔2023〕85号）

86.《河南省疾病预防控制中心关于印发2023年免疫预防与规划工作指导意见的通知》（豫疾控〔2023〕86号）

87.《河南省疾病预防控制中心关于规范全省艾滋病检测样本管理工作的通知》（豫疾控〔2023〕87号）

88.《河南省疾病预防控制中心关于表彰2022年传染病预防控制工作先进集体和先进个人的决定》（豫疾控〔2023〕88号）

89.《河南省疾病预防控制中心关于2022年"国家致病菌识别网"年度质控考核结果的通报》（豫疾控〔2023〕89号）

90.《河南省疾病预防控制中心关于表彰2022年免疫规划工作先进集体和先进个人的决定》（豫疾控〔2023〕90号）

91.《河南省疾病预防控制中心关于开展2023年全民营养周和"5·20"中国学生营养日主题宣传活动的通知》（豫疾控〔2023〕91号）

92.《河南省疾病预防控制中心关于2022年新冠病原学监测工作绩效考核结果的通报》（豫疾控〔2023〕92号）

93.《河南省疾病预防控制中心关于表彰2022年度公共卫生工作先进单位和先进个人的决定》（豫疾控〔2023〕93号）

94.《河南省疾病预防控制中心关于河南省免疫规划疫苗有关情况的报告》（豫疾控〔2023〕94号）

95.《河南省疾病预防控制中心关于开展2023年全省疾控中心实验室水氟测定质控考核的通知》（豫疾控〔2023〕95号）

96.《河南省疾病预防控制中心关于财会监督专项工作自查自纠的报告》（豫疾控〔2023〕96号）

97.《河南省疾病预防控制中心转发中国疾病预防控制中心关于中断中国疾病预防控制信息系统服务的通知》（豫疾控〔2023〕97号）

98.《河南省疾病预防控制中心关于开展艾滋病病毒暴露前（后）预防工作的通知》（豫疾控〔2023〕98号）

99.《河南省疾病预防控制中心关于举办全省第八届"万步有约"健走激励大赛启动仪式的通知》（豫疾控〔2023〕99号）

100.《河南省疾病预防控制中心关于表彰第七届"万步有约"职业人群健走激励大奖赛先进单位和先进个人的决定》（豫疾控〔2023〕100号）

101.《河南省疾病预防控制中心关于表彰 2022 年度健康促进与教育工作先进单位及个人的决定》(豫疾控〔2023〕101 号)

102.《河南省疾病预防控制中心关于河南省"健康中原行·大医献爱心"乡村振兴志愿服务专项行动经费使用的请示》(豫疾控〔2023〕102 号)

103.《河南省疾病预防控制中心关于开展托幼机构消毒质量状况调查的通知》(豫疾控〔2023〕103 号)

104.《河南省疾病预防控制中心关于开展 2023 年度结核病实验室星级评定工作的通知》(豫疾控〔2023〕104 号)

105.《河南省疾病预防控制中心转发中国疾病预防控制中心寄生虫病所关于下发国家消除疟疾后阶段媒介按蚊监测点 2023 年工作方案的通知》(豫疾控〔2023〕105 号)

106.《河南省疾病预防控制中心关于河南省免疫规划疫苗有关情况的报告》(豫疾控〔2023〕106 号)

107.《河南省疾病预防控制中心关于转发 2023 年全国死因监测漏报调查总体方案的通知》(豫疾控〔2023〕107 号)

108.《河南省疾病预防控制中心关于开展全省疾控机构骨干人才培训项目第二期学员实践现场指导工作的通知》(豫疾控〔2023〕108 号)

109.《河南省疾病预防控制中心关于开展艾滋病及丙肝信息系统管理员备案工作的通知》(豫疾控〔2023〕109 号)

110.《河南省疾病预防控制中心关于出租门面房的请示》(豫疾控〔2023〕110 号)

111.《河南省疾病预防控制中心关于加挂河南省预防医学科学院牌子的请示》(豫疾控〔2023〕111 号)

112.《河南省疾病预防控制中心关于对外提供社会化服务的请示》(豫疾控〔2023〕112 号)

113.《河南省疾病预防控制中心关于增补〈现代疾病预防控制〉杂志第五届编委会委员的通知》(豫疾控〔2023〕113 号)

114.《河南省疾病预防控制中心关于开展黑热病知信行问卷调查的通知》(豫疾控〔2023〕114 号)

115.《河南省疾病预防控制中心关于做好 2023 年全省结核病临床诊疗技能竞赛赛前学习培训工作的通知》(豫疾控〔2023〕115 号)

116.《河南省疾病预防控制中心关于编印〈河南省疾病预防控制中心年鉴(2023)〉的请示》(豫疾控〔2023〕116 号)

117.《河南省疾病预防控制中心转发中国疾病预防控制中心关于中国疾病预防控制信息系统用户访问扫码验证上线运行的通知》(豫疾控〔2023〕117 号)

118.《河南省疾病预防控制中心关于 2024 年度国家免疫规划疫苗采购计划的报告》

（豫疾控〔2023〕118号）

119.《河南省疾病预防控制中心关于调整2023年公务接待费的请示》（豫疾控〔2023〕119号）

120.《河南省疾病预防控制中心关于全省2024年度国家免疫规划疫苗采购计划的报告》（豫疾控〔2023〕120号）

121.《河南省疾病预防控制中心关于印发2023年河南省艾滋病丙肝防治数据质量评估方案的通知》（豫疾控〔2023〕121号）

122.《河南省疾病预防控制中心关于印发新报告HIV/AIDS病例精准溯源实施方案（2023年版）的通知》（豫疾控〔2023〕122号）

123.《河南省疾病预防控制中心关于开展2023年麻疹、肝炎网络实验室质量控制工作的通知》（豫疾控〔2023〕123号）

124.《河南省疾病预防控制中心关于崔为国等8名同志社会团体兼职备案的请示》（豫疾控〔2023〕124号）

125.《河南省疾病预防控制中心关于印发全省健康老龄化水平调查实施方案的通知》（豫疾控〔2023〕125号）

126.《河南省疾病预防控制中心关于对纬五路48号家属院进行改造的请示》（豫疾控〔2023〕126号）

127.《河南省疾病预防控制中心转发中国疾控中心环境所关于开展环境卫生与消毒工作能力调查的通知》（豫疾控〔2023〕127号）

128.《河南省疾病预防控制中心关于组织开展2023年结核病实验室痰涂片染色镜检和分离培养能力验证工作的通知》（豫疾控〔2023〕128号）

129.《河南省疾病预防控制中心关于印发猴痘监测与防控技术指南的通知》（豫疾控〔2023〕129号）

130.《河南省疾病预防控制中心关于启动全省部分县区丙肝微消除项目工作的通知》（豫疾控〔2023〕130号）

131.《河南省疾病预防控制中心关于开展全省丙肝患者免费公益援助项目的通知》（豫疾控〔2023〕131号）

132.《河南省疾病预防控制中心关于启动2023年全省社会组织参与艾滋病防治工作基金项目申请的通知》（豫疾控〔2023〕132号）

133.《河南省疾病预防控制中心关于组织开展2023中国健康科普大赛活动的通知》（豫疾控〔2023〕133号）

134.《河南省疾病预防控制中心关于成立2023年全省结核病临床诊疗技能竞赛专家组的通知》（豫疾控〔2023〕134号）

135.《河南省疾病预防控制中心关于疾控机构临床专业技术人员晋升高级职称的请

示》(豫疾控〔2023〕135号)

136.《河南省疾病预防控制中心关于河南省免疫规划信息管理系统对接河南省电子健康卡卡管平台和"河南健康"微信公众号开展预防接种公众服务的请示》(豫疾控〔2023〕136号)

137.《河南省疾病预防控制中心关于经费管理使用自查情况工作报告》(豫疾控〔2023〕137号)

138.《河南省疾病预防控制中心关于2022—2023年度高校防艾基金项目考核结果的通报》(豫疾控〔2023〕138号)

139.《河南省疾病预防控制中心关于贯彻落实〈国家免费艾滋病抗病毒药物治疗手册(2023年版)〉的通知》(豫疾控〔2023〕139号)

140.《河南省疾病预防控制中心关于开展人感染猪链球菌病监测工作的通知》(豫疾控〔2023〕140号)

141.《河南省疾病预防控制中心关于开展Q热监测工作的通知》(豫疾控〔2023〕141号)

142.《河南省疾病预防控制中心关于开展许昌市等市级土食源性寄生虫病诊断实验室现场评审的通知》(豫疾控〔2023〕142号)

143.《河南省疾病预防控制中心关于印发全省5岁以下儿童乙肝表面抗原携带率调查相关方案的通知》(豫疾控〔2023〕143号)

144.《河南省疾病预防控制中心关于原领导同志任期经济责任审计和2022年部门预算执行审计整改工作的报告》(豫疾控〔2023〕144号)

145.《河南省疾病预防控制中心关于开展2023年全省新冠监测网络实验室新冠病毒核酸检测能力考核工作的通知》(豫疾控〔2023〕145号)

146.《河南省疾病预防控制中心关于开展2023年度手足口病病原核酸检测盲样考核的通知》(豫疾控〔2023〕146号)

147.《河南省疾病预防控制中心关于开展2023年流感监测网络实验室流感病毒核酸检测能力考核工作的通知》(豫疾控〔2023〕147号)

148.《河南省疾病预防控制中心关于报送〈现代疾病预防控制〉进一步规范期刊经营合作活动自查报告的请示》(豫疾控〔2023〕148号)

149.《河南省疾病预防控制中心关于2023年艾滋病性病丙肝相关检测试剂设备及耗材采购计划的报告》(豫疾控〔2023〕149号)

150.《河南省疾病预防控制中心关于食品安全风险监测阶段性数据分析的报告》(豫疾控〔2023〕150号)

151.《河南省疾病预防控制中心关于2023年全省结核病诊疗质量技术评估结果的通报》(豫疾控〔2023〕151号)

152.《河南省疾病预防控制中心关于开展伤寒、副伤寒监测工作的通知》（豫疾控〔2023〕152 号）

153.《河南省疾病预防控制中心关于开展 2023 年市级疟疾诊断实验室质控考核的通知》（豫疾控〔2023〕153 号）

154.《河南省疾病预防控制中心关于规范非免疫规划疫苗结算管理的请示》（豫疾控〔2023〕154 号）

155.《河南省疾病预防控制中心关于开展 2023 年度病毒性腹泻监测实验室盲样考核的通知》（豫疾控〔2023〕155 号）

156.《河南省疾病预防控制中心关于印发 2023 年河南省肠道传染病综合监测方案的通知》（豫疾控〔2023〕156 号）

157.《河南省疾病预防控制中心关于开展小麦、小麦粉及其制品中生物毒素应急监测的通知》（豫疾控〔2023〕157 号）

158.《河南省疾病预防控制中心关于开展艾滋病丙肝防治数据质量评估工作的通知》（豫疾控〔2023〕158 号）

159.《河南省疾病预防控制中心关于慢性非传染性疾病防治工作进展情况的通报》（豫疾控〔2023〕159 号）

160.《河南省疾病预防控制中心关于印发河南省 2023 年中国青少年烟草流行监测方案的通知》（豫疾控〔2023〕160 号）

161.《河南省疾病预防控制中心关于印发癫痫流行病学补充调查实施方案的通知》（豫疾控〔2023〕161 号）

162.《河南省疾病预防控制中心转发中国疾病预防控制中心关于加强中国疾病预防控制信息系统网络安全保障工作的通知》（豫疾控〔2023〕162 号）

163.《河南省疾病预防控制中心关于启动创建无结核社区省级试点工作的通知》（豫疾控〔2023〕163 号）

164.《河南省疾病预防控制中心关于举办 2023 年全省学校结核病防控培训班暨学校结核病疫情处置桌面演练的通知》（豫疾控〔2023〕164 号）

165.《河南省疾病预防控制中心关于组织开展第十轮全国结核病实验室分子生物学检测技术能力验证工作的通知》（豫疾控〔2023〕165 号）

166.《河南省疾病预防控制中心关于台湾国光生物科技股份有限公司留忠正等一行来我中心拜会的请示》（豫疾控〔2023〕166 号）

167.《河南省疾病预防控制中心关于印发河南省疾病预防控制机构规范财会基础工作实施方案的通知》（豫疾控〔2023〕167 号）

168.《河南省疾病预防控制中心关于公务车辆更新的请示》（豫疾控〔2023〕168 号）

169.《河南省疾病预防控制中心关于开展 2023 年全省农村饮水安全工程卫生学评

价项目工作的通知》(豫疾控〔2023〕169号)

170.《河南省疾病预防控制中心关于2023年全省流感监测网络实验室流感病毒核酸检测能力考核结果的通报》(豫疾控〔2023〕170号)

171.《河南省疾病预防控制中心关于刘喜明同志社会团体兼职备案的请示》(豫疾控〔2023〕171号)

172.《河南省疾病预防控制中心关于开展2023年环境健康宣传系列活动的通知》(豫疾控〔2023〕172号)

173.《河南省疾病预防控制中心 河南广播电视台大象新闻客户端关于举办"i科普·yu健康"杯河南大学生健康科普作品大赛的通知》(豫疾控〔2023〕173号)

174.《河南省疾病预防控制中心转发中国疾病预防控制中心关于印发中国流感疫苗预防接种技术指南(2023—2024)的通知》(豫疾控〔2023〕174号)

175.《河南省疾病预防控制中心关于举办2023年结核病检测技能培训暨检测技术比赛的通知》(豫疾控〔2023〕175号)

176.《河南省疾病预防控制中心关于原领导同志任期经济责任审计和2022年部门预算执行审计整改总结情况的报告》(豫疾控〔2023〕176号)

177.《河南省疾病预防控制中心关于2023年全省新冠监测网络实验室新冠病毒核酸检测能力考核结果的通报》(豫疾控〔2023〕177号)

178.《河南省疾病预防控制中心关于开展2023年高校艾滋病防治基金项目工作的通知》(豫疾控〔2023〕178号)

179.《河南省疾病预防控制中心关于2023年上半年结核病防治工作进展情况的通报》(豫疾控〔2023〕179号)

180.《河南省疾病预防控制中心关于开展2023年消除疟疾后防止输入再传播能力评估工作的通知》(豫疾控〔2023〕180号)

181.《河南省疾病预防控制中心关于组织开展第十五轮抗结核药物敏感性试验熟练度测试工作的通知》(豫疾控〔2023〕181号)

182.《河南省疾病预防控制中心关于开展全省疫苗规范管理技术指导的通知》(豫疾控〔2023〕182号)

183.《河南省疾病预防控制中心关于开展全省儿童口腔疾病综合干预项目综合考评的通知》(豫疾控〔2023〕183号)

184.《河南省疾病预防控制中心关于调整2023年住房公积金、养老保险金及音训费等预算的请示》(豫疾控〔2023〕184号)

185.《河南省疾病预防控制中心关于启动学校结核病监测与干预综合试点工作的通知》(豫疾控〔2023〕185号)

186.《河南省疾病预防控制中心关于开展流感监测网络实验室能力提升技术指导及

调研工作的通知》(豫疾控〔2023〕186 号)

187.《河南省疾病预防控制中心转发中国疾病预防控制中心关于开展 2023 年中国疾病预防控制信息系统标准编码维护工作的通知》(豫疾控〔2023〕187 号)

188.《河南省疾病预防控制中心关于印发疫苗临床试验现场管理办法的通知》(豫疾控〔2023〕188 号)

189.《河南省疾病预防控制中心关于印发全省健康人群肠道耐药组及重症肺炎病例细菌性病原谱专项监测方案的通知》(豫疾控〔2023〕189 号)

190.《河南省疾病预防控制中心关于开展 2023 年食品安全风险监测化学污染物及有害因素监测实验室间比对工作的通知》(豫疾控〔2023〕190 号)

191.《河南省疾病预防控制中心关于开展 2023 年性病防治工作督导考评的通知》(豫疾控〔2023〕191 号)

192.《河南省疾病预防控制中心关于开展高校艾防宣讲暨艺术巡展活动的通知》(豫疾控〔2023〕192 号)

193.《河南省疾病预防控制中心关于变更省医学重点实验室负责人的请示》(豫疾控〔2023〕193 号)

194.《河南省疾病预防控制中心关于省卫健委原领导同志任期经责审计和 2022 年部门预算执行审计查出问题整改的报告》(豫疾控〔2023〕194 号)

195.《河南省疾病预防控制中心关于食品安全风险监测阶段性数据分析的报告》(豫疾控〔2023〕195 号)

196.《河南省疾病预防控制中心关于印发 2023 年伤害监测工作实施方案的通知》(豫疾控〔2023〕196 号)

197.《河南省疾病预防控制中心关于做好河南省成人慢性病及危险因素监测(2023)现场调查工作及加强质量控制工作的通知》(豫疾控〔2023〕197 号)

198.《河南省疾病预防控制中心关于慢性非传染性疾病防治工作进展情况的通报》(豫疾控〔2023〕198 号)

199.《河南省疾病预防控制中心关于张书芳同志社会团体兼职备案的请示》(豫疾控〔2023〕199 号)

200.《河南省疾病预防控制中心关于印发〈2023 年河南省心脑血管事件监测数据质量复核方案〉的通知》(豫疾控〔2023〕200 号)

201.《河南省疾病预防控制中心关于开展 2024 年度免疫规划信息系统接种单位编码维护工作的通知》(豫疾控〔2023〕201 号)

202.《河南省疾病预防控制中心关于印发河南省免疫规划信息管理系统用户与权限管理规范的通知》(豫疾控〔2023〕202 号)

203.《河南省疾病预防控制中心关于印发 2023 年艾滋病防治数据质量评估报告的

通知》(豫疾控〔2023〕203号)

204.《河南省疾病预防控制中心关于印发2023年丙肝防治数据质量评估报告的通知》(豫疾控〔2023〕204号)

205.《河南省疾病预防控制中心转发中国疾病预防控制中心性病控制中心关于〈2023年性病防治主题宣传周活动实施方案〉的通知》(豫疾控〔2023〕205号)

206.《河南省疾病预防控制中心关于征求〈2023—2025年河南省预防接种异常反应基础保险补偿实施方案(征求意见稿)〉的通知》(豫疾控〔2023〕206号)

207.《河南省疾病预防控制中心关于2023年麻疹、肝炎网络实验室盲样考核质量控制工作结果的通报》(豫疾控〔2023〕207号)

208.《河南省疾病预防控制中心关于开展市级疟疾诊断实验室现场评审的通知》(豫疾控〔2023〕208号)

209.《河南省疾病预防控制中心关于转发中国疾病预防控制中心反馈全国第十四轮药敏试验熟练度测试结果的通知》(豫疾控〔2023〕209号)

210.《河南省疾病预防控制中心关于表彰地方病防控宣传视频优秀作品的通知》(豫疾控〔2023〕210号)

211.《河南省疾病预防控制中心关于印发〈2023—2025年河南省预防接种异常反应基础保险补偿实施方案〉的通知》(豫疾控〔2023〕211号)

212.《河南省疾病预防控制中心转发中国疾病预防控制中心关于中国疾病预防控制信息系统停机维护暨2023年夏传染病监测数据统计分析和反馈的通知》(豫疾控〔2023〕212号)

213.《河南省疾病预防控制中心关于调整2023年公用经费、会议费及培训费等预算的请示》(豫疾控〔2023〕213号)

214.《河南省疾病预防控制中心关于采集全省艾滋病抗病毒治疗点及自愿咨询检测门诊基本信息的通知》(豫疾控〔2023〕214号)

215.《河南省疾病预防控制中心关于省属医疗机构内部审计工作专项检查整改落实情况的报告》(豫疾控〔2023〕215号)

216.《河南省疾病预防控制中心关于2023年艾滋病抗病毒治疗失败人群基因型耐药检测结果的报告》(豫疾控〔2023〕216号)

217.《河南省疾病预防控制中心关于印发河南省诺如病毒感染聚集性和暴发疫情调查处置技术指南的通知》(豫疾控〔2023〕217号)

218.《河南省疾病预防控制中心转发中国疾病预防控制中心关于开展中国疾病预防控制信息系统人口和地图数据核对的通知》(豫疾控〔2023〕218号)

219.《河南省疾病预防控制中心关于开展2023年全省地方病防控规范化县建设评审工作的通知》(豫疾控〔2023〕219号)

220.《河南省疾病预防控制中心关于征集疾控历史文化资料及实物的通知》(豫疾控〔2023〕220号)

221.《河南省疾病预防控制中心关于表彰2023年度全省卫生检验先进集体和先进个人的通知》(豫疾控〔2023〕221号)

222.《河南省疾病预防控制中心关于市级疟疾诊断实验室质控考核结果的通报》(豫疾控〔2023〕222号)

223.《河南省疾病预防控制中心关于河南省传染病报告数据与中国疾病预防控制信息系统上行对接交换的请示》(豫疾控〔2023〕223号)

224.《河南省疾病预防控制中心关于2023年全省农村饮用水水质监测实验室质控考核结果的通报》(豫疾控〔2023〕224号)

225.《河南省疾病预防控制中心关于开展健康促进"321"工作模式效果评价的通知》(豫疾控〔2023〕225号)

二、豫疾控培训

1.《河南省疾病预防控制中心关于开展全省疾控机构骨干人才培训项目第一期学员第三次集中培训的通知》(豫疾控培训〔2023〕1号)

2.《河南省疾病预防控制中心关于举办健康传播与健康科普材料制作能力线上培训班的通知》(豫疾控培训〔2023〕2号)

3.《河南省疾病预防控制中心关于全省疾控机构骨干人才培训项目第二期招生的通知》(豫疾控培训〔2023〕3号)

4.《河南省疾病预防控制中心关于举办新型冠状病毒本土变异监测工作技术培训班的通知》(豫疾控培训〔2023〕4号)

5.《河南省疾病预防控制中心关于举办国家人体生物监测项目技术培训班的通知》(豫疾控培训〔2023〕5号)

6.《河南省疾病预防控制中心关于举办地方病防控规范化专题培训班的通知》(豫疾控培训〔2023〕6号)

7.《河南省疾病预防控制中心关于举办2023年全省疫苗临床试验现场基地管理培训班的通知》(豫疾控培训〔2023〕7号)

8.《河南省疾病预防控制中心关于举办全省城乡饮用水水质监测项目技术培训班的通知》(豫疾控培训〔2023〕8号)

9.《河南省疾病预防控制中心关于举办全省儿童青少年慢性病流行病学调查培训班的通知》(豫疾控培训〔2023〕9号)

10.《河南省疾病预防控制中心关于全省疾控机构骨干人才培训项目第二期开学暨第一次集中培训的通知》(豫疾控培训〔2023〕10号)

11.《河南省疾病预防控制中心关于举办全省广泛耐药肺结核影响因素及治疗结局

研究项目研讨培训班的通知》(豫疾控培训〔2023〕11号)

12.《河南省疾病预防控制中心关于举办心血管病防控能力建设培训班的通知》(豫疾控培训〔2023〕12号)

13.《河南省疾病预防控制中心关于举办2023年全省地方病防控项目管理培训班的通知》(豫疾控培训〔2023〕13号)

14.《河南省疾病预防控制中心关于举办2023年艾滋病监测和信息管理培训班的通知》(豫疾控培训〔2023〕14号)

15.《河南省疾病预防控制中心关于举办2023年全省食源性致病菌检验技术培训班的通知》(豫疾控培训〔2023〕15号)

16.《河南省疾病预防控制中心关于举办2023年全省结核病防治技术指南培训班的通知》(豫疾控培训〔2023〕16号)

17.《河南省疾病预防控制中心关于举办新冠病毒感染疫情监测防控培训班的通知》(豫疾控培训〔2023〕17号)

18.《河南省疾病预防控制中心关于举办卫生消毒剂应用技术培训班的通知》(豫疾控培训〔2023〕18号)

19.《河南省疾病预防控制中心关于举办2023年全省食源性疾病检验技术培训班的通知》(豫疾控培训〔2023〕19号)

20.《河南省疾病预防控制中心关于举办2023年艾滋病实验室检测技术与质量管理培训班的通知》(豫疾控培训〔2023〕20号)

21.《河南省疾病预防控制中心关于举办寄生虫病实验室检测技能及质量控制培训班的通知》(豫疾控培训〔2023〕21号)

22.《河南省疾病预防控制中心关于举办全省土源性线虫病监测及检测技术师资培训班的通知》(豫疾控培训〔2023〕22号)

23.《河南省疾病预防控制中心关于举办国家卫生标准化试点寄生虫病标准宣贯培训班(一期)的通知》(豫疾控培训〔2023〕23号)

24.《河南省疾病预防控制中心关于举办2023年食品安全风险监测采样及数据上报培训班的通知》(豫疾控培训〔2023〕24号)

25.《河南省疾病预防控制中心关于举办全省免疫规划培训班的通知》(豫疾控培训〔2023〕25号)

26.《河南省疾病预防控制中心关于举办2023年居民健康素养监测和中医药健康文化素养调查培训班的通知》(豫疾控培训〔2023〕26号)

27.《河南省疾病预防控制中心关于举办结核病检测技术暨生物安全培训班的通知》(豫疾控培训〔2023〕27号)

28.《河南省疾病预防控制中心关于举办性病麻风病防治技术培训班的通知》(豫疾

控培训〔2023〕28号）

29.《河南省疾病预防控制中心关于举办中国防痨协会"星辰计划"河南省结核病防治综合质量提升行动暨基层结核病从业人员能力培训班的通知》（豫疾控培训〔2023〕29号）

30.《河南省疾病预防控制中心关于举办2023年特定健康问题哨点监测技术培训班的通知》（豫疾控培训〔2023〕30号）

31.《河南省疾病预防控制中心关于举办国家卫生标准化试点寄生虫病标准宣贯培训班（二期）的通知》（豫疾控培训〔2023〕31号）

32.《河南省疾病预防控制中心关于开展全省疾控机构骨干人才培训项目第二期学员第二次集中培训的通知》（豫疾控培训〔2023〕32号）

33.《河南省疾病预防控制中心关于举办2023年性病艾滋病高危人群干预及戒毒药物维持治疗工作培训班的通知》（豫疾控培训〔2023〕33号）

34.《河南省疾病预防控制中心关于举办全省结核病诊疗质量评估技术培训班的通知》（豫疾控培训〔2023〕34号）

35.《河南省疾病预防控制中心关于举办2023年全省法定传染病与突发公共卫生事件报告管理培训班的通知》（豫疾控培训〔2023〕35号）

36.《河南省疾病预防控制中心关于举办黑热病媒介白蛉孳生地调查、解剖和鉴定培训班的通知》（豫疾控培训〔2023〕36号）

37.《河南省疾病预防控制中心关于举办全省5岁以下乙肝表面抗原携带率及血清学调查培训班的通知》（豫疾控培训〔2023〕37号）

38.《河南省疾病预防控制中心关于举办2023年全省伤害流行状况调查暨伤害监测培训班的通知》（豫疾控培训〔2023〕38号）

39.《河南省疾病预防控制中心关于举办疟疾传播媒介监测培训班的通知》（豫疾控培训〔2023〕39号）

40.《河南省疾病预防控制中心关于举办"国家致病菌识别网"技术培训班的通知》（豫疾控培训〔2023〕40号）

41.《河南省疾病预防控制中心关于举办疟疾镜检能力外部评估研修班的通知》（豫疾控培训〔2023〕41号）

42.《河南省疾病预防控制中心关于举办2023年全省丙肝防治技术师资培训班的通知》（豫疾控培训〔2023〕42号）

43.《河南省疾病预防控制中心关于举办病媒生物生态学监测技术培训班的通知》（豫疾控培训〔2023〕43号）

44.《河南省疾病预防控制中心关于举办2023年食源性疾病监测培训班的通知》（豫疾控培训〔2023〕44号）

45.《河南省疾病预防控制中心关于举办 2023 年全省儿童口腔疾病综合干预项目培训班的通知》(豫疾控培训〔2023〕45 号)

46.《河南省疾病预防控制中心关于举办 2023 年全省学生常见病和健康影响因素监测与干预技术培训班的通知》(豫疾控培训〔2023〕46 号)

47.《河南省疾病预防控制中心关于举办全省结核病耐药监测点耐药监测技术与治疗管理培训班的通知》(豫疾控培训〔2023〕47 号)

48.《河南省疾病预防控制中心关于举办 2023 年食物消费状况调查培训班的通知》(豫疾控培训〔2023〕48 号)

49.《河南省疾病预防控制中心关于举办 2023 年碘缺乏病监测技术培训班的通知》(豫疾控培训〔2023〕49 号)

50.《河南省疾病预防控制中心关于举办新版〈生活饮用水标准检验方法〉培训班的通知》(豫疾控培训〔2023〕50 号)

51.《河南省疾病预防控制中心关于举办 2023 年全省成人慢性病及危险因素监测培训班的通知》(豫疾控培训〔2023〕51 号)

52.《河南省疾病预防控制中心关于举办猴痘疫情防控技术培训班的通知》(豫疾控培训〔2023〕52 号)

53.《河南省疾病预防控制中心关于组织参加老年健康促进专业技术人员培训班的通知》(豫疾控培训〔2023〕53 号)

54.《河南省疾病预防控制中心关于举办 2023 年河南省疫苗临床试验现场研究者培训班的通知》(豫疾控培训〔2023〕54 号)

55.《河南省疾病预防控制中心关于举办艾滋病检测咨询培训班的通知》(豫疾控培训〔2023〕55 号)

56.《河南省疾病预防控制中心关于举办戒烟干预技能培训班的通知》(豫疾控培训〔2023〕56 号)

57.《河南省疾病预防控制中心关于举办 2023 年河南省麻疹及 AFP 病例监测视频培训班的通知》(豫疾控培训〔2023〕57 号)

58.《河南省疾病预防控制中心关于举办 2023 年全省农村义务教育学生营养健康监测和指导培训班的通知》(豫疾控培训〔2023〕58 号)

59.《河南省疾病预防控制中心关于举办 2023 年环境健康综合监测及风险评估技术培训班的通知》(豫疾控培训〔2023〕59 号)

60.《河南省疾病预防控制中心关于举办绩效评价和财务管理培训班的通知》(豫疾控培训〔2023〕60 号)

61.《河南省疾病预防控制中心关于举办肺结核医保政策落实研讨培训班的通知》(豫疾控培训〔2023〕61 号)

62.《河南省疾病预防控制中心关于举办艾滋病 CD4$^+$T 淋巴细胞和病毒载量检测技术暨质量控制培训班的通知》(豫疾控培训〔2023〕62 号)

63.《河南省疾病预防控制中心关于举办 2023 年全省地方病现症病人管理和治疗培训班的通知》(豫疾控培训〔2023〕63 号)

64.《河南省疾病预防控制中心关于举办全省 2023 年中国青少年烟草流行监测培训班的通知》(豫疾控培训〔2023〕64 号)

65.《河南省疾病预防控制中心关于举办全省实验室生物安全管理师资培训班的通知》(豫疾控培训〔2023〕65 号)

66.《河南省疾病预防控制中心关于举办第七次中国总膳食研究项目培训班的通知》(豫疾控培训〔2023〕66 号)

67.《河南省疾病预防控制中心关于举办 2023 年全省死因监测技术培训班的通知》(豫疾控培训〔2023〕67 号)

68.《河南省疾病预防控制中心关于开展全省疾控机构骨干人才培训项目第二期学员第三次集中培训暨结业答辩的通知》(豫疾控培训〔2023〕68 号)

69.《河南省疾病预防控制中心关于举办全省健康老龄化水平调查培训班的通知》(豫疾控培训〔2023〕69 号)

70.《河南省疾病预防控制中心关于举办 2023 年人群合理膳食指导培训班的通知》(豫疾控培训〔2023〕70 号)

71.《河南省疾病预防控制中心关于举办 2023 年全省结核病健康教育技能培训班的通知》(豫疾控培训〔2023〕71 号)

72.《河南省疾病预防控制中心关于举办流感监测工作培训班的通知》(豫疾控培训〔2023〕72 号)

73.《河南省疾病预防控制中心关于举办 2023 年度国家人体生物监测项目技术培训班的通知》(豫疾控培训〔2023〕73 号)

74.《河南省疾病预防控制中心关于举办全省疾控系统新冠病毒核酸检测技术标准、方法及实验室质量控制培训班的通知》(豫疾控培训〔2023〕74 号)

75.《河南省疾病预防控制中心关于举办布鲁氏菌病、发热伴血小板减少综合征等重点传染病分析预测能力提升培训班的通知》(豫疾控培训〔2023〕75 号)

76.《河南省疾病预防控制中心关于举办 2023 年疾控综合能力提升培训班的通知》(豫疾控培训〔2023〕76 号)

77.《河南省疾病预防控制中心关于举办 2023 年全省健康县区建设能力培训班的通知》(豫疾控培训〔2023〕77 号)

78.《河南省疾病预防控制中心关于举办慢性病综合监测培训班的通知》(豫疾控培训〔2023〕78 号)

79.《河南省疾病预防控制中心关于举办 2023 年全省地方病监测管理系统暨地理信息系统软件培训班的通知》（豫疾控培训〔2023〕79 号）

80.《河南省疾病预防控制中心关于举办 2023 年卫生检验技术提升培训班的通知》（豫疾控培训〔2023〕80 号）

81.《河南省疾病预防控制中心关于举办第五轮艾滋病综合防治示范区及社会组织参与艾滋病防治工作培训班的通知》（豫疾控培训〔2023〕81 号）

82.《河南省疾病预防控制中心关于举办全省新冠病毒实验室检测技术培训班的通知》（豫疾控培训〔2023〕82 号）

83.《河南省疾病预防控制中心关于举办疑似预防接种异常反应监测与处置培训班的通知》（豫疾控培训〔2023〕83 号）

84.《河南省疾病预防控制中心关于举办消杀器械应用技术培训班的通知》（豫疾控培训〔2023〕84 号）

85.《河南省疾病预防控制中心关于举办 2023 年营养健康知识知晓率调查培训班的通知》（豫疾控培训〔2023〕85 号）

86.《河南省疾病预防控制中心关于举办 2023 年结核病防治工作推进会暨全民健保系统结核病监测培训班的通知》（豫疾控培训〔2023〕86 号）

87.《河南省疾病预防控制中心关于举办 2023 年全省农村饮水安全工程卫生学评价技术培训班的通知》（豫疾控培训〔2023〕87 号）

88.《河南省疾病预防控制中心关于举办寄生虫病防治信息管理系统（新）上线应用培训班的通知》（豫疾控培训〔2023〕88 号）

89.《河南省疾病预防控制中心关于举办河南省省级健康科普专家能力培训班的通知》（豫疾控培训〔2023〕89 号）

90.《河南省疾病预防控制中心关于举办河南省实验室生物安全技术培训班的通知》（豫疾控培训〔2023〕90 号）

91.《河南省疾病预防控制中心关于举办手足口病等重点传染病防控技术培训班的通知》（豫疾控培训〔2023〕91 号）

92.《河南省疾病预防控制中心关于召开全省无结核社区试点暨学校结核病监测与干预试点创建工作培训班的通知》（豫疾控培训〔2023〕92 号）

93.《河南省疾病预防控制中心关于举办疟疾、黑热病等重点寄生虫病诊疗技术培训班的通知》（豫疾控培训〔2023〕93 号）

94.《河南省疾病预防控制中心关于举办河南省食品安全风险监测化学污染物及有害因素检测技术培训班的通知》（豫疾控培训〔2023〕94 号）

95.《河南省疾病预防控制中心关于举办 2023 年常规免疫和急性弛缓性麻痹病例监测工作培训班的通知》（豫疾控培训〔2023〕95 号）

96.《河南省疾病预防控制中心关于举办 2023 年食品安全事故流行病学调查技术培训班的通知》(豫疾控培训〔2023〕96 号)

97.《河南省疾病预防控制中心关于举办结核病诊疗技术暨感染控制培训班的通知》(豫疾控培训〔2023〕97 号)

98.《河南省疾病预防控制中心关于举办全省食物中毒与突发应急检验技术培训班的通知》(豫疾控培训〔2023〕98 号)

99.《河南省疾病预防控制中心关于举办健康教育核心能力提升培训班的通知》(豫疾控培训〔2023〕99 号)

100.《河南省疾病预防控制中心关于举办全省卫生检验质量控制培训班的通知》(豫疾控培训〔2023〕100 号)

101.《河南省疾病预防控制中心关于举办 2023 年全省地方病防控规范化建设专题培训班的通知》(豫疾控培训〔2023〕101 号)

102.《河南省疾病预防控制中心关于举办 2023 年河南省免费抗结核药品管理培训班的通知》(豫疾控培训〔2023〕102 号)

三、豫疾控会

1.《河南省疾病预防控制中心关于召开"环境健康杯"征文绘画比赛评选活动启动会的通知》(豫疾控会〔2023〕1 号)

2.《河南省疾病预防控制中心关于召开全省疾控系统应急队伍建设和发展研究项目启动暨研讨会的通知》(豫疾控会〔2023〕2 号)

3.《河南省疾病预防控制中心关于召开 2023 年全省疾病预防控制系统工作会议的通知》(豫疾控会〔2023〕3 号)

4.《河南省疾病预防控制中心关于召开实验室复评审会议的通知》(豫疾控会〔2023〕4 号)

5.《河南省疾病预防控制中心关于召开寄生虫病防治工作视频会议的通知》(豫疾控会〔2023〕5 号)

6.《河南省疾病预防控制中心关于召开 2023 年免费抗结核药品采购项目论证会的通知》(豫疾控会〔2023〕6 号)

7.《河南省疾病预防控制中心关于召开 2023 年慢性病预防控制工作会议的通知》(豫疾控会〔2023〕7 号)

8.《河南省疾病预防控制中心关于召开 2023 年公共卫生工作会议的通知》(豫疾控会〔2023〕8 号)

9.《河南省疾病预防控制中心关于召开致泻大肠埃希氏菌检验标准修订工作研讨会的通知》(豫疾控会〔2023〕9 号)

10.《河南省疾病预防控制中心关于召开 2022—2023 年高校艾防基金项目结题评估

会议的通知》(豫疾控会〔2023〕10号)

11.《河南省疾病预防控制中心关于召开全省城乡饮用水水质监测项目枯水期监测数据审核会议的通知》(豫疾控会〔2023〕11号)

12.《河南省疾病预防控制中心关于召开"健康中原行·大医献爱心"健康巡讲课件研发与论证会议的通知》(豫疾控会〔2023〕12号)

13.《河南省疾病预防控制中心关于召开2023年第一期健康科普月度传播科普产品研发评审会议的通知》(豫疾控会〔2023〕13号)

14.《河南省疾病预防控制中心关于召开全省疾控系统卫生应急队伍建设和发展研究专家咨询会议的通知》(豫疾控会〔2023〕14号)

15.《河南省疾病预防控制中心关于召开2023年全省社会组织参与艾滋病防治工作基金项目专家评审会议的通知》(豫疾控会〔2023〕15号)

16.《河南省疾病预防控制中心关于召开2023年全省高校艾滋病防治基金项目专家评审会议的通知》(豫疾控会〔2023〕16号)

17.《河南省疾病预防控制中心关于举办2023年健康科普月度传播专家研讨论证会的通知》(豫疾控会〔2023〕17号)

18.《河南省疾病预防控制中心关于举办河南省城乡饮用水水质监测项目丰水期监测数据审核会的通知》(豫疾控会〔2023〕18号)

四、豫疾控办

1.《河南省疾病预防控制中心关于调整实验动物管理和伦理委员会人员的通知》(豫疾控办〔2023〕1号)

2.《河南省疾病预防控制中心关于印发2022年度综合目标考核评价报告的通知》(豫疾控办〔2023〕2号)

3.《河南省疾病预防控制中心关于2020年培训费专项审计问题的通报》(豫疾控办〔2023〕3号)

4.《河南省疾病预防控制中心关于成立资产处置工作领导小组的通知》(豫疾控办〔2023〕4号)

5.《河南省疾病预防控制中心关于印发首席专家制度(试行)的通知》(豫疾控办〔2023〕5号)

6.《河南省疾病预防控制中心关于印发培训管理办法的通知》(豫疾控办〔2023〕6号)

7.《河南省疾病预防控制中心关于印发培训费支出管理办法的通知》(豫疾控办〔2023〕7号)

8.《河南省疾病预防控制中心关于印发评审专家库管理办法的通知》(豫疾控办〔2023〕8号)

9.《河南省疾病预防控制中心关于聘任全省疾控机构骨干人才培训项目第二期导师的通知》（豫疾控办〔2023〕9号）

10.《河南省疾病预防控制中心关于印发会议管理办法的通知》（豫疾控办〔2023〕10号）

11.《河南省疾病预防控制中心关于印发2023年工作人员培训暨"学习型单位"建设方案的通知》（豫疾控办〔2023〕11号）

12.《河南省疾病预防控制中心关于印发2023年度普法实施方案的通知》（豫疾控办〔2023〕12号）

13.《河南省疾病预防控制中心关于成立财会监督专项行动工作领导小组的通知》（豫疾控办〔2023〕13号）

14.《河南省疾病预防控制中心关于印发内部控制工作方案的通知》（豫疾控办〔2023〕14号）

15.《河南省疾病预防控制中心关于印发资产管理办法（2023年版）的通知》（豫疾控办〔2023〕15号）

16.《河南省疾病预防控制中心关于印发采购管理办法（2023年版）的通知》（豫疾控办〔2023〕16号）

17.《河南省疾病预防控制中心关于印发疫苗临床试验管理制度的通知》（豫疾控办〔2023〕17号）

18.《河南省疾病预防控制中心关于印发财会基础工作规范活动工作方案的通知》（豫疾控办〔2023〕18号）

19.《河南省疾病预防控制中心关于成立猴痘疫情防控工作组织的通知》（豫疾控办〔2023〕19号）

20.《河南省疾病预防控制中心关于印发2023年上半年综合目标考核评价报告的通知》（豫疾控办〔2023〕20号）

21.《河南省疾病预防控制中心关于印发人类遗传资源管理办法（试行）的通知》（豫疾控办〔2023〕21号）

22.《河南省疾病预防控制中心关于印发2022年度专项资金审计报告的通知》（豫疾控办〔2023〕22号）

23.《河南省疾病预防控制中心关于印发安全网格化管理实施方案的通知》（豫疾控办〔2023〕23号）

24.《河南省疾病预防控制中心转发郑东新区商都路办事处关于印发推广"民心桥"反诈预警平台系统实施方案的通知》（豫疾控办〔2023〕24号）

25.《河南省疾病预防控制中心关于明确开展社会化技术服务有关事项的通知》（豫疾控办〔2023〕25号）

26.《河南省疾病预防控制中心关于成立软件正版化工作领导小组的通知》(豫疾控办〔2023〕26号)

27.《河南省疾病预防控制中心关于成立安全可靠应用替代推进工作领导小组的通知》(豫疾控办〔2023〕27号)

28.《河南省疾病预防控制中心关于印发内部审计工作规定的通知》(豫疾控办〔2023〕28号)

五、豫疾控函

1.《河南省疾病预防控制中心关于〈中国疾病预防控制中心关于扩大免疫规划肾综合征出血热、炭疽和钩端螺旋体病疫苗2023年需求确认的通知〉的复函》(豫疾控函〔2023〕1号)

2.《河南省疾病预防控制中心关于商请提供全省人口相关数据的函》(豫疾控函〔2023〕2号)

3.《河南省疾病预防控制中心转发中国疾病预防控制中心关于反馈第九轮全国结核病分子诊断技术能力验证结果的函》(豫疾控函〔2023〕3号)

4.《河南省疾病预防控制中心关于赴洛阳市开展健康教育和健康传播工作调研的函》(豫疾控函〔2023〕4号)

5.《河南省疾病预防控制中心关于广东省疾病预防控制中心一例黑热病病例(李相启)协查函的复函》(豫疾控函〔2023〕5号)

6.《河南省疾病预防控制中心关于反馈非免疫规划疫苗预防接种和储存运输收费有关事项意见的函》(豫疾控函〔2023〕6号)

7.《河南省疾病预防控制中心关于赴新乡医学院公共卫生学院调研的函》(豫疾控函〔2023〕7号)

8.《河南省疾病预防控制中心关于赴郑州大学公共卫生学院调研的函》(豫疾控函〔2023〕8号)

9.《河南省疾病预防控制中心关于赴广东省疾病预防控制中心调研的函》(豫疾控函〔2023〕9号)

10.《河南省疾病预防控制中心关于赴湖南省疾病预防控制中心调研的函》(豫疾控函〔2023〕10号)

11.《河南省疾病预防控制中心关于赴安阳开展控烟工作调研的函》(豫疾控函〔2023〕11号)

12.《河南省疾病预防控制中心关于赴洛阳市疾病预防控制中心调研的函》(豫疾控函〔2023〕12号)

13.《河南省疾病预防控制中心关于赴河南中医药大学公共卫生学院调研的函》(豫疾控函〔2023〕13号)

14.《河南省疾病预防控制中心关于赴开封市疾病预防控制中心调研的函》(豫疾控函〔2023〕14号)

15.《河南省疾病预防控制中心关于开展全省伤害流行状况调查现场技术指导的函》(豫疾控函〔2023〕15号)

16.《河南省疾病预防控制中心关于对开封市尉氏县在疾病控制工作中表现突出的通报函》(豫疾控函〔2023〕16号)

17.《河南省疾病预防控制中心关于赴漯河、郑州开展健康促进医院工作交流学习的函》(豫疾控函〔2023〕17号)

18.《河南省疾病预防控制中心关于尽快解决免疫规划信息化工作中存在问题的函》(豫疾控函〔2023〕18号)

19.《河南省疾病预防控制中心关于赴焦作、三门峡、驻马店开展成人烟草监测质控工作的函》(豫疾控函〔2023〕19号)

20.《河南省疾病预防控制中心关于赴三门峡、驻马店开展成人烟草监测质控工作的函》(豫疾控函〔2023〕20号)

21.《河南省疾病预防控制中心关于协助开展公共卫生领域卫生健康标准评估项目工作的函》(豫疾控函〔2023〕21号)

22.《河南省疾病预防控制中心关于开展黑热病防控工作调研的函》(豫疾控函〔2023〕22号)

23.《河南省疾病预防控制中心关于配合重庆市结核病防治所来我省考察交流预防性治疗门诊工作的函》(豫疾控函〔2023〕23号)

24.《河南省疾病预防控制中心关于反馈2023年度市、县级土食源性寄生虫病诊断实验室评审结果的函》(豫疾控函〔2023〕24号)

25.《河南省疾病预防控制中心关于表彰全省结核病实验室检测技能比赛获奖团体和获奖个人的决定》(豫疾控函〔2023〕25号)

26.《河南省疾病预防控制中心关于配合国家卫生健康委规划司开展2023年控烟工作综合调研的函》(豫疾控函〔2023〕26号)

27.《河南省疾病预防控制中心关于2023年度病毒性腹泻监测实验室盲样考核结果的通报》(豫疾控函〔2023〕27号)

28.《河南省疾病预防控制中心转发中国疾病预防控制中心关于开展2023年度全国疾病预防控制中心综合管理信息报告工作的通知》(豫疾控函〔2023〕28号)

29.《河南省疾病预防控制中心关于邀请尹建海等专家授课的函》(豫疾控函〔2023〕29号)

30.《河南省疾病预防控制中心关于协助提供省辖内所有学校学生基数的函》(豫疾控函〔2023〕30号)

31.《河南省疾病预防控制中心关于食品安全风险监测项目小麦及小麦粉中交链孢毒素复检的通知》(豫疾控函〔2023〕31 号)

32.《河南省疾病预防控制中心关于邀请邹洋等专家授课的函》(豫疾控函〔2023〕32 号)

33.《河南省疾病预防控制中心关于商请协助开展我国卫生系统气候韧性调研的函》(豫疾控函〔2023〕33 号)

34.《河南省疾病预防控制中心关于邀请中国疾病预防控制中心寄生虫病预防控制所专家来豫指导输入性疟疾科研工作的函》(豫疾控函〔2023〕34 号)

35.《河南省疾病预防控制中心关于邀请上海交通大学医学院专家来豫指导输入性疟疾科研工作的函》(豫疾控函〔2023〕35 号)

36.《河南省疾病预防控制中心关于同意张秀丽同志兼职的批复》(豫疾控函〔2023〕36 号)

37.《河南省疾病预防控制中心关于 2023 年全省手足口病网络实验室核酸检测盲样考核结果的通报》(豫疾控函〔2023〕37 号)

38.《河南省疾病预防控制中心关于 2023 年食品安全风险监测化学污染物及有害因素监测实验室间比对结果的通报》(豫疾控函〔2023〕38 号)

39.《河南省疾病预防控制中心关于 2023 年全省疾控中心实验室碘、氟测定外质控考核结果的通报》(豫疾控函〔2023〕39 号)

40.《河南省疾病预防控制中心关于〈生活饮用水标准检验方法〉(GB/T 5750—2023)意见的复函》(豫疾控函〔2023〕40 号)

41.《河南省疾病预防控制中心关于反馈 2023 年结核病实验室痰涂片染色镜检和分离培养能力验证结果的函》(豫疾控函〔2023〕41 号)

六、豫疾控办函

1.《河南省疾病预防控制中心关于报送审批综合能力提升项目水土保持方案的函》(豫疾控办函〔2023〕1 号)

2.《河南省疾病预防控制中心关于邀请专家参加"健康'豫'你一起迎新春"系列活动的函》(豫疾控办函〔2023〕2 号)

3.《河南省疾病预防控制中心关于赴新郑市开展健康直播活动的函》(豫疾控办函〔2023〕3 号)

4.《河南省疾病预防控制中心关于选派苏佳同志培训学习的函》(豫疾控办函〔2023〕4 号)

5.《河南省疾病预防控制中心关于选派韩志伟同志培训学习的函》(豫疾控办函〔2023〕5 号)

6.《河南省疾病预防控制中心关于选派李凤娟同志培训学习的函》(豫疾控办函

〔2023〕6号)

7.《河南省疾病预防控制中心关于选派杨似玉同志培训学习的函》(豫疾控办函〔2023〕7号)

8.《河南省疾病预防控制中心关于选派姬艳芳同志培训学习的函》(豫疾控办函〔2023〕8号)

9.《河南省疾病预防控制中心关于选派路明霞同志培训学习的函》(豫疾控办函〔2023〕9号)

10.《河南省疾病预防控制中心关于选派袁源同志培训学习的函》(豫疾控办函〔2023〕10号)

11.《河南省疾病预防控制中心关于选派聂轶飞同志培训学习的函》(豫疾控办函〔2023〕11号)

12.《河南省疾病预防控制中心关于选派潘静静同志培训学习的函》(豫疾控办函〔2023〕12号)

13.《河南省疾病预防控制中心关于选派尤爱国同志培训学习的函》(豫疾控办函〔2023〕13号)

14.《河南省疾病预防控制中心关于邀请马会来等四位专家授课的函》(豫疾控办函〔2023〕14号)

15.《河南省疾病预防控制中心关于选派王若琳同志培训学习的函》(豫疾控办函〔2023〕15号)

16.《河南省疾病预防控制中心关于选派蒋建国同志培训学习的函》(豫疾控办函〔2023〕16号)

17.《河南省疾病预防控制中心关于选派张艳秋同志培训学习的函》(豫疾控办函〔2023〕17号)

18.《河南省疾病预防控制中心关于选派何景阳同志培训学习的函》(豫疾控办函〔2023〕18号)

19.《河南省疾病预防控制中心关于邀请2023年"健康中原行·大医献爱心"乡村振兴志愿服务专项行动上蔡站活动专家的函》(豫疾控办函〔2023〕19号)

20.《河南省疾病预防控制中心关于选派李军同志培训学习的函》(豫疾控办函〔2023〕20号)

21.《河南省疾病预防控制中心关于选派周瑞敏同志培训学习的函》(豫疾控办函〔2023〕21号)

22.《河南省疾病预防控制中心关于邀请2023年"健康中原行·大医献爱心"乡村振兴志愿服务专项行动上蔡站活动专家的函》(豫疾控办函〔2023〕22号)

23.《河南省疾病预防控制中心关于邀请卢艳等专家授课的函》(豫疾控办函〔2023〕

23 号）

24.《河南省疾病预防控制中心关于邀请 2023 年"健康中原行·大医献爱心"乡村振兴志愿服务专项行动洛宁站活动专家的函》（豫疾控办函〔2023〕24 号）

25.《河南省疾病预防控制中心关于选派王盼盼同志培训学习的函》（豫疾控办函〔2023〕25 号）

26.《河南省疾病预防控制中心关于邀请马会来等四位专家授课的函》（豫疾控办函〔2023〕26 号）

27.《河南省疾病预防控制中心关于邀请 2023 年"健康中原行·大医献爱心"乡村振兴志愿服务专项行动郸城站活动专家的函》（豫疾控办函〔2023〕27 号）

28.《河南省疾病预防控制中心关于邀请夏志贵等专家授课的函》（豫疾控办函〔2023〕28 号）

29.《河南省疾病预防控制中心关于邀请国家疟疾镜检专家来豫考核评估的函》（豫疾控办函〔2023〕29 号）

30.《河南省疾病预防控制中心关于选派杨俊伟同志培训学习的函》（豫疾控办函〔2023〕30 号）

31.《河南省疾病预防控制中心关于邀请杨焱等专家授课的函》（豫疾控办函〔2023〕31 号）

32.《河南省疾病预防控制中心关于 2023 年"健康中原行·大医献爱心"乡村振兴志愿服务专项行动宝丰站、鄢陵站活动专家邀请函》（豫疾控办函〔2023〕32 号）

33.《河南省疾病预防控制中心关于选派尹诗瑶同志培训学习的函》（豫疾控办函〔2023〕33 号）

34.《河南省疾病预防控制中心关于邀请 2023 年全省地方病现症病人管理和治疗培训班专家授课的函》（豫疾控办函〔2023〕34 号）

35.《河南省疾病预防控制中心关于邀请刘世炜等专家授课的函》（豫疾控办函〔2023〕35 号）

36.《河南省疾病预防控制中心关于选派陈伟奇同志培训学习的函》（豫疾控办函〔2023〕36 号）

37.《河南省疾病预防控制中心关于邀请专家授课的函》（豫疾控办函〔2023〕37 号）

38.《河南省疾病预防控制中心关于邀请专家授课的函》（豫疾控办函〔2023〕38 号）

39.《河南省疾病预防控制中心关于邀请 2023 年"健康中原行·大医献爱心"乡村振兴志愿服务专项行动淇县站活动专家的函》（豫疾控办函〔2023〕39 号）

40.《河南省疾病预防控制中心关于选派原春生同志培训学习的函》（豫疾控办函〔2023〕40 号）

41.《河南省疾病预防控制中心关于选派王丽茹同志进修的函》（豫疾控办函〔2023〕

41号）

42.《河南省疾病预防控制中心关于2023年"健康中原行·大医献爱心"乡村振兴志愿服务专项行动温县站专家邀请函》（豫疾控办函〔2023〕42号）

附录三 大事记

1月

1月8日，新型冠状病毒感染由"乙类甲管"调整为"乙类乙管"，中心选派的37名人员顺利完成省疫情防控指挥部阶段性工作任务返回中心。

1月11日，中心主任祁义彬到定点帮扶村上蔡县邵店镇庙王村调研慰问，看望慰问驻村工作队员。中心工会主席夏卫东、行政办公室、人事处、宣传科等部门负责人和上蔡县相关领导陪同调研。

1月20日，冯光伟文章"Safety, immunogenicity, and lot-to-lot consistency of a multidose Sabin strain-based inactivated pol"在英文期刊 International Journal of Infectious Diseases 上发表，影响因子12.073。

2月

2月15日，省卫健委党组成员、副主任、中心党委书记郭万申荣获"中原医疗卫生领军人才"称号。

2月20日，免疫预防与规划所业务骨干分别赴新乡、许昌、濮阳、漯河等地开展流感暴发疫情处置技术指导工作。

2月21日，中心承担临床试验的赛诺菲巴斯德四价流感裂解疫苗（6—35月龄）正式获批上市，成为国内第2个获批的婴幼儿四价流感病毒裂解疫苗。

2月24日，中心周瑞敏赴坦桑尼亚开展中非疟疾防控合作现场工作。

2月，"河南疾控"微信公众号成功纳入中央网信办和省委网信办重点保障的官方公众号。

3月

3月起，《河南预防医学杂志》更名为《现代疾病预防控制》，主办单位由河南省预防医学会变更为河南省疾病预防控制中心和河南省预防医学会。

3月，河南省免疫规划信息管理系统省平台、疫苗追溯系统和接种单位信息系统进行整合，形成了全新的"河南省免疫规划信息管理系统"。

3月24日,第28个世界防治结核病日来临之际,中心联合河南省传染病院(郑州市结防所)、河南省胸科医院等40余家医疗卫生机构在紫荆山广场开展宣传与义诊等活动。省卫健委党组成员、副主任、中心党委书记郭万申,中心主任郝义彬,省卫健委疾控处处长刁琳琪,郑州市副市长李凤芝,郑州市卫健委党组书记、主任李卫林等领导亲临宣传活动现场,对现场宣传工作进行指导。

4月

4月,省卫健委党组成员、副主任、中心党委书记郭万申,中心首席专家黄学勇2人荣获"河南省高层次人才(C类)"。

4月11日,中心组织全体党员干部参加学习贯彻习近平新时代中国特色社会主义思想主题教育动员会。

4月17日,中心承担临床试验的口服三价重配轮状病毒减毒活疫苗(Vero细胞)获得国家药品监督管理局上市许可批准,成为国内首个获准上市的三价轮状病毒疫苗。

4月18日,中心召开"2023年全国文明单位建设动员大会"。省直文明办主任王勇生莅临指导,省卫健委党组成员、副主任、中心党委书记郭万申作动员讲话,中心主任郝义彬主持会议。

5月

5月5日,"河南疾控"微信公众号荣获中国疾控中心颁发的"2022年全国疾控系统最具影响力微信"称号。

5月9日,中心被省卫健委评为"2022年度信息化工作先进单位"。

5月23日,中心召开党委理论学习中心组集体学习(扩大)报告会暨党委书记讲党课,省卫健委党组成员、副主任、中心党委书记郭万申以"强基铸魂 奋勇担当——以高质量党建引领新时代疾控事业高质量发展"为题讲授专题党课。

5月25日,中心选派刘洋同志作为河南省第11批援疆干部人才赴新疆哈密开展援建工作。

6月

6月8日,第五届河南省健康科普能力大赛星光盛典在中心举办。中国健康教育中心党委书记、主任李长宁;河南省卫健委党组副书记、副主任侯红;河南省卫健委党组成员、副主任周勇;河南省科技厅二级巡视员巴书平;河南省科协党组成员、副主席王继芬;

河南日报社党委委员、副总编辑张学文;河南省卫健委党组成员、副主任,河南省疾控中心党委书记郭万申;河南省疾控中心主任郝义彬出席本次盛典。

6月20日,中心主任郝义彬带队赴中牟县开展结核病防治工作调研。

7月

7月4日,中心通过中国合格评定国家认可委员会复评+变更评审,获得"实验室认可决定书"。

7月5日,中心与新乡医学院签署《河南省疾病预防控制中心与新乡医学院战略合作协议》。

7月7日,中心传染病预防控制所业务骨干联合二七区疾控中心等开展猴痘疫情调查处置。

7月19日,河南省消毒与医院感染控制学术交流会在许昌市成功举办。

7月24日,中心开展"世界肝炎日"宣传活动。

7月28日,传染病预防控制所业务骨干前往郑州市贾峪镇朱顶大队大堰滩村开展人群血清学调查。后续成功分离到郑州首例SFTS病例的感染毒株,并完成二代测序。

8月

8月2日,中心寄生虫病预防控制所骨干与航空港区疾控人员在航空港区梅河公园发现多个大型淡水螺类,经形态学鉴定,初步证实我省已存在福寿螺野外自然种群。

8月19日,中心BSL-3实验室顺利通过CNAS监督评审和扩项评审,目前经国家卫生健康委批准开展的高致病病原微生物实验活动有6种。

9月

9月19日,中心召开学习贯彻习近平新时代中国特色社会主义思想主题教育总结大会,全面总结主题教育开展情况及经验启示,研究部署进一步巩固和深化主题教育成果、成效相关工作。

9月28日,中心主任郝义彬带领人事处、行政办公室、寄生虫病防治研究所、消毒和媒介生物控制研究所一行7人,在驻马店市政府副秘书长贾守峰及上蔡县有关领导的陪同下,到定点帮扶村上蔡庙王村走访慰问,开展送医下乡活动。

10月

10月9日,传染病预防控制所业务骨干赴武陟县开展输入性霍乱疫情调查。

10月19日,中心副主任韩志伟带领专家技术团队赴哈密开展调研指导,与哈密市疾控中心签订结对帮扶协议。

11月

11月8日,省卫健委党组成员、副主任,省疾控局党组书记、局长,中心党委书记郭万申深入到上蔡县定点帮扶村邵店镇庙王村,开展送医下乡活动。

11月11—13日,中心成功承办河南省流行病学技能竞赛。

11月16日,2023年苏鲁豫皖四省传染病防控应急联合演练在信阳市成功举办。此次演练特别邀请国家疾控局、中国疾控中心、省卫健委和信阳市人民政府相关领导全程观摩。国家疾控局副局长孙阳,省卫健委副书记、副主任侯红分别发表重要讲话,演练由省卫健委党组成员、副主任,省疾控局党组书记、局长,中心党委书记郭万申全程主持。

12月

12月1日,第36个"世界艾滋病日"主题宣传活动在河南财经政法大学举行。副省长宋争辉参加了现场宣传活动。活动聘请吴震宇、南方、韩佳及张水军等四名社会达人作为河南省艾滋病防治宣传工作形象大使。省卫健委党组成员、副主任,省疾控局党组书记、局长,中心党委书记郭万申在河南日报发表《凝聚社会力量,合力共抗艾滋》的署名文章,活动期间点亮大玉米,并举行丰富多彩的庆祝活动。

12月底,中心完成纵向贯通省—国家和省—市—县疾控视频会商系统升级建设。

2023年,依据《党政领导干部选拔任用条例》,经中心党委研究决定,提拔正科级干部15人,副科级干部12人,调整岗位任职2人;经省卫生健康委党组研究决定,任命陈勇、康锴、何景阳等3名同志为副处级领导干部。

2023年,中心公开招聘工作人员42名,其中博士研究生2名,硕士研究生40名。